追寻记忆

——与阿尔茨海默病抗争

［英］约瑟夫·杰贝利　著

祁仲夏　曾辉

中国科学技术出版社

·北京·

图书在版编目（CIP）数据

追寻记忆：与阿尔茨海默病抗争 /（英）约瑟夫·杰贝利著；祁仲夏，曾辉译 .
—北京：中国科学技术出版社，2020.6

书名原文：In Pursuit of Memory：The Fight Against Alzheimer's
ISBN 978-7-5046-8422-6

Ⅰ.①追… Ⅱ.①约… ②祁… ③曾… Ⅲ.①阿尔茨海默病—普及读物
Ⅳ.① R979.9-49

中国版本图书馆 CIP 数据核字（2019）第 236149 号

著作权合同登记号：01-2018-3173

First published in Great Britain in 2016 by John Murray (Publishers) An Hachette UK Company
Copyright ©Joseph Jebelli 2017.

本书由英国 John Murray（An Hachette UK Company）通过 Peony Literary Agency 授权中国科学技术出版社有限公司独家出版，未经出版者许可不得以任何方式抄袭、复制或节录。

策　　划	秦德继	
责任编辑	单　亭　许　慧　崔家岭　汪莉雅	
封面设计	中文天地　袁心笛	
责任校对	张晓莉	
责任印制	马宇晨	

出　　版	中国科学技术出版社	
发　　行	中国科学技术出版社有限公司发行部	
地　　址	北京市海淀区中关村南大街16号	
邮　　编	100081	
发行电话	010-62173865	
传　　真	010-62173081	
网　　址	http://www.cspbooks.com.cn	

开　　本	787mm×1092mm　1/16	
字　　数	250千字	
印　　张	17.75	
版　　次	2020年6月第1版	
印　　次	2020年6月第1次印刷	
印　　刷	北京华联印刷有限公司	

书　　号	ISBN 978-7-5046-8422-6 / R·2464	
定　　价	65.00元	

致我的爷爷

作者的话

　　本书讲述的是真实的故事。有的阿尔茨海默病患者在患病期间已为公众所熟知，他们很高兴我在书中使用他们的真实姓名。但是，其他的患者均为匿名，他们有权利如此要求，因为阿尔茨海默病在世界上的一些地方仍被看作是一种羞于启齿的疾病。在本书中，对于匿名者我使用了代用名，具体身份信息也经过了修改。我请求读者尊重患者要求保密的权利。

目 录

前　言
一种特别的疾病

科学是大众共享而非私有的知识。

《十七世纪英格兰的科学、技术和社会》

（罗伯特·金·默顿，1988）

爷爷阿巴斯·杰贝利在我12岁那年开始有些举止反常。他是一个谦逊低调的人，有时会因思念子女，不远万里从动荡的伊朗来到宁静的英格兰布里斯托尔，看望父亲和我们。每次他来的时候，行李箱中总是装满开心果和各种波斯糖。在把礼物递到我们手中时，慈祥的笑容使他的眼角泛起散射的皱纹。

爷爷的反常始于他莫名其妙的出走。他在我们这里住时，偶然会离开餐桌自己走出门，在我们居住地方的附近街上漫无目的地闲逛。我父亲告诉他说："千万不要再这样做了。"爷爷总会用波斯语回答："Bebakhshid（请原谅我的过失）。"慢慢地，他脸上的笑容消散了，取而代之的是一种孤独恐惧的表情，似乎什么东西永远地丢失了。之后不久，爷爷开始连身边的亲人也不认识了。一件不可思议的怪事情正发生在爷爷身上。

凭我那时的知识，爷爷这样只是因为上了年纪。现在人类的寿命已经延长了几十年。我父亲说在20世纪40年代，一个人能活到50多岁就算幸运了。生活在 20 世纪 90 年代的爷爷已是 74 岁高龄，他的思想会像他的视力和其他能力一样渐渐退化，变得虚弱。

父亲的解释一直不能让我满意。那时年幼的我是不可能对精细复杂的人类大脑有任何概念的，更不用说理解我们的记忆——那些由 1000 亿个细胞将过去的种种片段穿插联系而产生的虚幻画面了。但是，将爷爷遭受的痛苦笼统地归因于年龄令我不能接受。如果爷爷的遭遇是"正常"的，为什么奶奶在同样的年纪却没有变成他这样？为什么一样的年纪，爷爷连一张钟表盘都画不了，而伊丽莎白女王却可以在电视里滔滔不绝地演讲呢？同样，为什么不是每个人到了爷爷的年纪都会有此遭遇呢？

转眼 17 年过去了。此刻，我站在伦敦大学学院神经生物学研究所的一个昏暗小房间里，身边是玻璃烧杯、移液管、灰色大型离心机和架子上琳琅满目的化学药品和试剂，空气中弥漫着刺鼻的酒精味道，一旁的无菌操作箱在吹出无菌空气隔帘，发出持续低沉的轰轰声。我盯着显微镜，将视野中的几个圆形培养物仔细聚焦，直到它们出现清晰的轮廓。在显微镜里看到的是大鼠脑细胞。它们或许会对了解爷爷和其他数百万患有相同疾病的患者有所帮助。这种疾病是现代人类社会中最令人感到恐怖的绝症之一：阿尔茨海默病（Alzheimer's disease，AD）。

我在显微镜下看到的细胞已经被培养了两个星期，它们来自患有阿尔茨海默病的大鼠。这些大鼠因为遗传物质被人为修改，生来就携带有能使它们患上阿尔茨海默病的遗传缺陷。通常情况下，这些大鼠的脑内会先出现致密斑块，一种阿尔茨海默病患者大脑独有的特征性变化。在 25 年前人们开始认为这些斑块是疾病产生的原因。这些斑块周边围绕着脑内负责免疫反应的小胶质细胞（microglia）。如果我在细胞培养基中加入的免疫刺激物起作用的话，小神经胶质细胞会发生免疫反应，开始对斑块发生作用。利用细胞的这种防御反应或许可以实现对斑块物质的降解。然而小神经胶质细胞是否真的会按照我的设想行事还是未知。

我正在验证的设想只是科研人员正在进行的众多研究设想中的一个。阿尔茨海默病现在已是全球性疾病，世界范围约有 4700 万名患者，仅英国就超过 80 万。随着世界人口老龄化，估计到 2050 年阿尔茨海默病的患者会增加至 1.35 亿，届时它将超过癌症成为仅次于心脏病的人类第二杀手。仔细观察一下，在我们身边，似乎总会有某个人的亲人或朋友患上了阿尔茨海默病。

最近这些年，我们不时也会听说某位社会名流患上了阿尔茨海默病，包括美国著名影星丽塔·海华丝、彼得·福克、查尔顿·赫斯顿、罗莎·帕克斯（译者注：美国著名人权运动家）、英国前首相玛格丽特·撒切尔。当美国前总统罗纳德·里根在 1995 年 11 月被诊断患有阿尔茨海默病时，他在给美国公众的亲笔信中写道："现在我仍感觉一切正常。我会在上帝赐予我的有生之年中一如既往地生活……不幸的是，阿尔茨海默病在我身体里会不断发展，这将给我的亲人带来沉重的负担。我只希望能有某种方式可以减少妻子南希将要遭受的痛苦经历。"

任何同阿尔茨海默病接触过的人都知道这种疾病的残酷无情。它逐渐蚕食我们在几十年生命中由大脑所建立的各种记忆；它会缓慢但不停歇地让患者失去自我认识，不再清楚自己是谁。癌症生物学家悉达多·穆克吉在他的《众疾之王》（*The Emperor of All Maladies*）一书中把癌症描绘成"一种我们自身的变形""一种仿佛我们自己经过奇怪扭曲后的镜像"。基于类似的比喻，阿尔茨海默病就好似镜中毫无影像的空洞，一个空不见底的深渊，足以将患者和他们周围的世界完全隔绝开来。

我决心研究阿尔茨海默病是因为个人的原因。我从不曾幻想凭一己之力攻克这种疾病，但在经历了爷爷的记忆逐渐消失之后，我渴望了解在他的大脑里到底发生了什么。成为这个研究领域的一员后，我很快就发现对这种疾病的认识充满各种未知。德国精神病医生爱罗斯·阿尔茨海默在

1906年首次报道了这种疾病，称其为"特殊的疾病"。在他去世后，人们开始以他的姓氏来命名这种疾病。阿尔茨海默认为这种疾病特殊是因为他看到了患者大脑组织的特殊变化。他通过显微镜观察到患者脑组织中存在由未知成分构成的斑块和纤维缠结。阿尔茨海默医生并不了解这些斑块和缠结是疾病产生的根源还是疾病发展的结果。如今，我们仍然对这个问题没有明确的答案，仍然不知道脑内神经细胞大规模死亡背后的原因。

现在我们知道，阿尔茨海默病患者的失智并不是"正常衰老"的产物，而是因为患者大脑受到了疾病的破坏。大量毒性蛋白质在脑中形成致密的斑块和纤维缠结。经过数年甚至数十年的积累，它们渐渐在脑组织中扩散使大脑空洞化。在大脑产生记忆的关键部位——海马体，这些斑块破坏了神经细胞之间的生物电信号传递，使患者无法形成新的记忆。斑块数目的增加最终导致神经细胞内部出现缠结在一起的纤维沉淀，它们扰乱了细胞内的物质运输。脑组织内这种有害物质的失控发展也会激活免疫反应与之对抗。但是脑内的伤害已严重到无法逆转，即便是大脑组织全力修补也无济于事。好似接连倒下的多米诺骨牌，神经细胞一个接一个地丧失了功能。在出现症状后的几年内，大脑额叶和皮层中的神经细胞大量死亡，患者出现情绪控制、空间感知、面貌辨认和长期记忆等功能的严重丧失。通常患者在患病后还可以存活6～8年，他们的大脑在经过三倍于正常速度的快速衰老后，生命走向终结，此时大脑只剩下一个橘子的重量。

阿尔茨海默病令人恐惧，但我们仍可以看到治疗的希望。现代遗传学和细胞生物学的发展已经在概念上全面改写了过去对阿尔茨海默病的认识。与阿尔茨海默病相关的研究比比皆是：在2017年，200多位来自欧洲和美国的科研人员合作对七万名患者进行了遗传学检查，他们发现了11个与疾病相关的基因。通过这种富有成效的合作，世界各地的科学家们正在了解和攻克阿尔茨海默病。这本书的部分内容便是介绍他们的重要又精彩的研究。

单纯对疾病进行研究并不能让我满足。随着时间推移，我研究生毕业并获得了神经科学博士学位，之后又继续攻读博士后，在神经退行性疾病领域开始了自己独立的研究和指导学生。在这个过程中我日益认识到，研究阿尔茨海默病不应该局限在实验室内。生物学研究往往有种令人费解的现象：研究者越是专注于某项课题，就越是将自己的认识封闭在一个不为外人所知的小圈子中，似乎难以跳出这个怪圈。我希望去接触像爷爷那样的患者和他们的家人，了解他们在现实生活中如何处理疾病，同时也向他们讲述阿尔茨海默病的故事和有关的科学研究。

阿尔茨海默病发生在个人身上，但它对整个家庭的影响却非常深远。患者的症状迫使家人对生活进行调整，亲人朋友不得不在情感上接受患者的改变，亲眼看到挚爱或密友在还有心跳呼吸、还睁着眼睛看世界的情况下逐渐失去认知，疾病在患者身上一步步恶化，他们自己却无能为力。我想要知道其他那些患者的家属是如何应付这种棘手情形的，他们是否有着和我家相似的故事。为了寻求答案，我开始走访阿尔茨海默病患者和他们的家庭，包括那些因为遗传原因而患有早发型阿尔茨海默病的患者，他们在生活中不得不无时无刻面对常人无法想象的抉择和牺牲。

阿诺德·列维是我走访的最初几位患者之一。他84岁，患有典型的阿尔茨海默病。阿诺德和照顾他的丹尼向我讲述了这种疾病是如何攻击阿诺德的大脑功能，各种可怕而具体的改变在生活中产生影响。一开始疾病进展缓慢，阿诺德只是和其他上年纪的人一样开始丢三落四，忘记名字、日期、账单、日常购物等生活琐事。这种小疏忽往往不会引起大家的重视，阿诺德也没当回事。在出现这种情形的几年后，阿诺德身边的人们确实意识到他的记忆和认知都显著减退了。他的起居开始需要有人照看，他甚至会忘记关上水龙头或灶台上的炉火，或出门后家门还是大大地敞开着。他也不能再自己开车了。

对于阿诺德来说这才只是开始。随后的几年里，他变得日益困惑和沮丧。各种认知功能的快速减退令他寝食难安。因为记忆丧失，亲朋好友都成了陌生人，他们的来访令阿诺德感到不安。因为忘记他们是谁，阿诺德甚至会把他们当作不速之客赶出家门。

阿诺德最终将完全丧失交谈、吃喝和吞咽食物的能力。关心他的人所能期待的仅仅是在照顾或看望卧床不起的阿诺德时有短暂的肢体接触，或听到他久违的声音，从中感受到他对周围事物还残存的一丝理解。在阿诺德最后的日子里，他将饱受疾病折磨。他很可能会因营养不良或肺炎等并发疾病而死去，他的头脑将虚弱到无力支撑生命延续所需要的最基本功能。

阿诺德的遭遇也是其他阿尔茨海默病患者所无法逃避的悲惨结局。对阿尔茨海默病研究来说，科学家做实验就好比侦探破案，必须不断地区分确凿证据和主观怀疑，区分推导还是假设，区分真实还是假象。科学家在脑细胞迅速退化死亡之前搜集各种线索；在学术讨论会上对研究结果的统计学意义和可能存在的漏洞提出质疑。然而，患者的家庭和亲人对阿尔茨海默病的感受绝非如此。作为研究者，我们知道阿尔茨海默病是令人感到恐怖的疾病，一种抽象的存在：就好像一名隐形的窃贼，一点一滴地偷走患者的思想，好像是对患者漫长的告别，但它的发生绝不只是因为上了年纪。公众对这种疾病仍缺乏了解。当我与阿尔茨海默病患者和他们的家人进行交谈时，我才发现他们是如此渴望了解疾病的真相，就像我渴望了解他们的状况一样。

如果可以从患者和他们的家人那里了解到阿尔茨海默病的最真实的面目，我就可以用我所知道的疾病知识作为回报，来满足他们迫切想要了解真相的渴望。为此，我开始大量阅读可以找到的有关阿尔茨海默病的材料。我的书桌上摆满了各种学术论文和科研报告，电子邮箱里充满了各种学术杂志的最新内容和新闻。我访问了学界同行，了解好似光速般的领域进展。我走访了世界各地的实验室，采访了这个领域的科学家，拜会了患者和他们的家属。我自己也体验了记忆测试。这样的过程是对我的记忆力的考验，也是对我十年来在科学研究中培养出的批判性思考能力的极大考验。总而言之，整个过程让我感到着迷。

本书介绍了阿尔茨海默病的过去、现在和未来。从疾病被定义之初，100多年前的第一例疾病报告开始，直到今天有关这种疾病的研究前沿。这中间的故事毫不逊色于任何侦探小说。它会使我们置身于19世纪的德国和战后的英国；巴布亚新几内亚的丛林和日本的科技试验场；美国、印度、中国、冰岛、瑞典、哥伦比亚等不同国家以及世界上最负盛名的学术科研机构。世界各地的科研精英是这个领域当之无愧的英雄，我为能和他们中的一些人一起共事而感到荣幸。是那些无畏的患者和他们的家属使得科学家不断以新的角度来研究这种已经流行了上百年的疾病，也正是他们的经历提醒每个人，我们的记忆——这种被简·奥斯汀称为人类最神奇的能力，并非总是和我们的生命如影随形。

阿尔茨海默病没有给爷爷阿巴斯留下多少时间。他在伊朗患病的七年里逐渐丧失了思维能力，变成好似燃烧殆尽的蜡烛。他和所有阿尔茨海默病患者一样，最终发展到一种用语言无法描述的痛苦境地。在2015年英国出生的人口中，每三个人将会有一个人的生命在此种不幸中结束。我每天都会想到这种在未来可能会发生的现实。每念于此，我便倍生前行的动力。

第一篇

疾病由来

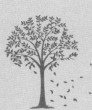

第一章
使用显微镜的精神病医生

那老糊涂，

　　还总要表现出旧时的权威，四处指手画脚。——现在，我以
性命担保，呆老头很快就会像稚童一般……

《李尔王》（威廉·莎士比亚）

　　爱罗斯报告完毕，转身面向在场的近百位同行听众。讲台上的爱罗斯身材高大，面庞宽厚，蓄着八字胡，目光炯炯。通常这样的报告之后都会有热烈的讨论。此时，他镇静自信地等待听众提出问题，然而会场里却鸦雀无声。他们难道是没有听懂吗？这场报告的主持人立刻感觉到场面的尴尬，随即说道："我尊敬的阿尔茨海默医生，谢谢你的报告。很明显，对你的报告听众没有什么要讨论的。"

　　这是 1906 年 11 月 3 日发生在德国的事。来自慕尼黑的精神病医生爱罗斯·阿尔茨海默在图宾根参加德国西南精神病医生研讨会。他在会上报告了一个病例，一位 56 岁的女性患有一种无法确诊的特殊精神疾病。患者的名字是奥古斯塔·迪特尔。

　　四年前，奥古斯塔的丈夫卡尔将她领到阿尔茨海默医生那里。卡尔是一位铁路工人，过去的八个月以来，他眼睁睁地看着妻子的行为变得越来

越失常。他们结婚 28 年育有一女，本来过着健康幸福的正常生活。

变化开始于奥古斯塔行为上的突然改变，她对卡尔和女邻居之间的正常交往表现出令人费解的偏执。生活就此逐渐被搅得一团糟。更让卡尔无法接受的是奥古斯塔的记忆力发生严重减退。她本是一位典型的传统德国家庭好主妇。慢慢地，她开始忘记干家务，在厨房里犯下各种错误，卡尔觉得事情很不对头。随后的几个月，奥古斯塔常在家里毫无目标地走来走去，还把物品藏这儿藏那儿，并胡言乱语自己命不久长。后来她甚至认为过路马车夫会进屋抢劫并因此惶恐不安。

卡尔为此十分困惑。在奥古斯塔这个年纪，她的这种错乱是很少见的。1901 年时能活到 70 岁的人凤毛麟角，整体而言得这种病的人就更少见了。最终，迷茫的卡尔将妻子带到当时世界上最著名的精神病医院，位于法兰克福的精神病和癫痫患者收容院。这个地方被当地人称为"疯人城堡"，足以反映出当时人们对精神疾患的态度。

对奥古斯塔的疾病描述如今已广为人知，这是第一例有关阿尔茨海默病的报告。阿尔茨海默病是人类失智症中最常见的一种。失智症（译者注：*即俗称的"痴呆"*）是一系列大脑神经疾病的总称，它包括大脑出血引起的血管性失智、路易小体失智、额颞叶失智等，都表现为记忆、语言、注意力、方向感、问题思考等大脑认知能力的逐步丧失。患者通常会表现出人格改变、忧郁、偏执、易怒、妄想甚至幻觉等症状。

因为人类失智症涵盖了如此广泛的大脑能力丧失，所以仅凭阿尔茨海默病患者在患病之初的表现很难做出正确诊断，至少我爷爷阿巴斯的情形就是如此。他的四个小孩，包括我父亲，从未真正接受爷爷患上阿尔茨海默病这一诊断。他们固执地认为，爷爷不过是因为上了年纪而变得出奇倔强和古怪。阿尔茨海默病对他们而言是一个抽象的概念——一种模糊的对思想衰老的泛称。显然我的亲人们并不了解失智症，更不用说失智症还包含那么多具体疾病。当我们说某人患上了失智症，就好比说他（她）得了癌症但又不说明是哪种一样。正如皮肤黑色素瘤是癌症的一种，阿尔茨海默病同样也是失智症的一种。

现在人们知道阿尔茨海默病和其他失智症有明确区别，这种疾病对大脑思维和记忆能力的影响表现出特殊的模式。阿尔茨海默病患者的大脑造影和患者死后的脑部解剖分析显示，受这种疾病影响的大脑具有结构和化学物质组成上的独特改变，主要表现为大面积神经细胞死亡，由有害蛋白质堆积形成的斑块或纤维缠结遍布整个大脑。从生物学角度讲，这种斑块是具有一定黏性的有害蛋白在神经细胞外大量堆积；而纤维缠结则是发生在神经细胞内，由相同有害蛋白形成的絮状沉积。这些有害蛋白通常被认为是不能降解的分子垃圾，它们因过度积累而损害了正常大脑神经细胞的功能，并最终导致了阿尔茨海默病。人类目前还不完全清楚有害蛋白到底有哪些成分、为什么会形成、它们又是如何致病的。总之，我们对这种疾病的模糊认识亟须改善。根据世界卫生组织的统计，约有 70% 的失智症患者患有阿尔茨海默病。

尽管认识还很有限，但这已是漫长时间研究不断积累的结果。

在古代，精神疾病往往被看作是神鬼作用的结果。在希伯来圣经《申命记》（Deuteronomy）中，古代以色列人认为，思维异常是上帝对违背其旨意的诅咒，"上帝会使人发疯、失明和神志不清"。古代人们对失智症的了解是如此之少。失智症基本上被等同于是发疯或变糊涂。更有甚者，当这些无稽的看法占据主导地位时，人们竟利用头颅环钻术来治疗患者，即试图通过在头颅上钻洞来驱赶头脑里的恶魔。古希腊和古罗马的哲学家们则通过对患者的观察和科学推理来寻求治疗方法。

希腊数学家毕达哥拉斯在公元前 6 世纪最早提到了失智症。他认为失智症是人年老时不可避免的现象。用他的话说就是"生命存在很长一段时间后，死亡就开始临近，没有人可以幸免。此时思维系统会回复到生命开始的懵懂婴儿期"。这里的愚钝（imbecility）来自拉丁语 imbecillus，意指虚弱无力。依照毕达哥拉斯的说法，人类的生命好似一年里的四季，年老时如同到了冬天。季节会发生自然转换，年纪也是一样，不管这种转换会带来多么严重的后果或让生活变得多么艰难，这都是自然现象。但是，也有人并不这么认为。

古罗马著名哲学家西塞罗就有不同的观点。他认为失智症"只影响那些意志和精神薄弱的人"。显然，这是一个错误的观点，但却含蓄地指出失智症对于老年人并非不可避免。他进一步认为锻炼身体也许会对预防此种疾病有所帮助。这一看法在当时已是巨大的进步，类似的概念还会在稍后章节中被提到。在西塞罗的理论基础上，古罗马著名医师艾利乌斯·盖伦斯，也就是广为人知的盖伦医生，继续反驳了传统的看法。他把这类病称为心智迟缓（morosis），患此症的老人会"丧失文字阅读和艺术鉴赏能力，甚至无法记住自己的姓名"。盖伦否定了前人对这一类患者不合逻辑的看法，并进一步把患者的表现定义为值得进一步研究的医学疾病。

在盖伦以后的时代，对失智症的认识可以用"灾难性倒退"来形容。中世纪的人们又重新以迷信的观点来解释疾病。特别是失智症，它往往被归咎为患者薄弱的宗教信仰，或患者身上附着了需要被驱赶的恶魔，再或是"因为出生前就带有的原罪"。很多患者都被视作巫妖之类。然而，犹太–基督教的教义还是感召了部分信教者的人道主义思想。他们对大脑疾病患者施以怜悯，把照顾精神疾患患者视为信徒的义务。合乎情理的措施，例如膳食、沐浴和草药治疗等被应用于患者。他们还在食谱中增添了绿色蔬菜沙拉、大麦水和牛奶等，以代替饮食中的红肉和葡萄酒，甚至还使用了芦荟、黑嚏根草和药西瓜的混合物等。

启蒙运动（译者注：文艺复兴后的 17—18 世纪）兴起后，艾萨克·牛顿、约瑟夫·普利斯特里、约翰·道尔顿、路易吉·加尔瓦尼、亚历山德罗·伏特、爱德华·詹纳等人做出了一系列物理、化学和医学的重大发现。

他们的工作为从物质层面解释精神现象提供了可能。法国哲学家勒内·笛卡尔认为，人们过去的经历会在大脑中留下细小的孔洞，就如同针穿过粗麻布后留下的针眼一般。18世纪的英国医生戴维·哈特莱宣称是神经振动导致了感觉和记忆，而过于猛烈的振动则会产生精神疾患。虽然这些观点和主张模糊且不完整，但就对疾病的认识而言，这些认识剔除了其中所掺杂的神秘主义和迷信成分。

精神疾病认识的一个关键转折点是对精神疾病进行具体的分类和定型，这是由法国精神病学家菲利普·皮纳尔提出的。精神疾病不再被宽泛笼统地归于精神失常。用皮内尔医生自己的话来说，简单地把这些患者统称为疯子是不准确的。在法国巴黎的比赛特医院，皮纳尔医生提倡，要以关怀而非暴力手段对待有精神疾患的患者。他自己会花上若干小时和患者交谈，并坚持要求把患者从禁锢其身的铁链中释放出来。皮纳尔医生开始研究精神疾患，是因为他的一位亲密朋友的自杀，这在他内心产生触动。1797年，他最先开始使用失智症一词（dementia，法语démence，意为失去心智），从此开启了现代精神病学。1838年，皮纳尔医生最具天赋的学生让-艾蒂安·埃斯基罗尔继续对过去错误的认识进行了批判："一个失智的人失去了过去愉快生活的能力，就如同由富裕沦落至贫穷。而白痴则不同，他们总是不幸和贫穷的。"

在埃斯基罗尔的结论提出的26年后，也就是1864年的6月14日，爱罗斯·阿尔茨海默来到这个世界。

阿尔茨海默在德国巴伐利亚的小城马克特布赖特长大，那里有好似童话传说中的房子，铺着鹅卵石的街道，罗马时代的城堡，还有教堂和天主教的法律哲学。阿尔茨海默的父亲爱德华·阿尔茨海默是一位律师。爱德华的第一任妻子因在分娩时细菌感染而死于产褥热。一年之后，悲伤的爱德华又娶了亡妻的妹妹——特蕾莎。夫妇二人一共生了六个小孩，爱罗斯是最年长的一个。

　　1883 年，19 岁的爱罗斯成为家里第一个申请医学院并被柏林大学医学院录取的人。那时的柏林大学医学院汇集了世界上最富有智慧的思想，影响了现代医学的发展。例如，1858 年，谦虚博学的鲁道夫·菲尔绍在医学的生物学基础理论方面取得巨大突破（译者注：菲尔绍被认为是医学病理学的奠基人）。菲尔绍认为细胞是所有生命体的组成单位，也是疾病发生的原因。他写道："身体可以看作是由细胞组成的国家，每一个细胞就好似其公民。疾病是由外界因素而引起的国家内细胞公民间的相互冲突。"

　　在柏林大学学习了五年，爱罗斯·阿尔茨海默耳濡目染了种种先进的医学思想后，获得了德意志帝国的行医执照。他因为对精神病学特别感兴趣，便申请了法兰克福精神病收容院的职位，谁知他申请的当天就被录用了。阿尔茨海默去收容院报到时，那里已有大量的工作在等着他。收容院院长埃米尔·希奥利迫切需要人手，特别是院里唯一的医生助理刚刚办了退休，另一位能帮忙的医生又另谋职位。24 岁的阿尔茨海默在这里所面对的是 254 位患者和一位精疲力竭的前辈医生。

　　收容院外观看着富丽堂皇，里面却惨不忍睹。为符合当时德国的社会潮流，收容院在建立时要求具有独创性，采纳了英国精神病医生约翰·康诺利对患者实施人道治疗的思想。因此，收容院对患者的治疗只采用非强制措施，禁止使用拘束衣（译者注：用来限制穿戴者的上肢活动）。阿尔茨海默开始工作后发现，这种治疗方法也有不利的方面：没有强制措施就意味着不可以强制进食、洗浴或清洁。再加上只有少数几位工作人员来照顾如此众多的患者，收容院很快就处于失控状态。正如阿尔茨海默所描述："这里的每个角落都有患者坐在那里胡言乱语和随便吐口水。他们的着装奇异古怪，行为举止令人无法接受，医生根本无法对他们进行治疗。收容院里充满了各种稀奇古怪、肮脏不堪的患者。一些患者的衣兜中满是废物，另一些患者又将很多纸和书写用品四处隐藏或放在自己肩下的大口袋里。当有人要讲究卫生将这里清理一下时，患者就会抵抗和发出高声尖叫。"

阿尔茨海默工作不久就着手对收容院进行整治。他加长沐浴时间，以使难以被控制的患者得到充分放松；扩建患者咨询室，使医生能够和患者有效地进行交谈；建立显微镜检验室，用于检验患者脑组织切片。阿尔茨海默在这里开始了专心致志的临床研究。与他在柏林大学学习时一样，他在显微镜前一看就是几小时，观察分析数百份患者样品。寻找精神疾病的生理起源的研究就这样开始了。

阿尔茨海默开展研究还需要有合适的手段。刚好，来自慕尼黑的 29 岁医生弗朗茨·尼斯和阿尔茨海默志同道合，帮他解决了这个问题。五六年前在尼斯还是医学院学生的时候，他就开始钻研新的组织染色技术。通过混合名字古怪的各种染料，例如甲酚紫（cresyl violet）和甲苯胺蓝（toluidine blue），尼斯希望可以在纤薄的大脑组织切片中看到新的脑细胞染色模式。他的实验结果令人惊叹。利用他发明的染色方法，细胞被染上了明亮的颜色。每一个神经细胞的大小、形状、位置和内部结构等具体细节都可以被清楚地观察到。"尼斯染色"是一种非常有效的脑组织染色方法，于是世界各地的科学家纷纷开始采用这种染色方法，并发现了一系列脑组织结构。阿尔茨海默自己也用"好极了"这样的字眼来形容该染色方法。

通过改善收容院的管理，引进显微镜，加上有想法和充满创造力的工作同行，阿尔茨海默的事业开始腾飞。他在德国各地就他发现的特殊病例进行讲学，向人们展示通过尼斯染色和最新式显微镜获得的精美组织照片。他的同行开始称他为"使用显微镜的精神病医生"。

1894 年，一位异常富有的寡妇，塞西莉·盖森海默尔勇敢地向阿尔茨海默求婚。她去世的前夫是位宝石经销商。阿尔茨海默是在阿尔及利亚与这位夫人结识的。他被派往那里给塞西莉当时的丈夫奥托·盖森海默尔看病。奥托和塞西莉那时正在北非跟随一个科学考察团。不料奥托患上了周身轻度瘫痪（一种由晚期梅毒感染引起的神经精神病），而且状况危急。夫妇二人希望颇有声望的阿尔茨海默能够陪伴他们一起返回德国。当他们行进到法国南部的圣拉斐尔时，奥托不幸于当地的一家医院去世。在随后的几年中，阿尔茨海默一直照顾着塞西莉，二人渐生情愫。塞西莉是一位"受过良好教育又极富仁慈心的女人"，这是她的一位孙女对祖母的评价。二人在1895年2月14日成婚，后来又生了三个小孩。此时的阿尔茨海默，无论是事业还是个人生活，都达到了幸福人生的顶点。

谁知天有不测风云，六年后年仅41岁的塞西莉去世了，她可能死于肾病。阿尔茨海默为此遭受了巨大打击。曾经的生活是如此完美，可如今只剩孤单的他独自照顾三个年幼的孩子。他单身的妹妹伊丽莎白主动搬到法兰克福帮助他打理生活。

接下来的九个月里，受悲伤困扰的阿尔茨海默开始在收容院里忘我地工作。他把自己完全沉浸在工作中，白天照顾更多的患者，晚上干到深夜。1901年11月26日中午，收容院新来了一位患者。阿尔茨海默陪她一起吃了有猪肉和菜花的午餐。他怎么也不会想到正是这位新患者令他家喻户晓，流芳百世。

这位新来的患者名为奥古斯塔·迪特尔，她引起了阿尔茨海默极大的兴趣。她前一分钟可能还神情自若、神志清醒，下一分钟可能就充满恐惧和困惑，在病房里转来转去，甚至揪扯其他患者的脸。阿尔茨海默用了大量时间和她交流，让她鉴别不同日常物品：铅笔、书本、一串钥匙等。对生活中小物品发生困惑往往是阿尔茨海默病患者留给家人的最初患病印象，例如将汽车钥匙放在了冰箱里，在厨房的柜子里放了衣服，热水壶和信件等日常物品会不知所踪，随后又莫名其妙地出现在某个完全出乎意料的地方等。在医护人员要求奥古斯塔写下她的名字的时候，她会恰当地以"Mrs"（夫人的尊称）开头，但却不能写出她自己的名字，这些症状是阿尔茨海默在以前的行医中没有见过的。一开始，他称之为"失智性书写紊乱"。

在随后的几个月里，奥古斯塔的错乱、失忆和精神失常进一步恶化，她经常盯着阿尔茨海默的眼睛重复说同一句话："我就好像把自己弄丢了。"

奥古斯塔的患病行为令阿尔茨海默着迷。她的表现属于传统意义的失智，一种神智混乱的状态，但除了正常衰老之外又无其他的合理解释。51岁的年龄对于这种疾病表现还过于年轻。阿尔茨海默每天都对奥古斯塔进行检查，试图发现各种隐藏的线索来揭示疾病原因。奥古斯塔的状况恶化极快，阿尔茨海默却无法获得更多有用的信息。1902年5月，阿尔茨海默做了有关奥古斯塔病情的最后一次描述："当奥古斯塔意识到有人要对她进行检查时，她会充满敌意，惊声尖叫和四处乱踢。她平时也会尖叫不止，一叫就是几小时，为此有时不得不将她固定在床上。她不能保持规律的进食，后背开始出现脓疮。"

对待这样一个不可理喻的患者，阿尔茨海默可以说是已竭尽其所能。最后，他不得不把精力转移到其他患者身上。阿尔茨海默很难从奥古斯塔身上再收集到更多的有用信息。此时，他也找到了新的职位，那就是在慕尼黑由世界著名精神病专家埃米尔·克雷佩林领导的精神病研究所。在15年的辛勤工作之后，阿尔茨海默离开了法兰克福的"疯人城堡"。

对于阿尔茨海默而言这是一个明智的决定。克雷佩林虽然只年长阿尔茨海默六岁（译者注：二人年龄实际相差八岁），但他因撰写著名的精神疾病教科书而早已闻名世界。在这些著作中，他阐述了精神疾病都有生物学基础的观点。这也是阿尔茨海默所赞同和已着手研究的方向。

这种观点却遭到很多人反对。西格蒙德·弗洛伊德的理论当时已在德国公众和科学研究中成为主流。这两种观点引发了学术派别之争。也许正因为如此，阿尔茨海默在 1906 年 11 月的报告才会被冷场。西格蒙德·弗洛伊德对精神错乱充满想象的华丽解释极为吸引人。童年抑郁、恋母情结（Oedipus complex，或称伊底帕斯情结）、本我、自我和超我等独特概念就是弗洛伊德提出并用来解释精神疾病的起因。在弗洛伊德看来，通过运用类似精妙艺术的精神分析，精神疾病就可以迎刃而解。在那个人们对治疗精神疾病不抱任何希望的年代，奥地利精神病医生弗洛伊德的新理论被很多人深信不疑。

而远在法兰克福，收容院的希奥利院长还在监护着阿尔茨海默的最重要的患者。奥古斯塔那完全混乱的神智已恶化到尽头。1906 年 6 月 6 日，阿尔茨海默收到了奥古斯塔去世的通知。他马上要求将其大脑保留并寄给他，这样他可以在慕尼黑自己新建的实验室里对这位患者的脑组织进行检查。

当奥古斯塔的大脑——一个不大的柔软灰白色球状组织——被放在阿尔茨海默的试验台上时，他马上就注意到这个大脑的体积已变得相当小。奥古斯塔的整个大脑皮层（脑组织最上层）已损失很多，这看起来是神经细胞大量死亡的结果。在死亡神经细胞组织之间是由其他细胞形成的类似疤痕的组织。当阿尔茨海默把大脑组织切片放到显微镜下时，他看到了令人困惑的景象。

遍布整个大脑组织的是由不明物质形成的深色颗粒。它们在神经细胞之间好像构建了鸟巢似的结构，充满细胞间隙。有的颗粒比周围的神经细胞还大，有的则体积较小。与周围有皱褶的死亡神经细胞相比，这些颗粒表面粗糙且纹理斑驳，外观明显有别于其他组织。这些颗粒或斑块从哪里来又由何组成却是个谜。而这个谜要在很久以后才会被揭晓。阿尔茨海默暂时称之为"积累物"（aufbaum productif）。

这些积累物说明或至少暗示阿尔茨海默的观点是正确的，它们是奥古斯塔精神疾患的生物学证据。在此之前，人们只认为精神病是纯精神原因造成的。这一发现令阿尔茨海默更加坚定了自己的信念，继续仔细检查患者的脑组织。随后他发现了另一个特别之处。在死亡的神经细胞内还能看到一些深色物质，这些物质并非拥挤在一起，反而呈细线状。它们纠缠在一起，斑驳地分布于细胞内各处。这些物质是否和细胞外的那些奇怪物质相同，或是有完全不同的另一种致病原因呢？同样，这个问题在当时无法得到解答。

当阿尔茨海默把他的发现展示给克雷佩林时，二人马上就意识到，这可能是一个重大发现。奥古斯塔的病症从临床角度看是一种失智症，但是眼前极为奇怪的病理组织特征说明，它本身又可能就是一种特殊疾病。阿尔茨海默迫不及待地要将自己的发现公布于众。距离德国西南精神病医生讨论会只有几个月了，他开始着手准备在会上报告这个病例。

在古老的大学讲堂里，随着报告时间的接近，精神病研究的权威和同行们开始陆续就座。会场里的交谈声和听众落座时椅子的嘎吱声此起彼伏。在这种场合，阿尔茨海默就算因自己的报告感到紧张，也会尽量将其掩饰起来。紧张也是情有可原的，因为很多听众都有极高的学术声望，这包括传奇般的汉斯·克世曼，遗传性肌肉萎缩疾病或现称为强直性肌营养不良的发现者（myotonic dystrophy）；罗伯特·高普，因研究连环杀人犯恩斯特·瓦格纳而为精神病研究做出突破性贡献的人；还有卡尔·荣格，西格蒙德·弗洛伊德最为忠实的门徒。要说起让人紧张的人物，他们又都不及这场报告会的主席——阿尔弗雷德·霍赫的声名显赫而令人不安，因为他鼓吹清除精神上有问题又不会给社会带来任何好处的患者（他的这个主张后来被扩展到"种族低劣"这一概念，成为纳粹暴行的伪科学根据）。尽管这样，阿尔茨海默仍坚信他的发现会激发听众的强烈兴趣。他深呼一口气后开始了他的报告，题为"一个有关大脑皮层病变的特殊病例"。

从临床角度看，奥古斯塔表现出如此特殊的特征，我无法将它归结为任何一种已知疾病……

……她的记忆严重混乱。如果给她显示一个物品，她通常可以说出它们的名称，但却会随即把刚发生的事情忘记……

……在整个大脑皮层，特别是上面几层，好似米粒大小的特殊物质造成的伤痕随处可见……

……把各种发现汇合在一起，我们肯定这是一种新的特殊疾病。

报告完毕后，安静的会场让阿尔茨海默感到失望。这也并非完全出乎意料。神经科学研究毕竟此时才刚刚起步，科学家又在集中精力理解弗洛伊德有关精神分析的概念。这次学术会议可以说是弗氏精神病学的讨论会。通常都是会议主席在这样尴尬的情形下出来救场，可满脑子都是优生思想的霍赫却没有那样做，这也并不令人吃惊。这次会议的记录将阿尔茨海默的报告描述为"不恰当的短报告"，这实在不是它应得的评价。

科学发展的历史证明，崭新的概念和想法在一开始往往不被接受。科学家们喜欢认为自己冷静、客观、对于实验证据不含偏见。然而当实验证据有悖于现有的知识体系时，众多卓越研究者往往不得不耗尽毕生精力去改变已有体系。无论在 1906 年还是在今天，这种情形没有任何改变。

阿尔茨海默在 1915 年因心力衰竭去世，年仅 51 岁。在图宾根会议之后，他继续相关的研究，并发现了另外四例与奥古斯塔类似的病例。克雷佩林在 1910 年出版的教科书《精神病学手册》（*Handbook of Psychiatry*）中对阿尔茨海默的工作给予肯定，并第一次使用了"阿尔茨海默病"一词来描述这种疾病。

阿尔茨海默工作的重要性怎么形容都不会言过其实。将奥古斯塔大脑生理结构上的变化与她具有古怪行为的精神疾病相联系，使他对传统认识提出了挑战，也促使他的同行改变以往的认知模式。作为精神病学研究者，他的工作清楚证明：失智症背后是更为深奥的生物学谜团，有待进一步被揭示。无论阿尔茨海默病是怎样的疾病，它都像一个谜，迫切需要答案。

第二章
一种流行病

科学史学家们倾向认为思维范式的转变会令世界随之发生改变。

《科学革命的结构》（托马斯·库恩，1962 年）

在这位巴伐利亚医生首次描述后来以其姓氏命名的阿尔茨海默病病例之后的几十年里，科学家、病理学家和精神病医生基于各自的发现，对这种疾病本质各执一词，争执不休。他们能形成的唯一共识就是：阿尔茨海默医生的确发现了一种独特的脑部病理结构，"特殊的"斑块和纤维缠结散布于已经死亡的神经细胞残体中。

令人困惑的是，一个正常人活了足够的年头以后，这种所谓的阿尔茨海默病的"标志物"也会出现在他们的大脑中。事实上，尸检报告显示，年龄在 60 岁以上死前精神状态正常的人群中，有近四分之一的人脑组织内也会出现斑块和纤维缠结现象。但是奥古斯塔·迪特尔死时只有 56 岁。她的大脑经历的只是某种加速衰老吗？如果是这样，耗费阿尔茨海默医生毕生经历而获得的结论将会被动摇，因为我们很难将大脑正常的老化称作一种"疾病"。

这就是问题所在。与癌症或结核病、天花等传染性疾病不同，失智症似乎没有什么明显的治疗目标，既不存在恶性肿瘤也不存在什么外来病原体，似乎只是脑细胞自己变枯萎老化。

对很多人来说，这是一个无法解决的难题。在医学发展的早期，与很多疾病的真正原因往往被归因于神话和迷信一样，阿尔茨海默病的成因也被衰老这样的烟幕所掩盖。

阿尔茨海默病的这种不确定性令研究者倍感沮丧，在 20 世纪 20 年代中期，阿尔茨海默病的支持者开始正视这个问题，打算刨根问底将其全面解决。如果阿尔茨海默病真的是一种疾病，首先就要确定其症状。恩斯特·格林塔尔医生是阿尔茨海默病研究的支持者。他在 1926 年描述了阿尔茨海默病的最基本特征。格林塔尔医生是波兰裔精神病医生，他师从德国著名精神病学家克雷佩林，后来由于其犹太血统而被迫逃离德国。在他看来，阿尔茨海默病会表现出逐渐的记忆丧失、感知障碍、工作和外表上疏忽大意、时间和空间辨别不清、失语和言语不清、理解迟钝、特别易怒、不讲卫生以及动作混乱。

这些疾病症状太过混杂纷繁，格林塔尔的工作没有得到很多同行的认可也并不出乎意料。患者的这些症状往往轻重不同，有些或者根本就没有表现出来。考虑到这一点，一些精神病医生认为阿尔茨海默病和失智症其实是同一种疾病，唯一的区别是前者比后者更严重，发病时间更早。还有人则认为阿尔茨海默病存在不同亚型，患者的性格和其生活环境决定了阿尔茨海默病的亚型。人们开始提出各种模糊又武断的疾病年龄限制，例如有人认为，55 岁是诊断为阿尔茨海默病的年龄上限，在此年纪之后出现症状应被认为是失智症。在 20 世纪 40 年代，这个年龄限制被提高到 65 岁，然后是 70 岁；边界如此模糊，以致大家难以对疾病确诊达成共识。

弗洛伊德的追随者们对这种疾病的模糊定义进行攻击，他们试图通过重申生物病理在精神病学中的作用微不足道，来捍卫弗洛伊德思想的中心地位。例如，受过弗洛伊德精神分析训练的美国精神病医生戴维·罗斯柴尔德就在 1941 年提出，失智症一定是由"个人的性格因素"引起的。

对疾病界定的混乱严重影响了阿尔茨海默病支持者的信心。当时欧美的精神病院收治了大量阿尔茨海默病患者，对这种疾病的研究甚至有一路倒退回到黑暗时代的可能。美国精神病学会主席理查德·哈钦斯在 1939 年美国精神病医生协会的主席致辞中强调道："我们精神病医院中资源配置有限，它们应成为对患有可治愈精神疾病的年轻患者实施及时有效治疗的场所。"

不能对精神病患者做出正确诊断的局面意味着公共健康危机的到来，这个问题再次成为全世界研究者关注的焦点。一批新的科学家随之涌现出来。

"我为什么要做这个题目？"迈克尔·基德在会议结束后离开会场时不禁想到。他本是来讨论他在视网膜研究方面取得的新进展的。构成视网膜的那一层简单而又极为精致的细胞群令他着迷，但现在他的导师却希望他用电子显微镜这种全新又复杂的工具来研究大脑。

此时是 1961 年 10 月，身为一名医生的基德正在伦敦大学学院进行神经科学研究，他很不情愿地接受了导师的建议。基德是在肯特郡小城阿什福德接受的教育。后来他加入了皇家空军成为一名手术室助理。之后他开始学医并在这所著名的大学里谋到一个研究职位。现在他在学校的合同就快到期了，唯一的选择就是在伦敦北部麦达维尔（Maida Vale）医院提供的职位，用新技术来研究一种被称为阿尔茨海默病的失智症，还没有人知道这是一种什么病。基德也从未听过这种病，他在去接受职位面试之前先查了一下有关介绍。

罗伯特·特里没有这么不情愿。比基德年长 10 岁的他在巴黎完成培训后成为一名病理学家。此时他已经学习了好几年如何使用显微镜技术。在第二次世界大战期间，他曾服役于第 82 空降师（译者注：美国陆军最早建立的空降师）。他被同事们形容为一位"强硬""严肃""没废话"的人。他后来供职于纽约布朗克斯的阿尔伯特·爱因斯坦医学院，渴望利用显微镜技术发现一些新的东西。阿尔茨海默病研究正符合他的想法。就他所知，这是一个无人谈及的挑战，当时没有什么人在研究这个课题。

当时的电子显微镜有三米多高，重达半吨，与其说是通常意义上的显微镜，倒不如说更像配备在海军潜艇上的潜望镜。它是个庞然大物，仅一台显微镜就占据一整间屋子。在 20 世纪 30 年代电子显微镜被发明之前，科学家们只能依赖由荷兰生物学家安东尼·范·列文虎克发明的光学显微镜（列文虎克用它发现了红细胞）。光学显微镜使用透镜系统，以可见光作为光源，最多可以将物体放大 1000 倍。而由德国物理学家恩斯特·鲁斯卡和马克斯·克诺尔发明的电子显微镜，使用电子束而非普通光线，可将物体放大至 200 万倍，这比以前提高了 2000 倍。1937 年，匈牙利物理学家拉迪斯劳斯·马顿最先开始用它来观察生物标本，发表了细菌的第一批电子显微镜图像。很快，其他研究者开始用它来拍摄蝇翅、病毒和皮肤细胞等。

电子显微镜为阿尔茨海默病研究带来了革命性的改变。通过光学显微镜拍摄的脑细胞看起来像是夜空中的繁星，而电子显微镜拍摄的细胞就如同卫星地图，地球上的大陆板块、山脉和蔓延的城市都清晰可见。该技术已在欧洲和美国的实验室中发展成熟，它为基德和特里观察阿尔茨海默病患者大脑中的详细结构变化提供了绝好机会。

他们二人工作相互独立，分别从阿尔茨海默病患者的大脑组织中获得样本，然后利用电子显微镜放大并详细观察脑组织中的斑块和纤维缠结。二人都不知道会从电子显微镜看到什么。当他们仔细地将电子束聚焦时，一个灰暗的幽灵般的轮廓开始显现出来。在电子显微镜下，那些曾经深奥难以捉摸的阿尔茨海默斑块的内部不再是一些随意堆积的小颗粒。现在，斑块显现为一团庞大的相互交织的黑色线团，杂乱无章地纵横交错在一起，好似卷起的铁丝网。不管它们到底是什么，它们看起来确实具有可扩散的破坏性。死亡神经细胞的碎片残体散落其中，其周围的细胞看起来似乎被这致密线团里突出的尖角所戳破。

进一步扫描大脑细胞残体时，电子显微镜专家很快便将注意力转移到似乎在细胞内部使其死亡的奇怪纤维缠结上。他们意识到，这是与细胞外的斑块不同的另外一种有害物质，它们以一种特别有序的方式扭曲和盘绕，形成一种奇特的螺旋，好像十几年前詹姆斯·沃森和弗朗西斯·克里克发现的 DNA 双螺旋结构一样。

克里克有句名言："如果你想要了解事物的功能，那就要研究它的结构。"顺着这个思路，基德和特里开始研究这些斑块和纤维缠结的分子结构，并将之与那些已知的生物大分子的行为做比较。他们在不经意间已全心投入到了正方兴未艾的生物化学领域。

两位显微镜专家一致认为，斑块的成分非常类似淀粉样蛋白（amyloid）。"amyloid"这个词由病理学知识渊博的鲁道夫·菲尔绍在 1854 年首次使用，由拉丁语"amylum"（淀粉）和希腊语后缀–oid（类似）结合而来。当时菲尔绍错误地认为这是一种糖类。在基德和特里开始研究时，人们已经认识到，这淀粉样物质实际上是由蛋白质构成的。

蛋白质是实现生命功能的基本化学物质。身体里每个细胞内都有成千上万种蛋白质。有的体积小且结构简单，参与维持细胞基本结构；有的体积大而复杂，具有多种功能，在细胞移动、信息交流和对抗癌症中发挥重要作用。蛋白质的基本结构是线性相连的氨基酸。长长的氨基酸链折叠形成精巧的三维结构。蛋白质是细胞功能的"实现者"，基因则提供结构组成的"脚本"。蛋白质按照基因提供的指令被合成并执行特定的功能，使细胞得以存在。换句话说，我们的基因是生命的蓝图，而蛋白质是生命的创建者。偶尔，某种蛋白质发生故障或脱离了细胞的监控，在身体器官内某个部位沉积下来。20 世纪 60 年代以前，研究者们已开始注意到一种奇怪的现象：很多疾病都会出现类似的淀粉样沉积物，包括糖尿病、肾病以及某些心脏疾病。现在阿尔茨海默病似乎也加入了这一队伍。

然而，电子显微镜专家们无法就纤维状缠结的具体结构达成一致。基德认为，它们与DNA的螺旋结构简直就是一回事，将之称为"成对的螺旋状细丝"。特里则认为，缠结是由管状结构扭曲而成，称之为"扭曲的神经微管"。我在实验室里亲眼观察到这种缠结后，倾向认为这些缠结兼具两种特点。听起来，这似乎只是微不足道的细枝末节，但到底纤维缠结具有哪种结构其实是非常重要的。正是这种一丝不苟的认真精神帮助科学家们弄清楚了多种病毒的感染方式。

在接下来的13年里，电子显微镜专家们始终无法确定哪种解释是正确的。直到1976年，结合最新的电子显微镜技术和生物化学进展，特里终于发现，基德是对的——这些缠结确实具有非常类似DNA的奇怪双螺旋结构。

确定纤维缠结螺旋结构的重要性在于，由此我们知道这些缠结与细胞外的斑块有本质上的不同，斑块由小颗粒状的淀粉样蛋白以类似梯子中的横木的形式堆叠而成。这些结构细节的确定为接下来进一步搞清斑块和缠结间的相互关系奠定了基础。它们中哪一种先形成，是否一种的产生导致了另一种出现呢？是否两者同时出现才是疾病产生的必要条件？

现在，科学家们所要做的就是在定义疾病的众多因素中剔除正常衰老所产生的影响。"要开始严肃认真地研究衰老现象，必须先将其定义为一个科学命题，而非社会问题。"科学史学家杰西·阿林格写道，"研究衰老不能仅仅只研究过程；必须把它作为真实而直接的存在——一种可怕的疾病来对待。"换句话说，阿尔茨海默病是否与衰老相关并不重要，重要的是我们能够明确认识和清楚定义这种疾病。要做到这一点，阿尔茨海默病就必须与脑组织病理学特征建立明确的联系：科学家们必须证明阿尔茨海默病在大脑中有特定的病理表现，而且这些表现和疾病之间具有可明确测量的关系。

确定这样的关系绝非易事。大脑衰老的生物学研究仍是神经科学中最深奥难解的谜团之一。健康的大脑在 50 岁至 80 岁的 30 年里大概会在重量上萎缩 10%。一些脑细胞在这个过程中自然死亡，但大多数细胞只是体积缩小，功能减弱。正因如此，上了年纪的人常有轻微健忘，偶尔忘记要说的内容或忘记日常生活中一些要做的事等。但斑块和纤维缠结为何会在正常老化的脑组织中累积目前还不清楚。对早期的研究者来说，最大的难题是如何解释有些人的脑部已有斑块和缠结，但他们却并不表现出阿尔茨海默病患者的症状。

1966 年，在英国纽卡斯尔大学，由匈牙利裔研究者马丁·罗斯领导的团队设计了一项研究来攻克这一难题。罗斯认为，早期研究未能将斑块和缠结与阿尔茨海默病的病理表现联系起来的原因是，研究者解决问题的方法不对。他认为，等患者死后进行大脑解剖，然后试图以死后的解剖结果回溯患者活着时候的临床表现是错误的做法，也是不科学的。不论医护人员当时多么恪尽职守，医院有关患者临床表现的记录总是在死后回溯难以准确反映患者的实际特征。我们需要更客观可行的方法来解决这一问题。我们可以在阿尔茨海默病的疑似病例还活着时准确记录其临床表现，跟踪记录至其死亡，然后解剖。这样就有可能找到疾病的病理表现和生物学特征的相关性。

罗斯找到病理学家伯纳德·汤姆林森和精神病医生加里·布莱斯德来协助他进行研究。这两位专家和罗斯一样，都认为失智症被忽视在很大程度上归因于缺乏准确科学的诊断标准。三人开始设计了一个所谓的"失智评分系统"：一种对患者的认知能力进行评分的测试。每隔六个月，他们会询问患者的家属，通过回答一系列问题对患者进行评分。这些问题涉及日常习惯、家务劳动、性格变化以及患者的记忆能力等。例如，受试者是否能对小数目钱进行加减计算，是否记得住购物清单上的商品列表，是否能够在吃饭和穿衣方面实现自理，是否还记得第二次世界大战开始日期，是否知道现任首相是谁等问题。至关重要的是，他们对认知能力正常的老年人也进行相同的测试，以便找出哪些症状只出现在阿尔茨海默病患者中，而哪些又是人上了年纪后的正常健忘现象。一旦患者去世，大脑就会被解剖。研究者会对脑组织内的斑块进行统计，并将斑块的严重程度与患者在世时的失智测试评分进行比较。

这一研究的结果清晰明确：失智评分与斑块数目之间有着无可辩驳的相关性。读者一定能够正确地进行预测，即失智越严重，斑块数目就越多。罗斯、汤姆林德、布莱斯德在《自然》杂志上发表了他们对阿尔茨海默病研究具有里程碑意义的论文。他们在文中声称："那些认为斑块与老年精神疾病无关的论断是极为不正确的。研究证明，老年人大脑中斑块的多少直接与认知衰退和性格改变的程度正相关。"

更重要的是，他们发现，衰老本身不足以解释阿尔茨海默病患者脑中大量的斑块数目。他们谨慎谦虚地在论文结尾处写道："研究表明，斑块及其形成过程或许值得进一步借助更加先进精确的测量方法来进行研究。"现在看来，这个结论有些过于小心了。

20世纪的科学哲学家托马斯·库恩认为，伟大的科学发现很少是以按部就班的方式慢慢发生的。与之相反，库恩认为伟大的科学发现往往伴随着"思维范式的转换"，这意味着"一种思考范式被另一种不同的观点所替代"。基德和特里的先驱性电子显微镜工作，与罗斯、汤姆林德、布莱斯德对疾病本质的揭示一起为失智症研究带来了新的希望，预示了一个新的研究时代的来临。通过清楚展示斑块和缠结与正常脑组织之间的鲜明对比，结合仔细观察和严谨的研究方法，我们获得了定义阿尔茨海默病并了解其成因的一种崭新思路。这些科学家们也明确表示，阿尔茨海默病患者对合理治疗的迫切需要并不亚于癌症或中风患者。如果要治疗老年疾病，阿尔茨海默病和其患者就应该得到足够的重视。有关阿尔茨海默病的研究被重新提上议事日程，而不再是白费力气毫无希望的研究。

其他人很快就对这一研究结果表示了公开的支持，这包括从事科学研究的罗伯特·卡茨曼医生。他因岳母患阿尔茨海默病的经历而受到激励，成为阿尔茨海默病研究的坚定倡议者。他于 1976 年在《神经病学档案》（*The Archives of Neurology*）杂志上发表了一篇具有历史性意义的评论文章，题为"阿尔茨海默病的普遍性和严重性"。他认为人们自此不应再将阿尔茨海默病和失智症视为两种不同的疾病了。

"临床医生、神经病理学家以及电子显微镜专家除知道患病年龄有区别之外，他们无法找出其他区别。"他写道，"我们相信，现在不应再武断地以年龄来区分这两种疾病，两者其实就是同一种疾病——阿尔茨海默病。"在这种情况下，卡茨曼医生提出，阿尔茨海默病是一种在不同年龄段都可能发生，具有独特生物学特征的疾患。偶尔有 60 岁以下的患者，此后个体年龄每增长十岁，其患阿尔茨海默病的风险也随之增长。

许多科学家都赞同这种看法。随着对阿尔茨海默病的正确认识逐步深入，这种疾病已成为人类的"一种主要致命疾病"。在美国，阿尔茨海默病已成为各种疾病中第四常见的人类"杀手"，其恶性程度远比以前认为的严重。随着世界人口日益老龄化，阿尔茨海默病已清楚地显现出其本来面目，它已成为一种全球性的流行疾病。

第三章
治疗失忆的药物

生命就是化学反应的体现。

《医学的起源》（扬·巴普蒂斯塔·范·海尔蒙特，1648 年）

1986 年 11 月 5 日，美国总统里根在促进社会对阿尔茨海默病的关注的宣传演讲中提道："虽然目前还没有发现有效治疗阿尔茨海默病的药物和措施，然而通过科学研究，这种疾病终将被攻克……"对于那些一直致力于阿尔茨海默病研究，并坚信该疾病不是单纯由衰老引起的科学家来说，这一宣言具有里程碑式的意义。宣言表明，公众已广泛意识到了阿尔茨海默病的存在和严重性。三年前，里根总统宣布每年 11 月为国家"阿尔茨海默病月"。里根自己后来死于阿尔茨海默病。

在里根总统演讲的同一天，洛杉矶南加州大学的神经科学家威廉姆·萨默尔斯办公室里的电话响个不停。各大新闻机构都希望能和他取得联系，他们预先看到了《新英格兰医学杂志》（*New England Journal of Medicine*）即将刊登的萨默尔斯的研究报道，他声称发现了一种治疗阿尔茨海默病的方法。

一般而言，对脑结构进行研究通常要先将其分成不同区间，对不同区间分别探查后，再将它们整合在一起，形成对整个大脑的系统认识。在哲学方法论中，这被称为"简化法"或"还原法"。现在，很多人开始考虑应用新的方法理论来研究大脑，因为整个大脑系统显然不只是各个亚区域简单的叠加。更何况通过简化法这种传统研究模式，人类已经获得了有关大脑各区域的海量知识数据，它为我们攻克阿尔茨海默病提供了基础。

简而言之，脑组织主要由两种细胞组成——神经元（neurons）和神经胶质细胞（glia）。神经元是脑内可以传递生物电信号的神经细胞，这种电信号在神经元细胞膜上进行传递。两个神经元以神经突触（synapses）相连，在那里，神经突触将电信号转化为化学信号，实现相连神经元之间的信号传递。神经元往往被比喻成一棵枝繁叶茂的大树或是复杂的有线通信网络。你还可以把它想象为社交媒体上的超级大咖，每一个神经元都好似一个人在网络朋友圈中有约 850 亿个"朋友"。这些数目庞大的分支通过神经突触互相连接，整个大脑通信网络中的突触有 100 万亿之多，这意味着在大脑深处，每秒都有数十亿的神经元在突触间传递上万亿条信息。

神经胶质细胞一词来自希腊语"glue"（胶水）。这类细胞不能传递电信号，通常认为它们只是用来保护和支持神经元，没有什么其他功能，就如同其希腊语原意。然而现在的研究发现，神经胶质细胞实际上在大脑中控制着众多的关键过程，可以说多到超乎想象。在阿尔茨海默病研究的最前沿，众多神经生物学家正试图破解神经胶质细胞的功能，期望从中发现治疗疾病的线索。

根据英国生物学家路易斯·沃珀尔特的说法，要充分了解神经元的复杂性，最好的方法是将神经元想象为普通人的大小，这样一来，所有的脑神经元合起来可以覆盖约 10 平方千米的土地，相当于美国纽约曼哈顿的大小，然后再从地面到天空延伸高约 10 千米形成一个巨大的立方空间。曼哈顿人口约为 160 万，但是在这样体积的大脑里却有几十亿神经元"小人"，他们一层一层地叠加，每个个体同时在和 100～1000 位邻居保持着通话。

你若能对此种比喻有所想象的话，你就可以大体对大脑中神经元的复杂性有所体会。

一个典型的神经元包括细胞体、丰富的被称为树突的短小细胞突起和一个很长的被称为轴突的细胞突起。在神经元内中有常见的重要细胞器，如包含遗传物质的细胞核、为神经元提供能量的线粒体，用于合成蛋白质的核糖体等。神经元树突末端是分布紧密的突触。这些突触又与其他神经元的轴突相接。反复如此，脑神经元之间形成了固定但又具有可塑性的通信网络。

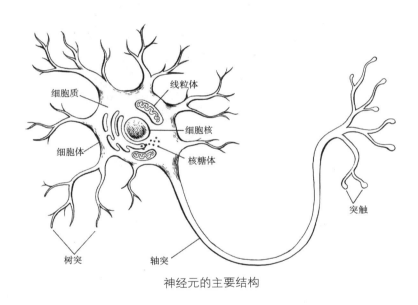

神经元的主要结构

从宏观上看，脑部是由不同的结构单元组成，细胞则是组成这些结构单元的最基本单位。脑的各个结构单元好似一扇窗户上不同位置的玻璃，它们各有分工。延髓位于脑的底部，是脑干的组成部分，负责控制心跳、血压和呼吸等最基本又是最重要的生理活动。小脑则位于脑干之上，负责协调身体各部位的运动。丘脑位于脑深处中央位置，调控人体睡眠和觉醒的状态。大脑皮层是整个脑组织中最为明显的部位，其上遍布沟回。人类的各种高级精神运动，例如语言、情绪、意识等都与大脑皮层有关。海马体（hippocampus，希腊语意为"海马"）则参与将短期记忆转变为长期记忆，通常这里是阿尔茨海默病患者脑部最先出问题的地方。

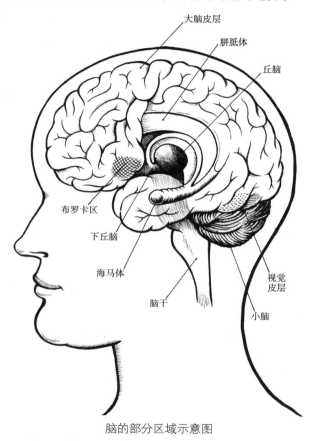

大脑皮层

胼胝体

丘脑

布罗卡区

下丘脑

海马体

脑干

视觉皮层

小脑

脑的部分区域示意图

神经细胞间的通信网络依赖于化学信号在突触之间的传递。当信息在神经细胞之间传递时，接收信息的神经元会产生兴奋，继而引起难以计数的生理反应，实现从平稳呼吸到确保双手按照脑的指令行事等不一而足。神经元释放的化学信号被称为神经递质，它们是一些化学复合物，例如谷氨酸和乙酰胆碱就是两种常见主要神经递质。

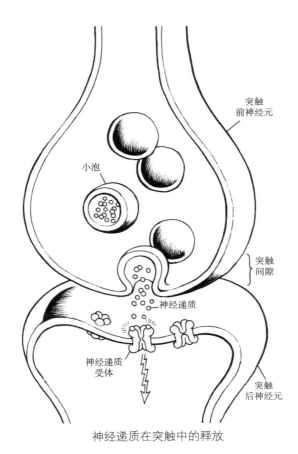

突触
前神经元

小泡

突触
间隙

神经递质

神经递质
受体

突触
后神经元

神经递质在突触中的释放

　　神经信号通过神经递质传递是情绪、学习、记忆等脑功能得以实现的前提。确定大脑中思想的起始原点就好似寻找一片茂密森林最开始生长的源头。在这神秘的森林中，神经细胞间极为复杂的相互通信依赖于神经递质在突触间的释放和吸收。正是因为神经递质在脑功能中具有的关键作用，在 20 世纪 70 年代，当研究者发现阿尔茨海默病患者脑组织中神经递质乙酰胆碱大量减少时，似乎在意料之中。

　　那是 1978 年，几乎在同一时间，三个不同的英国生物化学研究小组独立地做出了突破性的发现，改变了阿尔茨海默病研究状况。他们是爱丁堡大学的彼得·戴维斯、纽卡斯尔大学的伊莲·佩里和罗伯特·佩里夫妇以及伦敦神经生物学研究所的戴维·鲍恩。

20世纪70年代是失智症开始受到公众广泛关注的十年。在美国，著名的社会健康倡导者佛罗伦萨·玛赫尼游说国会创建新的研究院，专门研究与衰老相关的疾病。这个研究院将是对已成立多年的美国国家卫生研究院的补充。在她的积极倡议下，美国国会说服了尼克松总统，签署通过了1974年老年疾病研究法案，并开始筹建美国国家老年疾病研究院。在英国，健康倡导者彼得·坎贝尔创建了精神患者联盟，旨在反对当时很多精神病院忽视或虐待失智症患者的做法。当时精神病院的此种不端行为屡见报端。1979年，一些患者家属和相关的医务人员一起成立了阿尔茨海默病疾病协会（也就是今天的阿尔茨海默病协会）。在欧洲的其他地方——柏林、巴黎、罗马、斯德哥尔摩，享有世界声誉的学术研究机构开始将具有不同研究背景的科研人员聚集在一起，成立专门的院系对阿尔茨海默病的疾病机理进行研究。

英国的生物化学家最先注意到，分娩时使用的麻醉剂会影响孕妇的记忆力。从20世纪开始直到60年代，一种名为东莨菪碱（scopolamine）的镇静剂被广泛用于减缓孕妇分娩疼痛。这种镇静剂出现之前，氯仿是唯一的选择，但氯仿会产生严重的不良反应，甚至会引起心力衰竭等致命反应，因此孕妇对使用氯仿充满顾忌。东莨菪碱则提取自一种生长于亚洲的有花植物山莨菪（*scopolia tangutica*）。它可以使服用者进入一种半麻醉的状态：患者处于非常清醒的状态，但却感觉不到疼痛。更神奇的是，在使用过这种镇静剂后，经过分娩的孕妇对整个分娩过程会毫无记忆。科学家知道东莨菪碱能阻断神经系统中由乙酰胆碱负责的信号传递，但它是如何影响记忆的却一直没有人可以给出合理的解释。

了解记忆形成的有关生化机理，无论在过去还是现在一直是神经科学的终极目标。我们始终不知道记忆是如何形成和保持的。20世纪70年代，挪威科学家波儿·安德尔森和泰耶·勒莫提出了目前最令人信服的记忆理论。他们认为记忆形成与神经元之间的突触连接有关。紧密的神经元连接意味着深刻长久的记忆，而弱的神经元连接意味着很容易消失的短期记忆。他们称之为"长期强化"模型（long-term potentiation，LTP）。他们解释说，记忆会在突触接收到高频率的神经电信号刺激后形成。两个神经元突触之间的联系会因为频繁的信号刺激而增强。科学往往就是这样，真相（或这里的假说）会奇怪到无法理解。安德尔森和勒莫二人认为，记忆说白了就是突触之间的连接，它并不像我们以前想象的那么复杂，并非什么储存在我们脑中的情感和画面。记忆从本质上说就是我们头脑里神经细胞突触间的固定连接。

当我们初遇某人会形成关于此人最初的记忆。这些信息首先在海马体中形成，并在那里通过突触连接进行信息编码。部分信息成为短暂记忆稍做停留就消失了，它们的出现时间大约只有30秒。如果这次见面导致或伴随着某些重要事情的发生，或者有强烈的感情因素参与其中，海马体会将产生的信息进一步传递到大脑皮层，在那里形成突触连接。大脑皮层是长期记忆的储存部位。这些关于记忆形成的理论听起来似乎并不令人满意也不够准确。现在我们对记忆的认识却只有这么多。我们还知道长期记忆可以粗略分为两类，即表述性记忆（declarative memory）和程序记忆（procedural memory）。表述性记忆是指记住生活中常见信息，例如家里有几个小孩，宠物狗叫什么名字等；而程序记忆则是记住如何做一些事情，像系鞋带、开车等。但是对于不同记忆背后的神经生理学机理，我们仅仅只有（现在还是这样）安德尔森和勒莫提出的记忆"长期强化"理论，同时结合对神经递质的研究发现，这就是目前为止我们对记忆的最合理解释。

在有了这个理论之后，英国生物化学家立即提出一个显而易见的问题：乙酰胆碱的减少是否就是阿尔茨海默病患者记忆力减退的原因呢？这听起来是一个很有吸引力的假说。如果答案是肯定的，那对阿尔茨海默病的谜团也就解开了，最终的答案将变为应用乙酰胆碱来治疗阿尔茨海默病。与此种情形相类似的是帕金森症。科学家在20世纪60年代取得了帕金森症研究的关键突破，发现它与脑内神经递质多巴胺的减少有关，并随后开发出一种可以使多巴胺得到补充的药物——左旋多巴（Levodopa）用来治疗帕金森症。虽然这种药物并不能将帕金森症治愈，但药物确实具有显著的疗效。

阿尔茨海默病的情形就没有那么简单。我们能否发现致病原因取决于几个因素。第一个问题是，在阿尔茨海默病患者大脑组织中，乙酰胆碱是否真的减少了呢？经过一番对患者死后的脑组织的仔细检查，英国的几个研究小组一致认为答案是肯定的。他们在1978年集体发表了这项研究发现，其结论是"乙酰胆碱确实减少了"，至少看起来是这样的。

第二个问题是，若在年轻健康人的脑组织中阻断乙酰胆碱的信号传递，是否会在这些人中引起与阿尔茨海默病患者类似的记忆力丧失呢？幸运的是，这个问题已经有了答案。1974年美国芝加哥西北大学的戴维·德瑞克曼和珍妮特·莱维特做了一个实验。他们给一群年轻学生一定剂量的东莨菪碱，使他们处于半麻醉状态，然后对他们形成和保持新记忆的能力进行测试。比如说，他们用磁带播放器给这些学生播放一些随机数听，看他们是否能将这些随机数记住；按动物、水果和女孩名字归类，他们能在每一类中分举出多少名词。然后，德瑞克曼和莱维特又对年龄在59～89岁、身体健康但没有接受东莨菪碱的受试者进行相同的测试。结果令人惊讶，未接受东莨菪碱的年轻受试者在不同实验中都明显强于老年人，然而接受了东莨菪碱的学生的表现却和老年人一样类似。这个实验证明，乙酰胆碱确实对记忆起作用。

最后的问题，也是最关键的和人们最关心的问题，即增加乙酰胆碱的摄入是否会改善阿尔茨海默病患者的记忆力呢？解决这个问题的简单办法就是调整饮食。神经元在合成乙酰胆碱时，首先要获得胆碱，一种存在于血液中的维生素。胆碱的摄入主要来自日常饮食，例如鸡蛋、牛肉、鱼类等。这些食物都含有丰富的胆碱。

1978—1982年，欧洲和美国都开展了数项临床试验，测试在阿尔茨海默病患者的膳食中补充胆碱的效果。受试者持续达数月每天接受高至普通日常摄入量50倍的胆碱。数百名年龄不同的受试者接受了数十种新的记忆和认知能力的测试。这是在全世界范围内近百名优秀科研人员十几项相关研究基础上发展而来的一次冲刺，也是阿尔茨海默病从基础研究走向临床应用的第一次里程碑式的转化，它将可能为疾病提供实实在在的治疗方法。人类对抗阿尔茨海默病的历史翻开了崭新的一页。

然而，这些临床试验均以失败告终。基本上每一项临床试验的结果都显示，补充胆碱对改善记忆和提高认知能力不起作用。虽然有几个小组宣称发现了一些效果，但是他们获得的数据却不足以令人信服。无论原因如何，神经元在阿尔茨海默病患者的脑组织中似乎放弃了合成乙酰胆碱，寄希望于通过补充胆碱来提高脑内乙酰胆碱水平的想法并不奏效。

失败并非毫无意义。"在科学研究中，发现事情的真相将有助于确定下一个更为合理的假说"，奥地利动物学家康拉德·洛伦茨如是说。科学家接下来会问，如果补给的不是期待由神经细胞将之加工为乙酰胆碱的神经递质前体，而是直接向大脑提供现成的乙酰胆碱会不会有效果呢？

1988年3月16日傍晚，在伊拉克库尔德斯坦的哈拉曼山下，小城哈莱卜杰里升起一大团厚重的黄色烟雾。充满困惑的人们慌乱逃回家，躲进家里的地下室，还有的人躲进车里掩上车窗。接下来，人们看见了异常诡异的事情。被烟雾笼罩的人会不由自主地开始呕吐，大小便失禁，不久便全身抽搐，倒地不省人事。这烟雾是萨达姆·侯赛因的手下在两伊战争快结束时的一次袭击，导致了约5000人死亡，死者多数都是平民百姓。这次袭击中使用了化学武器，一种致命的神经毒气——沙林。

沙林毒气比氰化物还毒 20 倍。它通过阻断神经递质乙酰胆碱的作用来产生毒性。具体地说，它可以与一种叫乙酰胆碱酯酶（acetulcholinesterase）的蛋白质结合，并使这种蛋白质失去降解乙酰胆碱的正常功能。因为乙酰胆碱还参与神经对肌肉收缩的控制，乙酰胆碱的积累将会引发神经系统的严重紊乱。使受害者肌肉麻痹，大小便失禁，身体内容物从全身各通口处不受控制地流出，肺部呼吸肌无力导致丧失呼吸能力，最终毫无尊严地死去。高剂量的毒气在几分钟之内就可以使接触者毙命。

伊拉克使用沙林毒气作为化学武器之前，沙林毒气的致命杀伤力早已广为人知。20 世纪 50 年代，美苏两国都竞相对之进行囤积，用于军事目的。正因如此，当神经科学家威廉姆·萨默尔斯在 1981 年想到，可以用一种类似的可以结合并抑制乙酰胆碱酯酶的药物来治疗阿尔茨海默病患者时，他对自己的想法反复进行了斟酌。

萨默尔斯后来对一种叫塔克林（tacrine）的药物发生了兴趣。这一药物学名是单满吖啶氨（1,2,3,4-tetrahydroacridin-9-amine），它是在第二次世界大战时由澳大利亚化学家合成的。合成这个药物的目的是希望找到一种抗菌剂，对受伤的战士进行治疗。塔克林面世不久即被青霉素等抗生素所取代，也随之被遗忘。但在战争期间进行的动物实验却显示出它具有一个有趣的特性：当实验室科学家对实验小鼠麻醉催眠时，使用塔克林会使麻醉剂失效。这个现象在 20 世纪 50 年代后期引起了另一位澳大利亚精神病医生山姆·哥史昂的注意。塔克林的唤醒作用显然与它能阻断乙酰胆碱酯酶的效用有关。它起到的效果与沙林毒气相似，但作用却轻缓很多。

萨默尔斯在美国密苏里州中部满是植被的小城郊区长大。这种成长环境让他和其他科学家有所不同。他讲求实际又离经叛道，这种科研方式可能是受了家庭的影响。他的父亲和祖父都是医生。萨默尔斯还很小的时候，家里人就希望他长大也能成为一名医生。那时他们经常带上萨默尔斯去当地的生猪屠宰场收集猪甲状腺。他们在自家后院把这些甲状腺挂起来晾干，之后用其提取物来治疗甲状腺功能减退的患者。这曾经是一种有效的办法，但如今已经被人工合成的甲状腺素所取代。当萨默尔斯在圣路易斯的华盛顿大学精神病院接受培训时，也正赶上阿尔茨海默病被确认为是失智症的一种；他从此开始对阿尔茨海默病产生兴趣。

但是，萨默尔斯并不认同患者大脑中的异常斑块和缠结是阿尔茨海默病的起因。"我认为它们只是显示出死亡神经元的位置"，他对我说道。此时我们正在美国新墨西哥州阿尔伯克基市萨默尔斯的私人诊所里。"斑块和缠结或许会使一些神经元死亡，但是我认为它们可能实际上是对神经细胞起到保护作用。也许有不下 50 种原因会引起疾病，阿尔茨海默病只是疾病发展的最常见的后果罢了。"对于萨默尔斯而言，乙酰胆碱酯酶就是其中的一个原因，而塔克林便是一种理想的药物。

他在 1981 年 2 月给 12 位阿尔茨海默病患者静脉注射了塔克林。每个患者接受的剂量不同，毕竟没有人知道有效剂量会是多少，有害甚至是致命的剂量又是多少。紧张的等待之后，接受治疗的患者感觉症状发生明显好转。九位患者在接受治疗的几个小时之后就表现出认知能力的提高，幸运的是副作用也十分有限，患者只出现轻度头晕和多汗。"这太神奇了"，萨默尔斯说道，"一种毒剂在合适情况下却可以变为治病的药物。"

萨默尔斯迫切地希望扩大他的试验，但医院中的同行却对药物的疗效表示怀疑。作为南加州大学的全职医生，他每天的大部分时间都花在患者身上，只有不多的时间用于研究。为了能全力以赴自己的研究，萨默尔斯决定离开医院，开办自己的私人诊所。"我想不管如何，我要通过给患者看病赚钱，然后再用这钱来支持我自己的研究。管它那些国家卫生研究院的人怎么想呢！"

直言快语又行事果断的萨默尔斯当时自己掏腰包出了 9 万美元（相当于如今的 30 万美元）来开发塔克林药片。这项研究还得到其他几位在加州大学洛杉矶分校和威斯康星州密尔沃基的奥德里奇化学公司（Aldrich Chemical

Company）的支持者的资助。他们用小鼠和灵长类动物做了初期试验，并且得到美国食品和药物管理局的临床试验批准。1986 年夏天，有关 17 位患者接受口服药物治疗的实验数据发表在了《新英格兰医学杂志》（*New England Journal of Medicine*）上。

他的研究一经发表便引发了轰动。这种药物虽不能将阿尔茨海默病治愈，但确实可以使阿尔茨海默病患者的记忆和认知能力得到短期恢复。对面对亲人失智的数百万患者家属来说，这种药物的出现好似让在黑暗中挣扎的人突然看到远处灯塔里发出的耀眼光芒。"这项研究好似释放了一个瓶中的精灵"，萨默尔斯说道，"有一位患上阿尔茨海默病的沙特王子，甚至派私人飞机到洛杉矶接我去沙特给他看病。说实话，我一路都战战兢兢的。"

在利好消息带来的兴奋背后，还有很多人对研究的结果心存质疑。在美国食品和药物管理局和其他神经科学家同行看来，萨默尔斯在他自己的私人精神病诊所里按照他自己的实验设计完成所有试验，完全没有常规的学术机构的参与。这难免会引起同行的不安和质疑。实际上，随后的类似实验也没有能够重复出萨默尔斯所说的结果。不久，萨默尔斯遭到长达一年的联邦调查。

"从发明创造中总可以看到一些规律。"萨默尔斯告诉我说，"绝大多数的发明创造都发生在错误的地点和错误的时间，并且由错误的发明者完成。我自己便是一个典型的例子。在其他那些研究者看来，第一个治疗阿尔茨海默病的药物一定会出自美国国家卫生研究院，而不是由一个在洛杉矶行医的私人医生开发的。这项发明应该来自政府资助的大项目，而不是某个人小打小闹凑钱做出来的。"在《新英兰医学杂志》随后刊登的文章中，美国食品和药品管理局发表声明，指出萨默尔斯的研究有夸大和误导的成分。据他们的说法，临床试验获得的数据和最终结论之间存在漏洞，这也是杂志审稿者的失误。

事情发展的最终结果表明，萨默尔斯是对的。加州大学洛杉矶分校成立了一个由学校教授组成的特别委员会，像用篦子梳理毛发一般对萨默尔斯的工作进行了详细的审查，他们最终向美国食品和药物管理局报告，实验数据是真实有效的。1993 年 9 月 10 日，塔克林成为第一个被美国食品和药物管理局批准用于治疗阿尔茨海默病的药物。随着更多的患者接受了这个药物的治疗，人们确认，药物的确有肯定的疗效，虽然效果并不十分明显。即便如此，这个药物的出现仍然给患者以希望，使他们相信终有一天，治疗阿尔茨海默病的特效药物会出现，而这样的想法在过去被许多科学研究人员认为是天方夜谭。

如今，在国际上已有四种被批准用于治疗阿尔茨海默病的药物，它们是：多奈哌齐（Donepezil），商品名为安理申（Aricept）；利伐斯的明（Rivastigmine），商品名为艾斯能（Exelon）；加兰他敏（Galantamine），商品名为利忆灵（Razadyne）；美金刚（Memantine），商品名为奈曼达（Namenda）。前面三种药物的作用机理与塔克林相同。患者服用这些药物，病情恶化会延缓 6 ～ 12 个月，可以较好地应付一些日常生活琐事，例如穿衣、购物和个人卫生管理等。尽管人们曾认为萨默尔斯的方法过于离经叛道，但他的的确确是现代阿尔茨海默病药物研究的开路者。当今世界上阿尔茨海默病患者人数在飞快增长，他开创的方法令绝望中的患者和家属看到了一线希望。更重要的是，这是基于科学依据进行合理假设，并成功开发出治疗阿尔茨海默病药物的第一例，为其他科学家带来了信心：他们脑中与众不同的理论或设想或许也是正确的。至于萨默尔斯，如果事情重来，他还会做出相同的事情吗？萨默尔斯说道："会的。我会毫不犹豫地干下去。看到患者有了希望，治疗出现转机，我们值得为之付出各种努力。"

现在，整个世界对阿尔茨海默病的看法已与萨默尔斯和他前人的看法有所改变。前人对阿尔茨海默病的研究证实，记忆实际为一种物质现象，是健康大脑细胞细微和精巧的生理活动的产物。如果记忆存在于某处的话，那它就一定在由神经细胞构建的复杂网络系统中，一定基于细胞间通过突触连接建立的稳定连接和突触间神经递质构成的信号系统。如果心脏受到损害，它可以通过异常的心跳模式被发现和修复，那记忆也应该如此。前人的经验说明阿尔茨海默病是有可能被攻克的。

第二篇
疾病研究

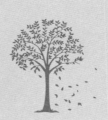

2003 年冬天的一个电话过后，父亲首次意识到爷爷的身体出了问题。我姑姑马苏梅注意到爷爷居然忘记了自己住在哪里。她告诉我父亲说，好几个星期以来，爷爷找不到回家的路，他要么走去在德黑兰北面原来住的房子，被现在的屋主人拒之门外；要么在附近的公园里绕圈子，试图想起他到底住在哪儿。即使他能勉强想起现在的住址，到家后仍然会被他的爱人阿芙萨娜生气地赶出家门，因为爷爷会把她记成他的前妻帕里。父亲让姑姑带爷爷去看医生。他知道看医生对爷爷这个倔老头来说是多么困难的一件事。可爷爷像观光客一样在自家周围转来转去，还把自己"新婚"18 年的妻子认错，让父亲实在觉得爷爷出了问题。

　　在此之前，我始终认为爷爷的行为对于一个老人来说并不是什么大问题，也不会有什么事。但是那天，父亲放下电话后就订了第二天去德黑兰的机票。我于是马上意识到爷爷状况不对。

　　八年后的波斯新年，我和父亲在布里斯托尔中部的一个饭店里吃晚饭，邻桌坐着一群伊朗老人，他们欢声笑语，边喝茶边聊家人和朋友。

　　在服务生给我们倒饮料的时候，我对父亲说："爸爸，我不记得爷爷像这样生活过。"

　　父亲说："你那时还太小。他在患上阿尔茨海默病之前是个特别爱和别人交往的人。"

　　我问："你是怎么发现他患上阿尔茨海默病的呢？"

　　父亲回答："我们带他去做了大脑扫描和记忆力测试，医生说他可能是得了阿尔茨海默病。"

　　"可能是？"我为疾病并没确诊感到惊讶，随即说道，"那医生还说了些什么呢？"

父亲说："没有什么，只是说这病很难确诊而已。"

我一直好奇对于阿尔茨海默病的诊断现在是否依然如此。在我读完博士研究生一年级时，我整天忙于学习神经疾病的分子机制，无暇了解相关疾病的诊断。诊断这个问题更像是医学院学生的事，与搞基础研究的人关系不大。对于一位神经科学的研究者，我通常是从大脑的内部由里向外进行思考，而不是从大脑外部由外及里。然而，现在我渴望了解这个领域的知识。我想和患者面对面地交流，想知道一开始疾病如何发生，他们又是怎么应对的；过去爷爷的病令我困惑，患者和家属们又是如何面对这些困惑的呢？我还想弄清楚我们现在对这种疾病的研究到底有了什么样的进展，以及我的同事和这个研究领域的其他同行对疾病起因的看法。我们离有效治疗阿尔茨海默病到底还有多远？

带着这些问题和兴趣，我充满热情地开始了我的探求之旅，去一瞥疾病背后那些令人惊讶的人和事。有时我担心，自己的坚持不懈会给别人带来困扰，例如，要仔细了解爷爷患病的过往，就不可避免地让父亲回忆起痛苦的经历。他对我说没关系。我希望每个人都能像我和父亲那天吃晚饭时碰见的年长伊朗人一样，喝着茶，有说有笑地谈论朋友和家人。正是因为有了这些经历的分享，我们才有了今天对阿尔茨海默病的理解。

第四章

诊　断

一个忠实的朋友胜过一万个亲戚（远亲不如近邻）。

传为欧里庇得斯（希腊悲剧大师）

2014 年下半年的一个早晨，住在伦敦的阿诺德·列维和丹尼一同走进阿诺德的家庭医生诊所。82 岁的阿诺德来自南非，是一位退休的电影导演，丹尼则是他最要好朋友的儿子。他们已经认识三十多年了。丹尼的父亲和列维二人曾同在南非约翰内斯堡郊区的一所寄宿学校上学。阿诺德 5 岁就被送到寄宿学校，在那里他和丹尼的父亲很快就成了好朋友。"我父亲兄弟三人"，丹尼告诉我说，"我想阿诺德喜欢和我父亲在一起，可能是因为这样他在学校里能得到保护。他们三人对阿诺德好似亲兄弟。"

阿诺德的行为出现异常已经快一年了。在 2013 年 12 月时，丹尼就注意到他有一些令人担心的变化。阿诺德聪明、独立、方向感强，几乎从来没有因为乘坐伦敦地铁遇到麻烦。每隔几个月他会从伦敦西面的家里乘地铁到市中心与丹尼一起吃晚饭。

然而不久前事情发生了变化。丹尼回忆起阿诺德对乘地铁感到越来越沮丧。一天，当他们在地铁站外见面时，阿诺德表现得慌张、不安、烦躁。这与平时的他判若两人。

阿诺德 20 岁时来到伦敦，立志成为一名演员。他曾在几部电影中饰演了小角色。不久后，一位同事要他帮忙教几名歌手如何表演，这让他改变了志向。阿诺德后来成了一名导演，他觉得自己适合也喜欢导演这份职业。他没有成家也没有小孩，一直与自己童年时代在约翰内斯堡的朋友保持着联系。他来伦敦的 20 年后，丹尼搬到了这里，在股票交易所做交易员。"我刚来伦敦时住得离阿诺德不远，他很照顾我。阿诺德经常会说'你要是需要个落脚的地方，随时可以搬到我这里'"。我知道他总是会照顾我。当阿诺德年事渐高，丹尼开始照看阿诺德——这位父亲的好朋友。

在阿诺德因为乘地铁而感到心烦意乱之前的几个月，丹尼已经开始注意到阿诺德的记忆力出了问题。最初只是一些小事情，例如在他要坐飞机去美国纽约时竟然忘记了带上护照和不记得丹尼休假的日期等。虽都是日常琐事，但是这些疏忽出现得非常频繁，其表现也有些非同寻常。在得知阿诺德患上阿尔茨海默病之后，回头再看那时的阿诺德，其表现显得很符合疾病的进展。在患上阿尔茨海默病的初期，患者的表现很难让人察觉出有任何疾病的苗头。丹尼对我说道："我的记忆力就差得离谱。不夸张地说，我都记不住我周末干了些啥。我没有那么好的记忆力去记住各种琐事。所以当看见别人有忘事的现象，我一点儿也不觉得有什么奇怪。但是阿诺德的那些健忘有些离奇，这种事是不会发生在正常人身上的，一定是有什么原因。"

因为阿诺德为乘地铁感到沮丧，丹尼在会面时叫了一辆私车去接他。司机到了阿诺德家门口，他居然不在家。司机于是给丹尼打电话，丹尼只好又打电话给阿诺德，电话却无人接听。丹尼之前给阿诺德打电话安排一起午餐，即便是在一番解释之后，他记得阿诺德仍是搞不清吃饭地点。他总想着要去伦敦北面他曾经工作过的工作室和丹尼见面。"我对他说，'不是的。我会找车去接上你，你只要在家里等着就行，千万哪儿也别去，好吗？'可阿诺德依然我行我素，现在没了人影。我搞不清这个人究竟要干什么？他只要待在家里，其他都别管！会有人来接上他并把他送过来的。"一小时后，丹尼再次给阿诺德家里打电话，仍然没人接。他现在开始担心了。他又给那个工作室打电话，阿诺德居然在那里。

事实上，阿诺德根本不记得他和丹尼讨论过有车来接他的事。丹尼安慰他说不用担心，并问他是否可以坐出租车去他们约好吃饭的地方。阿诺德答应说可以，丹尼也松了口气，他对这事也没上心，心想刚才的周折不过是老人偶尔的"糊涂"罢了。

然而丹尼的放松只是短暂的，阿诺德还是没有出现在会面地点。两个小时后，阿诺德从家里给丹尼打来电话。"他给我打电话说'哎呀，我实在抱歉，我也不知道为什么会这样。我感觉转个弯就不知道自己在哪儿了。然后我看见地铁站，就乘地铁回家了。'"后来，丹尼才知道阿诺德丝毫不记得离开工作室后要去哪里，他只是在街上漫无目标地闲逛。此时，这位南非来的年轻人开始意识到阿诺德需要去看医生。

里齐福德·盖特私人诊所位于伦敦西面一条安静的街道上一幢沙砖砌成的三层宽大建筑中，建筑四周是居民区。他们二人进了医院穿过走廊看见了来自德国的延斯·弗尔医生。互道寒暄后，阿诺德居然对医生说丹尼是他的邻居"马修"，三个人都对这个介绍付之一笑，然后在弗尔医生办公室里坐下。弗尔医生已经察觉到有些不对，再次礼貌地问明情况。

于是阿诺德说道："是马修。"

"不，阿诺德"，丹尼打断道，"是我，丹尼。"

阿诺德继续说道："他有点不舒服。"

在短暂的安静之后，弗尔医生看向丹尼，他有些不确定到底谁是患者。

"阿诺德，"丹尼说道，"我们来这儿是给你看病的。"

"哦，真的？"阿诺德回答说，"我可一点儿都不知道。"

2015 年 8 月的一天，我带了一兜葡萄和一盒瑞士巧克力，乘地铁去位于诺丁山的阿诺德家。那是一个温暖多云的下午，街上随处可见人们在户外吃午餐，他们或许希望能看到天空放晴太阳出来。我曾向一位从事医护工作的同事打听，有没有新诊断的阿尔茨海默病患者愿意分享他们的经历，同事向我介绍了阿诺德。我对同事说，我想研究一个典型的阿尔茨海默病病例——那时我还没有意识到"典型"的阿尔茨海默病是多么地难以界定。我的同事给了我丹尼的电话号码。我给丹尼打了电话，他很希望能和我交谈。他说他感到孤独。

在进阿诺德家门之前，丹尼在屋外给我做了简单的交代。他说他已经向阿诺德介绍了我，以及我为什么要来他家。尽管这样，丹尼还是不得不承认，阿诺德真能记住这些介绍的可能性微乎其微。

按了门铃，我们在门口等了近一分钟，屋内毫无动静。这是个假日周末，丹尼开始担心，阿诺德是不是自己一个人溜达到哪里去了。又过了一会儿，门终于开了，丹尼把我介绍给了阿诺德。他头发灰白卷曲，眼睛清澈亮蓝，面带自然微笑，立刻就给人一种放松的感觉。他身材瘦削，穿着随便却又得体，上身是一件深紫色衬衣，下身为休闲短裤和尖头皮鞋。进屋后，他问我需要喝点儿什么，我礼貌地谢过。之后我们三人在厨房外的客厅里坐下。

房子的窗户一直延伸到屋顶，房间里自然光线很好，地上铺着中东地毯，老式木柜里陈列着古董雕像，各面墙上挂有 18 世纪的艺术画作。书架上满是关于莫扎特、米开朗基罗和瓦格纳作品的书籍，狄更斯和 G. A. 亨蒂的作品也列于其中。这些陈设显示出房主是一位饱学之士。可是他很快就会将这些知识统统遗忘，这是多么残酷的现实啊！丧失记忆对一个热爱书和知识的人来讲似乎加倍痛苦。我身旁的桌子上摆着阿诺德父母、丹尼父亲等人在约翰内斯堡的照片。这些几十年前的照片清晰地反映出当时的情景，而照片的主人公也似乎还生活在由照片营造的氛围中。

我们开始交谈。阿诺德的声音低沉而有穿透力。他能讲地道的英语，这和听丹尼讲话时有浓重鼻音的南非英语截然不同。我问了他一些问题，有关他的生活以及他与丹尼父亲还有和丹尼之间的友谊。我还问到了他原来的工作，围绕我们四周的一些精美陈设的来历，他绘声绘色地给我讲了他的许多经历和故事。谈吐之间显示出他的渊博和修养。如果我们继续闲聊过往，我想我可能都意识不到他有任何异常。随后，我把话题转到现在。与邻居们处得如何？附近有朋友吗？这个话题一开始，阿诺德的问题就浮现出来。

"你的问题挺有意思，"阿诺德答道，"因为还在打仗……我是不过马路的。"

我又问了些别的问题，比如退休后白天都喜欢做些什么事情等。

阿诺德说："我要照顾我的母亲和妹妹……这当然也是战争期间……谈论这些事貌似有些不合时宜了。"

丹尼在一旁插话说："阿诺德，我觉得约瑟夫在问你现在都做点啥。"他说的时候，在"现在"一词上语气加重了很多。

"哎呀，是这样，抱歉。实际上，我一直喜欢独居。我过去总是迫不及待地想离开南非……而且别忘了，那个时候战争才刚结束……我本打算给你弄点儿喝的，我现在却改变了主意。"阿诺德回答。

"为什么呢？"丹尼在一旁问道。

"好吧……我也不清楚原因。"阿诺德说。

阿诺德对遥远过去的时间和空间有着清晰的记忆，对眼前的事情却混淆不清，这种反差十分惊人。丹尼几次试图引导他回答我的问题，还不时在阿诺德的回答中给予一些帮助。但不能否认的是，有关现在生活状况的问题让阿诺德感到困惑，很多事情他已经记不住了。阿尔茨海默病显然已在他脑中攻陷了第一座城池，那就是海马旁回（parahippocampal gyrus），一个挨着海马体的地方，那里是新的记忆形成后存储和提取的地方。这也是阿尔茨海默病患者最初总表现为短期记忆丧失的原因。海马旁回好似赛车的中途加油站，在那里记忆被加工转换，最终会转移至前额部位的大脑皮层（额皮质）进行长期存储。我们目前还不知道，出于什么原因，阿尔茨海默病患者大脑的海马旁回总是最先出问题。从那里开始，有害蛋白形成的斑块或缠结会慢慢侵蚀阿诺德大脑的其他部位，包括前额叶。但是眼下，有关长期记忆的重要部位还尚且完好，贪婪的病魔暂时对那里手下留情。

"我带你在屋子里转转？"阿诺德问我。我们已坐在客厅里交谈了半个小时，阿诺德兴致勃勃，还不时说些幽默搞笑的话，有时甚至还怪丹尼竟将一些过去的事给忘了，或是因为担心丹尼在他不注意时捣鬼而提醒说："年轻人，你可不要跟我瞎闹啊！"

随后，阿诺德带我去看房子的阁楼。据丹尼介绍，这里是阿诺德最常待的地方。那里看起来和客厅相似，摆放着更多的书和更大的油画作品。丹尼一直想着来这里看看，好知道近期楼顶漏水的状况。屋顶受潮的地方沿石膏线扩展开来，有的石膏线已开始脱落，在阿诺德贴满相片的陈列柜顶上岌岌可危地悬着。紧挨着阁楼的浴室屋顶已经有墙皮开始脱落了。

"阿诺德，我得再去催那个施工的家伙！"丹尼在浴室里大声说。"我们需要尽快把这里修理了。"

国家健康保健系统的照顾者每周都会来探访阿诺德。我问阿诺德对他们感觉如何，他说道：

"什么老人照顾者？"他满脸疑惑。"哎呀，我对此事毫不知情。"

"那你对汤姆（Tom）感觉如何呢？"正忙着检查屋顶的丹尼在一旁提醒说。"你记得他有时过来吗？"

"汤姆？汤姆。哦，是的，他是个不错的人。至少比我年轻20岁吧。"

在丹尼继续检查屋顶的时候，阿诺德领我来到小阳台上，这时天空还阴着，在那里可以看到临街的一排方形花园。他指向一棵高大的白蜡树说道，"那是在这条街上我最喜欢的一棵树。它好漂亮！你能看出这其实是两棵树吗？"另一棵树干颜色深些，就长在旁边。这时，他的目光还停留在树上，却突然说出了让我意想不到的话："我有很多记忆，它们对我太重要了。我担心会失去它们。可是我又怎样能留住它们呢？"说完，他看着我无可奈何地补充道，"就要所剩无几了。"

我思考着，阿诺德的话到底意味着什么。在此之前，我只是通过朋友或护理者了解到阿尔茨海默病患者的情况。爷爷再次从伊朗来伦敦时，他已经无法意识到自己有记忆问题了。这似乎是阿尔茨海默病对患者家属最残酷的讽刺：患者病情越严重，他们越无法意识到自己糟糕的状况。阿诺德此刻清醒的意识是如此的不寻常，我内心希望他能进一步意识到自己的疾病。

但是当我们走下台阶时，他很快就把刚才的话给忘了。他忘了我是谁，让我提醒他。我回答说我是丹尼的朋友，我正在写一本有关记忆的书。

"是这样，太棒了！"他兴奋地说道。"可是，我不得不说这事丹尼可帮不了你。"

弗尔医生在他的办公室接受了我的采访。他告诉我说阿诺德现在还处在疾病的早期，症状也轻微。弗尔医生说话直来直去，作风有些古怪。他在柏林墙倒塌后不久移民来到了英格兰，过去13年里一直担任全科医生。他身高接近1.8米，身形非常健硕，坐在一个充气大健身圆球上和患者交谈，积极地询问患者情况，在了解和解决患者问题上他没有任何废话。他的这种做事风格一下子就吸引了我。

几周前拜访了阿诺德之后，我想了解更多有关诊断阿尔茨海默病的信息。

"这个问题问得很好，"弗尔医生点头说道，"我经常说，最好的诊断方法就是先要了你的命，将你的大脑切开，看脑组织中是不是存在斑块或缠结。但这显然是无法做到的。现实中阿尔茨海默病不是一下子就能确诊的，它是一系列检验的结果。"弗尔医生解释说。

首先，要排除阿诺德是否患有其他引起记忆丧失的大脑病变，比方说过度抑郁、病菌感染、中风和癌症等。通过了解患者的病史、体检和血液测试可以排除这些病变。然后，还要判断阿诺德是否可以独立生活。弗尔医生要确保阿诺德从现在到下次来见他这段时间不发生什么意外。他会问一些基本问题，诸如"你最近去哪儿了？""你干了点儿啥？""你如何照看自己？""给我讲讲你一天里都做些什么？""你会不小心把自己锁在屋外吗？""你会忘记关火吗？"。

"我觉得阿诺德自己独自生活让我不放心"，弗尔医生严肃地说，"要不是有他朋友的儿子，他这样一个人生活是不安全的。"

世界上平均每隔 4 秒钟就会有一个人被诊断患有阿尔茨海默病，这还是个保守的估计。为什么说是保守估计呢？举例而言，在英格兰，大约只有 48% 的失智症患者被确诊，剩下 52% 的患者或被误认是出于其他原因，如压力、药物不良反应，或是衰老等，或是年事已高后自己独立生活、无人照看。那些孤单的老人可能已患病多年，因为缺乏亲人照顾，无人注意到患者的病情。我们不禁会问，世界上到底有多少阿尔茨海默病患者没有被确诊？最近的一次统计认为这个数字可能是 2800 万。这无疑是一个巨大的数字，同时是巨大的社会问题。在第八章中我们会看到这个问题在慢慢地得到解决。

当弗尔医生确认阿诺德可以应对生活，没有什么迫在眉睫的严重危险后，他让阿诺德去一家专科"记忆"诊所做检查，这种诊所不同于传统医疗机构，是现代化社会发展和创新的产物。

"柠檬、钥匙、球""柠檬、钥匙、球""柠檬、钥匙、球"我在脑中反复默念这三个词，似乎这样就会在记忆中留下痕迹。我是在护士凯伦·马格里安的办公室里做阿登布鲁克认知测试（Addenbrooke's cognitive examination，ACE）。凯伦是伦敦西区查林十字医院记忆专科的一位资深护士。正是在这里，通过凯伦所指导进行的测试，阿诺德才正式开始了被确诊为阿尔茨海默病的过程。我希望尽可能真实地体验一下这个确诊过程。

"如果我说 100，你能告诉我这个数减去 7 后还剩多少吗？"凯伦轻声对我说。她的嗓音格外的柔和，令人感到放松，这或许是因为她在过去 20 年一直照顾失智症患者的结果。

"我可以。"我回答说。

"那你的答案是什么？"

"93。"

"你可以继续减去两个 7，三个 7，一直算下去。"

"86，79，72，65……"

"很好，谢谢。你还记得我刚才说的那三个词吗？"

"柠檬，钥匙，球。"

"好。现在我会给你一个名字和一个地址：哈利·巴恩斯（Harry Barnes），果园街 73 号，金斯布里奇，德文郡（73 Orchard Close，Kingsbridge，Devon），记住它们。"

"好吧。"我心想这也太难了吧！

"重复一下名字和地址？"

"哈利·巴恩斯，73 号，果园？德文郡。"

"你再试试。"

"哈利·巴恩斯，果园街 73 号，金斯布……里奇？德文郡。"

"很好。你做得很棒。"

"你能告诉我现任英国首相的名字吗？"

"戴维·卡梅隆。"

"你还记得我们过去唯一的女首相是谁吗？"

"玛格丽特·撒切尔。"我心中暗想，撒切尔夫人也一定做过类似的测试，因为她晚年也患上了失智症。

凯伦继续做测试。她让我画钟表、识别动物图片和被图案遮盖的字母。

测试完毕后我得了 93 分，满分是 100 分。

令人难堪的是，我居然在词汇测试上失分。凯伦叫我说出以字母"P"开头的单词，但不能是姓名和地址。我说了几个简单的词，圆珠笔（pen）、铅笔（pencil）、纸（paper）、鸽子（pigeon）之后，不得不说出一些不太常见的词，例如可觉察到的（palpable）、知识广博的（polymath）、有洞察力的（perspicacious）等。在这几个词之后我又勉强地说出几个，然后大脑中就一片空白了。我对自己期待很高，毕竟我是在写书啊，这让我感到紧张，我的大脑也随之变得迟钝了。更要命的是我开始想起各种人名和地址，什么彼得、秘鲁、巴塔哥尼亚，就好像先要说出这些词后，我才可以想起更多真正要求的词。这个测试环节只是整个测试中的很小一部分。我开始想，如果每个环节都表现得异常糟糕，就像真正的患者一样，那该如何是好。但我还是无法真正想象和理解，没有思想、毫无逻辑、将所有思维活动都模糊在一起会有什么样的感觉。具有正常思维的人是不可能理解失智状态的大脑的。

记忆测试的目的不是直接给出诊断，而是对测试者的记忆和思维有个大致的了解。例如上面提到的三个词或一个地址的记忆测试，可以很好地检测日常生活中常用的短期记忆力。回忆过去发生的事情，回想养过的宠物的名字等，是考察表述性记忆能力的方法。所谓的表述性记忆能力，指的是在生活中建立的有关知识和概念的长期记忆（参见第三章）。这个测试还有更多参与性的部分，例如画一只钟表、对数学计算和词汇能力的测试等，评估测试者大脑的所谓执行功能（executive function），即在实现预定目标过程中大脑的认知处理能力。

然后，凯伦告诉我，如果患者测试结果评分很差，诊所会召集神经学家、精神病医生和护士一起，经过家庭聚会般的自由讨论来诊断患者可能患有的疾病。测试可以反映出患者大脑可能已受损的部位；如果患者表现出沮丧、压抑或焦虑，专家们也会考虑其他精神疾病。像阿诺德那样上了年纪，又显示出大脑记忆和思维的全面退化的患者，阿尔茨海默病会被列为最有可能的诊断。如果随后的大脑扫描图像也显示出类似的倾向：患者大脑内，特别是海马体部位的神经细胞死亡超过正常衰老水平；进一步的记忆测试结果再次确认记忆受损，患者就会被正式诊断为极有可能是阿尔茨海默病，医护人员会做出相应安排，患者则会开始服用乙酰胆碱酯酶抑制物。阿尔茨海默病的诊断大致如此。而在治疗方面，现在和20世纪80年代的情形仍差不多。凯伦说道："我们使用最多的药物还是安理申（Aricept），其化学名为盐酸多萘哌齐（Donepezil）。我认为约60%的患者在随后的2～3年里病情得到稳定。患者家属有时会告诉我们患者不像以前那么狂躁，睡眠也得到改善。但是这种药物对有些患者却不起作用。"

　　诊所的治疗对阿诺德就没起到预期的作用。2016年年初，在丹尼觉察到阿诺德最初症状显现的两年后，阿诺德的病情持续恶化。他在生活中认知能力已丧失到令人感到痛苦的地步。他变得日益虚弱，无法稳定站立。用丹尼的话说阿诺德变得"干瘪"了。他甚至会忘记吃饭，不得不依赖上门照料他的人来准备一日三餐和处理日常琐事。

　　对精神病学家来说，这样的阿尔茨海默病病情发展进程是典型的。一旦确诊，患者通常还剩下8年左右的时间，大部分时间是中度受累期，就像阿诺德现在的状况。神经生物学家则会看到，这种表现意味着脑组织中的斑块和缠结已经蔓延至大脑的其他部位，包括前额叶（front lobe）受损影响逻辑思维能力，而破坏的颞叶（temporal lobe）和顶叶（parietal lobe）则会引起恐惧和焦虑。因为颞叶和顶叶负责处理知觉信号，这部组织的异常还会造成性格偏执和受害妄想等。患者会将曾经十分熟悉的亲友视为有恶意的陌生人。患者的家属经常会遭到患者充满敌意的怒目而视，即使过去患者曾和他们那么亲近。

　　没有亲人的照顾，独立生活对阿诺德变得越来越危险。一天，护理人员来到他家，发现他居然忘记关煤气灶，满屋都是煤气味。还有一次，他们发现他的胳膊上有一大块淤青，原来他在半夜从楼梯上摔了下来。为了保证阿诺德生活的安全和舒适，丹尼给阿诺德安排了私人护理，并要求护理人员每天向他报告阿诺德的情况，这成为他自己的工作和生活之外的一项新任务。

丹尼的父亲曾经从南非飞到伦敦，花时间和老朋友一起叙旧，讲述童年在约翰内斯堡的趣事。谈论中，阿诺德时而兴奋不已，时而满脸困惑。对于丹尼的父亲而言，无论阿诺德变成什么样，眼前的那个人仍然是他的好朋友。

但是不久后，让丹尼这位阿诺德身边最亲近的人最为担心的事情发生了。当丹尼和他一同去记忆治疗专科复查时，阿诺德竟将丹尼视为陌生人。"我现在对阿诺德来说，与街上随便碰到的不认识的陌生人没有区别。"丹尼说这句话时嗓音变得悲哀和无奈。这是一个春光明媚的早上，我和丹尼坐在咖啡馆里聊天。这个小咖啡馆在梅费尔（Mayfair），靠近他现在从事艺术品经销的工作地点。"我告诉阿诺德我的名字，试图唤起他对我的记忆。他知道他认识我，但却不知道为什么会认识我，和我有什么关系"，丹尼说道。

我又向丹尼打听阿诺德如今在家里的情形。"天哪，就好像在照顾个小孩儿"，他感慨地说，"连使用热水壶他也会出各种意外，你简直无法想象！我不能再让他用炉火烧水了，就给他买了个电热水壶。这让他大为光火。他不打算用这个水壶，最终水壶不知去向。我不得不再给他买个新的，要知道我已经买过好几个了。我给他添了一盏床边的台灯，可是几周后灯就不见了。在阿诺德的世界，这些东西似乎干扰了他的生活。"

丹尼接着说："周末我给他买了个烤面包机。我也没有告诉他，就把它放在桌子上开始用了。因为我要是和他讲起烤面包机的事，我会感觉麻烦得要死。我可还是个正常人，很多事和他已经无法说得清楚了。"

丹尼本不想将阿诺德送进养老院，但是现在他的病情每况愈下。为了了解情况，他领着阿诺德去了一家朋友推荐的养老院。这是一个私人开办的养老院，离阿诺德住的地方很近，院中两个专区分别为中期和晚期的阿尔茨海默病患者提供看护。"这里很不错嘛！"阿诺德在参观时和丹尼说道。在中期患者区，阿诺德像平时一样精神焕发。丹尼说，他同那里的患者握手，打招呼，好似一名游客在参观动物园，还时不时睁大眼睛，惊讶于其所见所闻。相比之下，丹尼却对养老院中的情形感到惊骇恐惧。"我讨厌那里"，丹尼承认道，"尽管这里的管理人员非常友好，然而住在这里的人一个个痴呆发愣，多数是女性（译者注：阿尔茨海默病在老年女性中更为普遍）。我马上觉得阿诺德还没有糟糕到如此地步，我不能把他放在这里。"

两人然后转到了晚期患者区。每个房间都十分宽敞，经过精心装饰，特意营造出一种安静平和的氛围。虽然如此，这里患者的病情却让人无法忽视。听着丹尼讲述他参观那里的经历，我不由得在脑子里想起了爷爷。在疾病的末期，他瘫坐在椅子里，一言不发，偶尔为已经过世多年的奶奶失声痛哭，在哭泣中仿佛找回来一点他已失去的自我。除此之外，唯有一副空空的躯壳。晚期的阿尔茨海默病患者也会被描述为"在生命终结前的精神死亡"。疾病发展到这阶段，大块大块的大脑组织已被摧毁，相当多的部位丧失了功能，患者失去了交谈、吃喝、吞咽、甚至微笑的能力。他们需要 24 小时全天候护理，全部生活都需要别人的帮助，包括穿衣、走路、去卫生间等。他们完完全全地依赖于他人；如果没有人照顾，他们会整天凝视虚空，毫无思想，最终死于饥饿或病菌感染。

眼前悲惨的景象同样触动了阿诺德。他在参观这里时情绪明显低落了很多。"哦，天呐！"他因为眼前的见闻而痛苦地说，"这可千万别发生在我身上。"丹尼对那里陪同参观的工作人员表示感谢后，径直带着阿诺德回了家。

虽然他曾觉得让阿诺德搬进养老院是正确的做法，可在参观之后，丹尼决定做出更多的努力来照顾阿诺德。在疾病没有严重到阿诺德非进养老院不可之前，他要阿诺德尽可能地在家里生活。"这可不容易，非常不容易。我要时刻准备好处理各种意外，但我又没法随时去帮助他。有时我需要工作到晚上八点，然后匆忙赶到阿诺德那里，以确保他还平安无事，十点左右才能回家吃晚饭。还好这种时候不多，其他的时候我很高兴能照料这位老人。"

我总会设想，独自生活没有家庭的老人若患上阿尔茨海默病该怎么办呢？除了情绪上的支持，家庭成员还可以承担各种生活琐事。虽然雇用的护工也可以在一定程度上完成这些工作，但他们又怎么可以和我的三个姑姑相比呢？在我父亲和叔叔离开伊朗来到英国学习语言和接受良好的教育时，她们留在了伊朗。在爷爷的最后岁月里，我的姑姑们轮流给他喂饭，帮他洗浴，替他购物，管理他的房产；她们花费了大量的时间和爷爷一起看各种过去的照片，解释其中爷爷和家人的生活情景，即使这样做不会有任何作用。这就是家庭的力量，家庭成员可以一起抵抗逆境，分担家务和烦恼。

阿诺德虽没有亲人的照料，但他有丹尼这样非常忠实的朋友。几个月后，我又去拜访了阿诺德。虽然现有的治疗对阿诺德并不起作用，这位80多岁很有风度的老人还是让医生、记忆治疗专家以及科学家更加了解了失智症患者的现实生活状况。在文学作品和流行电影中较多地关注了早发型阿尔茨海默病，而在现实生活中，多数的患者都是和阿诺德类似的老人。阿诺德的故事只是数百万患者中的一个典型例子。患者的悲惨结局需要改变。要做到这一点，科学家首先要认识这种疾病的本质，然后才可能开发出有效的治疗方法。这种认识则有赖于在医学遗传学方面的进展。

第五章

阿尔茨海默病基因

我不能思考，但我仍可以感知。这种情形很多时候让我感到害怕。害怕是因为它来得太快，让我猝不及防。

《斑块和神经纤维缠结》（尼古拉·威尔逊）

三个姑姑，一个叔叔，现在轮到了她的父亲。家里发生的情况让卡罗尔·詹宁斯，这位 31 岁来自诺丁汉的教师下了决心。1986 年 4 月 11 日，她拿出巴斯尔登·邦德信纸，开始伏案写信。

"尊敬的先生"，她用带深蓝色墨水的钢笔写道，"我对您发表在《阿尔茨海默病协会新闻简报》上的研究报道非常感兴趣。我不知道我家的经历是否会对您的研究有帮助。"在另外一页纸上，卡罗尔画了家庭谱系图，其中包括了她父辈和祖父辈的亲人。"我是沃尔特（Walter）的女儿，"她继续写道，"沃尔特在家庭谱系中就是那位 63 岁的阿尔茨海默病患者。他的姐姐奥黛丽也患有此病，他的哥哥阿瑟或许也是疾病患者……如果您觉得我们家的奇特遭遇对研究阿尔茨海默病有帮助的话，请按照信上的地址联系我。"

这封信被寄往伦敦圣玛丽医院。那里的科研人员正在为一个重要的问题寻找答案，那个问题就是"阿尔茨海默病是由基因改变引起的遗传病吗？"很多人都认为这个问题绝不是一下子就可以回答的。

这个问题源于 1981 年 10 月美国明尼苏达州的伦纳德·赫斯顿医生发表的惊人发现。他在明尼苏达州州立医院对超过 2000 例患者死后的脑组织进行了检查。他发现如果家中已有早发型阿尔茨海默病患者，其他家庭成员在达到类似年纪时也具有高的患病倾向。就算对遗传学一窍不通的人，也可以看出其中具有遗传性特征。实际上，赫斯顿也并不是第一个提出此种观点的人。早在 20 世纪 50 年代，瑞典和瑞士的医生们在检查失智症患者的家庭史时，就发现了这一倾向。只是在那时，遗传学研究还处于早期，基因被认为只决定生命个体的基本特征，例如身高、体型、眼睛颜色等。没人相信基因会与深奥又变幻莫测的人的思想有关。无论如何，那时的人们还不了解基因的基本结构，医生们对疾病的化学代谢基础更感兴趣。

到了 20 世纪 80 年代，DNA 的双螺旋结构已经被提出多年，广为人知。用于确定 DNA 分子储存的遗传信息的测序技术业已出现。美国国家老年疾病研究院的分子病理学家乔治·格莱纳被赫斯顿的研究结果所吸引。

格莱纳是个安静含蓄、严肃又有些冷漠的人。他目光犀利，天生的波浪卷发已是灰白。在 1983 年刚开始接触阿尔茨海默病时，他对大脑了解并不多。在很多神经生物学家看来，格莱纳只是一个门外汉。约翰·霍普金斯大学的学习使他很快沉迷于研究疾病在细胞水平上的表现，并选择了病理学作为主攻方向。格莱纳对组织内的淀粉样沉淀很感兴趣，这种沉淀用格莱纳自己的话说就是"一种令人恶心的物质"，他下决心要了解这些淀粉样的物质到底是什么。

格莱纳对这种物质的研究也反映出当时人们对疾病病理的理解。既然患者脑组织内有很多淀粉样物质，确定其具体成分，或许就可以实现对阿尔茨海默病的有效治疗。当时人们并不清楚阿尔茨海默病是否由这些淀粉样物质积累所致，也不清楚它们出现在神经元死亡之前还是之后，更不清楚它们比神经元内的那些纤维缠结的致病性更强还是更弱。无论怎样，这些问题需要答案，肯定或否定的结论都同等重要。那时已有一些储存阿尔茨海默病患者大脑组织的冷冻库，格莱纳刚好有机会从最早成立的一个冷冻库中提取患者的脑组织。他用机器切下一薄层大脑组织，把它铺展开，剔除其中的血管和连接组织，并通过化学处理使组织溶解，最终只剩下淀粉样物质。1984年5月，在开始这项工作约一年以后，他终于成功地从脑组织中提取出形成斑块的蛋白，并将它们命名为"β-淀粉样蛋白"，这个名词在以后的30年里成为神经科学家的常用名词。

接下来，格莱纳的研究又迈上了一个新台阶。前面赫斯顿的研究还发现，很多阿尔茨海默病患者的亲属患唐氏综合征（Down syndrome）的概率也比普通人高。更进一步的研究让医生们意识到，基本上每个能活到中年的唐氏综合征患者死亡时都不可避免地患上了与阿尔茨海默病极为相似的失智症。显然这两种疾病之间存在着某种联系。会是什么样的联系呢？

唐氏综合征是一种遗传病，因携带一条额外的21号染色体引起。患者的细胞中含有三条21号染色体，而不是正常的两条（译者注：正常人体细胞中含有两套相同的染色体，分别来自父母。21号染色体是最小的一条常染色体）。携带三条21号染色体导致的唐氏综合征是除阿尔茨海默病外，唯一已知的也可以引起脑内淀粉样蛋白大规模堆积的疾病。格莱纳同时也检查了唐氏综合征患者的脑组织，并发现其脑组织中淀粉样蛋白和阿尔茨海默病患者脑中蛋白的特征相同，原来就是同一种蛋白。这个发现完全出乎意料。人们不禁会问，难道21号染色体上会有基因与阿尔茨海默病相关？

格莱纳的研究结果发表后，科学家们开始收集具"家族性"遗传特征的阿尔茨海默病患者及其亲属的DNA样品，以期找到与疾病有关的基因。其中一个家族样本来自加拿大的一个大家庭，他们的先辈在1837年从英国移民加拿大，家族的八代人里出现了54位阿尔茨海默病患者。另一个德国家族的六代人中则出现了20位患者。还有俄罗斯的一家六代有23位患者。

一个意大利大家族的八代人中有 48 位患者，这个家庭的成员散居法国和美国等地。

　　家族性阿尔茨海默病和普通非遗传性的晚发型阿尔茨海默病在病情表现上并无两样，但二者在发病年龄上具有明显的差别：前者发病非常早，患者年龄通常为五十多岁，有时才四十几岁甚至不到四十岁。家族性阿尔茨海默病的发现，使人们对这种疾病的认识产生了飞跃。它不仅证明阿尔茨海默病是可以遗传的，且有助于发现早发性阿尔茨海默病相关的基因，还为弄清更为普遍的晚发性阿尔茨海默病的疾病演变过程提供了线索。如果找到了引起疾病的基因，科学家就可以研究这个基因编码的蛋白质产物的功能，以及它与其他蛋白间的结合和相互作用，从而进一步了解神经网络间哪些生化过程出了问题才导致了疾病的产生。这就如同警察把几个黑帮老大的照片贴在墙上，然后根据他们的关系画出整个黑帮组织结构图一般。

　　基于格莱纳的发现，几个美国研究小组在 1986 年成功测定了编码淀粉样蛋白的 DNA 序列，并将之命名为 *APP* 基因，即淀粉样前体蛋白（amyloid precursor protein）基因（译者注：在本书中，基因名称以斜体表示，并加"基因"一词以与蛋白名相区分）。主要嫌疑犯现已锁定，侦探科学家们能否找出其犯案证据呢？仅有 *APP* 基因是不够的，下一步是弄清这个基因从正常状态突变到有害状态是否就是引起阿尔茨海默病的原因。他们期望在患阿尔茨海默病的家族中找到 *APP* 基因突变。

　　卡罗尔·詹宁斯有一头深棕色的头发，目光里似乎总是带着好奇。瘦高干练的她好像安上翅膀就可以飞起来似的。她有着敏锐的直觉，似乎总可以一下子就发现事情的问题出在哪里。她的父亲沃尔特出身工人家庭，信奉基督教新教。她的父亲是家里 15 个小孩儿中最年长的一个，职业是牛奶商，第二次世界大战时曾在英国海军服过役。沃尔特是个仔细的人，视女儿卡罗尔为掌上明珠，对她照顾细致入微。周围的人都知道他健谈，总是精神饱满。他对家里的财务管理一丝不苟，每一笔细小的账目都记得十分清楚，在月底会去诺丁汉当地消费合作社要回欠款。

在沃尔特快到 58 岁生日的时候，他简直已经变成了一个完全不同的人。他变得沉默、对周围的事物丧失了兴趣，也无法再对家里的账目进行管理。平时家里最普通的事情现在都会让他力不从心：他去购物时，时常会拿起不相关的物品，把它们放在别人的购物车里。家里人于是带他去看医生，被告知沃尔特患上了失智症，非常可能是阿尔茨海默病，但医生没有提发病的原因，以及为什么他会如此年轻就得上这种病。

沃尔特不是家中的特例。他有四个弟弟妹妹在不到 60 岁的时候都显示出了类似的症状。更具有讽刺意味的是，因为家里好几个人都患有此病，大家都有些习以为常了。但卡罗尔却有不同的想法。于是她写了信。这封信很快就寄到了圣玛丽医院的实验室。收到这封信的人是 28 岁的分子遗传学家艾莉森·高艾特（Alison Goate）。

高艾特所在的研究组正致力于寻找阿尔茨海默病有关的基因突变。"大家都同意家族性阿尔茨海默病是可以遗传的，"她带着轻快的美国口音在电话里讲道。现在她在纽约工作，是西奈山阿尔茨海默病研究中心的主任。"但是这样的家族非常少见，因此那时人们在谈论阿尔茨海默病时很少会提及遗传和相关的基因。"她说道。

卡罗尔的信令研究小组十分兴奋，他们立刻代表圣玛丽医院回复说希望能了解更多详情。他们安排了医生进一步询问情况，还希望获取她家人的血液样本。卡罗尔联系了家里的所有人，让他们来她家捐献血液样本，并尽可能多地告诉医生他们的情况。"卡罗尔总能给我留下深刻的印象，"高艾特说道，"她就像球场中的啦啦队长，总有办法让家里人参与进来。"

研究人员带着血液样本一回到伦敦，便在圣玛丽医院如火如荼地开展寻找基因突变的工作。这项工作基于遗传学的一项基本原理，就是在染色体上两个标记挨得越近，它们同时出现在下一代个体中的可能性就越高。这两个标记在遗传上被称为"连锁"。也就是说，如果能找到某个 DNA 标记，它总是出现在家族里具有失智症的个体中，而不出现在正常个体中时，这就意味着这个标记距离真正的基因突变不远。如果这种寻找方法奏效的话，对疾病突变的寻找就会进入一个新纪元。只有知道具体的基因突变，个性化医疗才有实现的可能。针对基因突变设计的有针对性的药物才能从根本上治疗疾病，也才可能取代过去像塔克林那样的非特异性药物。"我们现在只有乙酰胆碱药物获得批准，是因为患者没有其他选择。"高艾特说道，"这些非特异性药物对一些患者具有有限的疗效，但它们治标不治本。若某个人携带高疾病风险的遗传标记，知道这个特定的致病因素后就可以选择最为有效的方案进行治疗。"

在基因中寻找突变绝非易事。虽然 DNA 的语言单位十分简单，只是四个碱基，分别是腺嘌呤（Adenine，A）、胸腺嘧啶（Thymine，T）、胞嘧啶（Cytosine，C）、鸟嘌呤（Guanine，G），这四个碱基反复出现在 DNA 分子中形成了 DNA 序列。但其编码序列极为冗长，人类的基因组由 30 亿个碱基按一定序列排列而成。如果把基因组写在纸上，1000 页装订一卷的话，我们要写 200 卷。如果一个打字员每天打字 8 小时，要干上 50 年才能打完。在这样的鸿篇巨制中找到一个拼写错误将是多么困难啊！所幸唐氏综合征患者帮助我们把 *APP* 基因定位在了 21 号染色体上，科研人员已经知道了从哪里入手。

4 年之后，也就是 1991 年 2 月，高艾特终于发现了那个突变。它只是基因序列里的一个碱基的改变而已，原本的 C 被一个 T 取代了。在 30 亿个碱基序列中，只置换了其中的一个却足以使卡罗尔的家人患上阿尔茨海默病。多么令人感叹啊，了解了遗传学，才能真正体会生命的脆弱，30 亿分之一便能决定天堂或地狱。如果说哪一个研究领域能让我们真正理解生命和生命个体的命运，那一定非遗传学莫属。

突变的发现立刻引起了大小媒体铺天盖地般的报道。《泰晤士报》宣告"家族性基因突变为攻克阿尔茨海默病带来希望";《纽约时报》则盛赞"发现了引起阿尔茨海默病的基因突变"。

找到突变以后，高艾特和几位同事去诺丁汉拜访了卡罗尔和她的家人。一大家子都挤在卡罗尔家的客厅里，焦急地等待高艾特讲述她的发现，以及这个发现对他们的意义。高艾特解释说，这个突变具有百分之百的外显率，即任何携带这个突变的人都将会患上早发性阿尔茨海默病。这是一个显性的突变，意味着携带者的后代会有一半（50%）的概率带有这个突变。现在，关键的问题来了：突变是可以检测的。包括卡罗尔在内，任何家庭成员，如果想要知道自己是否携带这个突变，都可以进行测试确定自己是否为携带者。接受还是拒绝这个检测都有其道理。做了测试，确定自己不携带突变可以免于不必要的担心，而知道自己确实携带突变，可以提早为自己将来的患病生活做出合理安排。如果选择不做这样的检测，当然也就不会知道自己是否为阳性，不会在心里总是背上一个沉重的负担。

这种进退两难的境地也被称为"霍布森选择"（Hobson's choice），名称来自 16 世纪的一位养马场主人。他的马厩里有 40 匹马，但任何买主都只能获得最靠近马厩门的那一匹。买主可以选择接受这匹马，或是放弃离开。所谓的选择其实只是一种错觉，因为实际上只有一种可能存在，你要么接受要么放弃。如果读者你面临这样的情形又会怎样做呢？

我在读博士的时候，曾有个机会，可以测试自己是否携带有导致亨廷顿舞蹈症（Huntington's disease）的基因突变（这也是一个具有百分之百外显率的显性突变，通常在成人期发病）。我的一位朋友的博士论文便是研究这种疾病。她的课题是突变是如何影响血液细胞的。为此她向身体健康者征求血液捐献，我也同意了捐献自己的血样。但捐献之前我并没有意识到，她必定会检查我是否携带突变，以确定我是否为真正的健康者。专业人员抽完血后递给我一张表格，如果测试结果为阳性，我需要选择是否要求他们通知我。从实际情形来看，我携带突变的可能性接近于零，这个突变通常都是遗传的，而我们家里从来没有人患上过亨廷顿舞蹈症。

但是，我仍然选择了"不要知道"。亨廷顿舞蹈症和阿尔茨海默病一样，是一种残酷、具有毁灭性的疾病。患病者会不由自主地做出古怪的舞蹈状动作，而且会出现认知障碍，并逐步恶化到一种独有的仿佛困在噩梦中一般的失智状态，目前没有任何治疗办法。在我看来，在很多年前就知道自己将死于这种疾病，简直就是一种仅次于患上这种疾病的糟糕人生境遇。

卡罗尔也做了同样的选择，她表示不想知道自己是否携带那个突变。如果事情确会发生，而她又没有任何办法避免事情的发生，那知道自己是否有那个突变的意义又在哪里呢？2012年8月，已接近家里人患病的年纪，但身体仍很健康的卡罗尔在接受记者采访时说："我从来就不想知道。检测虽然随时都可以做，我甚至可以今天就提出要求。但是我想我会为阳性结果而崩溃。'顺其自然'吧。"父亲沃尔特去世后，卡罗尔开始积极参与各种社会活动和相关科学研究，致力于引起公众对阿尔茨海默病的关注。制药公司聘请她去世界各地，讲述阿尔茨海默病对她和她家人的影响。她还志愿每一年进行一次大脑扫描，以帮助科学家获取长期的研究资料，这对他们来说好似无价之宝。因为这些研究总是遵循双盲原则，患者身份和疾病状态对研究者是保密的，所以即便是研究者也不知道卡罗尔是否携带那个突变。

"我祖母居然生了15个孩子。是15个呢，简直不能想象啊，是吧？"卡罗尔说道。她边摇头边不禁笑出了声。时间是2015年9月18日的下午，我坐在位于英格兰考文垂郡卡罗尔家中等大小的客厅里。她家的房子外面的街上绿树成荫。一同在座的还有她的丈夫斯图尔特。

"我在想还有谁也患上了阿尔茨海默病？"斯图尔特说着，递给我一杯咖啡。他 59 岁，是一位大学的专职牧师兼历史学者。斯图尔特脸庞和善，眼窝很深。"我们一起想想，卡罗尔。你的姑姑奥黛丽（Audrey）也得了这个病，叔叔也是。凯丝（Kath）最近也得了这个病，不过我感觉她的病是因为年龄而不是突变。"他说道。

"对，没错。"卡罗尔带着同情的语气轻声说道，"你知道吗，我的奶奶居然生了 15 个小孩。那是难以想象的，对吧？"

2012 年 12 月，卡罗尔被诊断患有阿尔茨海默病。那时她 58 岁。她的父亲沃尔特也是在这个年龄开始表现出症状的。根据斯图尔特的介绍，早在 2008 年，卡罗尔就开始有了记忆和认知退化的表现。"在一起生活 30 年的两个人，无论谁有细小的变化都会被对方察觉。"斯图尔特回忆说，一开始卡罗尔总是忘记进入房间是为了干什么，后来还经常把衣服莫名其妙地放在枕头下面。两人那时都没觉得她的这些举动有什么太大的问题。"卡罗尔总是说问题在于我跟她挑错。"后来，事情变得十分不对头。她在工作上表现出莫名的混乱，经常错过工作的截止日期或忘记把文件归档等，都是一些日常小事。但那仅仅只是开始——问题一点点的累积，她的症状越来越像她的父亲，思维和头脑慢慢地、不可逆转地被剥夺，最终可能会和她父亲一样死于阿尔茨海默病。

我们三个人一起聊天的时候，卡罗尔指向旁边木柜里一张她父亲的黑白照片。沃尔特体形瘦削，穿着整齐干净的白条衬衣，打着领带，似乎饱经风霜的脸上戴着厚厚的方框眼镜。我问她，是否还记得在多年以前，是什么驱使她给圣玛丽医院写了那封信。

"当时写信的原因是……"，她停顿下来，皱起眉头，接着说，"事情发生了一阵……有一点像梨的形状……有一些事情……我肯定当时是……事情有些奇怪。"

我坐在那里专心地听着卡罗尔讲话，突然意识到，如此巨大的思想变化，竟然来自基因里的一个小小改变。我为阿尔茨海默病不声不响地将卡罗尔变成了另外一个人而感到惊愕。现在坐在我面前的这位女士，曾经帮助人类改变了对阿尔茨海默病的理解，曾投入毕生经历来提高公众对这种疾病的认识。而现在的她，已经说不出疾病的名字了。

然后她又咯咯笑起来。"我是想说，我奶奶生了很多小孩儿，你知道有多少吗？有15个，你能想象吗？"

"是啊，你的奶奶确实生了那么多。"斯图尔特答道。他安静的语气里似乎不掺杂任何情绪，一种夫妻之间最常见的说话方式，没有耐烦和不耐烦的区别。他也并不打算因为妻子的患病而对她有任何态度上的改变。

喝完茶后我们出去买了午餐，回来坐在客厅里吃。我们一边吃饭，一边不时地说一些趣事或开几句玩笑，卡罗尔安静地坐在一旁，像她以往一样，面带微笑。午餐之后，卡罗尔上楼去看她已年届九旬的母亲乔伊斯。她母亲一直和他们生活在一起，现在还帮忙照看卡罗尔。斯图尔特认为，相对她的年纪而言，乔伊斯可以说是非常健康。而且她也对照看阿尔茨海默病患者很有经验，因为30年前她曾照顾过丈夫沃尔特。

现在，只有我和斯图尔特在房间里，我坦率地问他，如何面对卡罗尔的病情。他说自己在保持坚强和彻底绝望之间徘徊。"这个女人，以前可以一个人飞到波恩、巴塞罗那、布宜诺斯艾利斯去世界各地参加学术会议，面对众多神经科学家和普罗大众从容演讲；可现在，她一个人走路去杂货店我都不放心。"斯图尔特说。他正尽一切可能挽救妻子。每隔几个月，他们便会去伦敦，去那里尝试新的治疗方法。虽然如此，卡罗尔的病情还是在不断恶化，他也知道他没有能力改变现实。

"我知道对于卡罗尔一切都已太晚了。"斯图尔特说道，"我们也是在为我们的孩子努力。"

几个星期后，我在苏格兰爱丁堡拜会了卡罗尔和斯图尔特夫妇的儿子，约翰·詹宁斯。约翰此时30岁，我在一幢由深色石头砌成的美丽的建筑中找到了他的寓所。约翰长得非常像他妈妈卡罗尔，细高个，一双深棕色的眼睛。他是一个行事周到又目的明确的人。自从他母亲患病以来，他越来越多地参与到提高对阿尔茨海默病认识的活动中。他清楚地知道，母亲一直在生活中面对的艰难抉择，现在也落在了他的面前。

"这个抉择一直存在于我的生活中，是我生活中十分重要的部分。"约翰还记得在 20 世纪 90 年代初，科研团队对他家庭的强烈兴趣和媒体的报道。那时他还小，对爷爷沃尔特的疾病没什么特别印象，对年幼的他而言，疾病只是将年纪大了的爷爷从人世带走了而已。他说道："我记得去病房看他时，他坐在一个有垫子的大椅子上。"他还记得圣玛丽医院的人来到他家抽血。他妈妈从来都对针头一类物品敏感，她抽血后晕倒在了沙发上。他们也抽了他的血。当约翰成人后，他才开始意识到他家族里有关阿尔茨海默病的复杂情形以及摆在他眼前的艰难抉择。

"你想要接受检查知道结果吗？""我选择了不要知道。"他用一种自信和充满逻辑的口吻对我说，"我妈妈过去总说，'你看，人出门都有可能会被汽车撞了。'人们很少认真思考生与死，似乎自己会永远活在这个世界上。我觉得我多半确实带有那个突变，这在我的家庭里是普遍的情形。我先假定自己将来会患病，如果后来发现其实是虚惊一场时，生活会变得更美好。"

"因为我生活中的很多时间都是在和这种疾病打交道，所以我和很多人不同，我没有那种对阿尔茨海默病的绝望般的恐惧。像我妈似的，虽然在她刚发现自己显露出疾病早期症状时曾感到不安，但这并没有过于影响她的生活。在她看来，她似乎能够接受这个结果。"约翰说道。

处于约翰的境地，很多人都希望知道家族中的突变是从何时产生的，约翰也一样。卡罗尔的曾祖母出生于 1861 年，她只比阿尔茨海默医生本人小几岁，是家里已知最早的患者。除此之外，约翰还想了解他的先辈们的生活境遇。在他家里，某些极为相似的疾病症状和行为，会幻境一般出现在不同辈人身上，一想起这个就令他不寒而栗。例如，在卡罗尔的婚礼上，糊涂的沃尔特居然说自己的女儿就快要结婚了。同样，卡罗尔在她女儿的婚礼上也说了类似的话。过去，沃尔特总会在家里跟着妻子乔伊斯走来走去；而现在，照斯图尔特的描述，卡罗尔也总是跟着他。

接着，约翰打开他的笔记本电脑，给我看脸书上的一个早发性阿尔茨海默病相关人群的讨论小组。其中一个话题是有关一位单身母亲的，她最近刚知道自己是突变携带者，正为是否将这个消息告诉 15 岁的儿子而犹豫不定。另一个是有关三个兄弟姐妹的，其中两人携带有突变，这会令他们不到 40 岁便患上阿尔茨海默病。约翰一一回复了群里面每一个这样的讨论，他说大家能继续对这样的话题进行讨论，是克服恐惧的关键。

我问约翰，现在在他自己家里，是否也会讨论这个话题，讨论的情形又如何时，他先是露出尴尬的笑容，然后笑着说："我们现在就和多数英国中产阶层的家庭一样，尽量避免谈论任何会引起情绪波动的话题。当我们一同看到有关失智症的新闻时，都会保持沉默，只是讨论随后出现的新闻话题。"

"曾经有一次，我们讨论了若真的发生了该怎么办。"约翰补充说，他回忆起几年前在他父母那儿过节时，晚上大家都喝了些葡萄酒，借着酒兴开始讨论这个话题。"我们说，真的患了病，可能就如同看电视时屏幕上出现的雪花噪点，慢慢地会出现得越来越多吧。"

面对着 50% 的可能性，那个患病的假想将会变成现实，他如何思考有一天他真的患病了怎么办？"每一天，多多少少我都在想自己是否携带那个突变。"他承认说，"我有时会在半夜里醒来，然后开始想这件事。接着，我就会开始想妈妈正在离我越来越远，我们正在失去她，这实在令人难过，特别是在一段长的时间里慢慢失去一个人。她在遭受疾病的折磨，而我只是在这里担心，想起这些会让我感到愧疚。可以说，有关突变引起的困境会以很多种不同的形式出现在我的意识中。"

在返回伦敦的飞机上，我试图理解卡罗尔家发生的事情，如果发生在我自己身上我会怎么想呢？一连串没有答案的问题出现在我的脑海里。如果我爷爷的阿尔茨海默病是家族性的，我该怎么办呢？我也会选择不接受检测吗？如果在卡罗尔表现出任何疾病症状之前，约翰就接受检查并发现自己是突变携带者，那卡罗尔是否有权要求约翰对结果保密呢？你又能够真的做到对父母保密吗？家族性的阿尔茨海默病在人类进化上有什么意义呢？我们真的就只是存在于由我们的基因划定的牢笼里吗？

这时，我想起在离开卡罗尔家时斯图尔特说的话："如果我们可以用一首诗来描述我们对家里这一疾病的态度，那就是迪伦·托马斯的《不要屈从于黑暗长夜》（*Do Not go Gentle into that Good Night*）。我们不会因为如此的遭遇而放弃。所有的报道和研究……都是我们在向疾病宣告'去你的吧！我们不会屈服。'"

是的，他们始终都不会屈服。*APP* 基因突变是第一个已知的阿尔茨海默病病因，这是科学家一直渴望的发现。有了这个突变，他们就有了确凿的证据，而不必再困惑于如何证明淀粉样蛋白是否引起阿尔茨海默病。现在仍然有很多工作要做。从科学发现到应用于临床或开发出临床药物往往要花上 20 年的时间。在这种转变实现的过程中，还有各种重要问题需要回答，例如在神经细胞内看到的纤维缠结是否与 APP 蛋白相关，以及基于APP 蛋白设计的药物是否会对迟发型阿尔茨海默病起作用等。无论答案如何，我们现在的研究已经毫无疑问地上升到一个新层次。如今，成千上万的相关科学论文被发表；每一篇都好似一小步进展，最终将导致疾病有效治疗方法的诞生；而所有这些都始于牛奶商充满好奇心的女儿伏案所写的一封信。

第六章
头条新闻背后的科学

在英格兰和威尔士，失智症和阿尔茨海默病是死亡的最常见原因。

《卫报》（头条新闻，2016.11）

这是现实，也是很多人害怕听到的消息。这则头条新闻接着又被其他媒体报道。我的同事也加入了传播这则新闻的队伍，我的邮件箱里尽是这则消息，好像到点的闹钟铃声不止。阿尔茨海默病已取代了心血管疾病，成为英格兰人和威尔士人的头号杀手。根据英国国家统计局的数据，《卫报》称阿尔茨海默病导致的死亡人数从 2014 年的 13.4% 增加到了 2015 年的 15.2%。

我带着矛盾的心情看了这则消息。作为患者家属，我感到难过；但同时心里也多了一些宽慰。那么多人死于阿尔茨海默病，这太糟糕了。但也许正因为这样，现在人们会开始为之做些什么。而作为科研人员，我心情激动以致愤懑：事情不该发展到如此糟糕的境地！无论如何，当务之急是能够开发出有效的治疗方法。当然，我并不指望因为有了这样的报道，一周内就会有神奇的疗法出现。具有讽刺意义的是，无休止的头条报道并非来自我们对阿尔茨海默病加深了解，而恰恰反映出我们对阿尔茨海默病有多么的不了解。

经常有人问我："阿尔茨海默病是一种什么样的疾病？"我一般会解释为神经细胞间出现的斑块和细胞内的纤维缠结以及神经细胞的死亡和记忆丧失。但是在 20 世纪末，困扰科学家的真正问题是：阿尔茨海默病产生的原因究竟是什么？疾病又是如何开始的呢？

目前有三种关于阿尔茨海默病发生的理论。神经生物学研究者基本上认为这种疾病实际上是一种发展过程。

遗传学研究专注于微小变化在一段漫长的时间里累积产生的效果。从这个角度来看，疾病的发生发展都是在一段时间内变化累积的过程。不同学科的交叉导致新的学科形成，神经遗传学就是遗传学与神经科学结合的一个分支，专注于遗传学在脑组织中的应用。随着这个分支学科的出现，神经遗传学家也应运而生。约翰·哈迪便是其中一位。在英国阿尔茨海默病研究领域中，他的论著被同行引用最多。在基德和特丽研究阿尔茨海默病的那个时代，当世界范围里只有少数几个人专注于这项研究的时候，哈迪就开始在这个领域里工作了。哈迪好像是一位慈祥的大叔，同时又直言快语，是同行里公认的名人。他常在伦敦大学学院自己实验室前的走廊里踱步，穿着背心短裤和拖鞋，胳膊下夹着一沓研究论文。在实验室里他很关注年轻研究者，总是渴望知道新一代研究者在从事哪些方面的研究工作。

1992 年，哈迪提出了一个非常大胆的理论，来解释阿尔茨海默病产生的原因，这个理论令人信服，新颖又浅显易懂。随后，在这个理论之上生发了为数众多的基础研究。"在所有阿尔茨海默病患者大脑中，我们都能看见神经细胞间遍布淀粉样蛋白斑块，神经细胞内出现纤维缠结。所有的病例都涉及神经细胞数目的减少。同样，所有的患者都表现出失智。作为研究者，我们必须要搞清楚哪一个事件最先发生，有必要将这些事件按发生先后进行排序。"在我去拜访他时，他在办公室里对我讲了这番话。

　　这就是哈迪的研究方向。他认为大脑中的淀粉样斑块的形成是疾病发生的先决条件。神经细胞内的纤维缠结、神经递质的减少、细胞死亡、记忆丧失和最终的失智等都是继发性表现。β-淀粉样蛋白不断积累和扩散，似疾风骤雨般横扫脑内组织；大脑则像叶子遭受了虫灾，只余下败枝残片。哈迪把他的理论称为淀粉样蛋白级联假说，并自信地认为，这一假说"无疑是目前有关阿尔茨海默病的最佳理论"。哈迪和他的支持者也被戏称为"浸信徒"（来自英文 Beta Amyloid Protein）。这个名称似乎十分贴切，显示了他们在阿尔茨海默病研究中的信念和热情。

　　虽然我们仍不清楚β-淀粉样蛋白的具体功能，但生物化学家们普遍认为它可能在细胞表面发挥其作用。细胞表面的蛋白质往往好似细胞城堡的吊桥，控制着其他物质分子进出细胞。另外一个功能是作为细胞探测外界环境，与相邻细胞交流信息的天线／探测器。如果由于种种原因，比如基因突变，这些分子不能正常发挥其功能，细胞可能会启动自我凋亡程序进行自我毁灭，以避免相邻细胞受累。正因为这种机制，我们的机体避免了很多癌症的发生。从这种意义上讲，每一个生命体都是无情的极权主义者。

　　按照哈迪的理论，异常的β-淀粉样蛋白从神经元中流出并积累形成斑块。随着时间的积累，这些斑块不断扩大，阻断了正常神经元之间的信息交流，就如同废物堆积在河道中央阻断了正常船只的贸易往来一样。神经细胞无法获得需要的物质来保障其正常功能，这种营养缺乏引起细胞内功能紊乱，导致细胞内出现纤维纠缠。异常的细胞内物质积累导致神经元除了自我毁灭，别无选择。

　　哈迪承认说，β-淀粉样蛋白引起神经元灾难性的死亡的具体过程还完全是个谜。他说道："我们一点儿也不了解。我们不清楚这个过程。这也是我的假说中最大的漏洞。我们不明白斑块是如何引起神经元死亡的。"

　　哈迪的理论有两个优势。首先，它把阿尔茨海默病看作是一个渐变的过程。有了这个理论，研究者可以对照疾病发生轨迹，对疾病的发展做出预测和检验。其次，这个假说为制药公司提供了乙酰胆碱之外的另一个药物作用位点。由于乙酰胆碱有关药物治疗阿尔茨海默病的疗效十分有限，患者亟须一种更有效的药物，这种供需之间的空缺有待药物公司开发新药来填补，药物公司自然也会因此得到丰厚的利润回报。

像詹宁斯家这样，由基因突变引起的家族式阿尔茨海默病，为哈迪的理论提供了有力支持。"因为我们发现了这些家族性阿尔茨海默病是由淀粉样蛋白基因突变而导致的，"哈迪解释说，"这说明，至少在这些家族中，疾病起源于淀粉样蛋白的改变。所以接下来最简单的事情，就是假设阿尔茨海默病都是由淀粉样蛋白而起，它就是疾病发生的初始因素。"

哈迪的理论得到了雅典娜神经科学（Athena Neurosciences）的研究人员的实验支持。雅典娜神经科学是一家位于美国加州旧金山市的生物技术公司。1995 年 2 月 9 日，那里的研究人员在小鼠胚胎中注射了突变的人类 *APP* 基因，做出了阿尔茨海默病的小鼠模型。让老鼠携带人类阿尔茨海默病基因，这个想法在过去曾被认为是天方夜谭。这样的试验可以说为研究阿尔茨海默病开拓了新天地，科研人员因此有了取之不竭的研究材料。

这些小鼠确实会患上阿尔茨海默病吗？试验结果是：它们的脑组织中真的出现了淀粉样蛋白斑块，并且出现记忆相关的认知障碍，在走迷宫测试中表现很差。但令人疑惑的是，小鼠脑细胞中没有出现纤维缠结，也没有大量神经细胞死亡。它们似乎只患上了轻度的阿尔茨海默病。无论如何，试验结果表明，带有卡罗尔·詹宁斯所具有的突变（一种导致 β-淀粉样蛋白过量表达的突变），小鼠脑内也出现了过量的淀粉样蛋白积累，并同样引起记忆和认知障碍，这是对哈迪的淀粉样蛋白累积致病的理论有力的支持。虽然试验结果并没有证明他的理论完全正确，但哈迪的支持者认为这样的试验说明这个理论是接近正确的，毕竟没有什么理论是完美无瑕的。在 1995 年的《自然》杂志的社论中，哈迪大胆地宣称："突变导致小鼠脑组织中出现淀粉样蛋白斑块这一事实足以使有关的争论得到平息，这是个好消息。"

在哈迪的实验室里工作绝不会感到无聊，这里气氛很活跃，人们充满了兴奋感。经过和他交谈，我自己感到很受启发。在爷爷被诊断出患有阿尔茨海默病之后，我阅读了很多有关科学文献，头脑里总是充满了如果、可是、或许等疑问，在别人看来往往是不切实际的幻想。基本上每个亲戚和朋友，无论关系远近，听了爷爷的遭遇后，都会以同情的口吻对我说，"得上这病是因为上了年纪"。他们一遍又一遍重复这样的观点。然而，和哈迪探讨了有关阿尔茨海默病的各种问题后，我觉得头脑中的问题是有希望获得更好的答案的。

然而，不是所有人都接受哈迪的观点。淀粉样蛋白或许并不是阿尔茨海默病的起因。

1984 年 4 月的一天，黄昏正缓缓降临。这是美国北卡罗来纳州的一个凉爽又晴朗的傍晚。杜克大学神经生物学家艾伦·罗泽斯焦急地等在火车道口，一列长长的运煤火车正缓慢通过。火车并不经常从这个道口开过。如果是平时，罗泽斯可能也不会这么焦急，可是今天不同。他和同事一起扶着带轮子的担架车，里面躺着一位因阿尔茨海默病刚刚过世的老太太。她才死去不到 30 分钟。他们二人刚把她从医院抬出，走在一条窄小的水泥路上。进行患者死后尸体检验的解剖房就在不到 300 米远的地方。

罗泽斯本来是不需要经历这种麻烦的。他通常只是在实验台旁做他的实验。但是罗泽斯的导师想让他负责一个新的阿尔茨海默病研究项目，罗泽斯因此写了研究申请，递交给美国国家老年疾病研究院。这份申请很快就被拒绝了。根据项目评审专家的建议，如果想要得到研究院的资助，他必须保证，可以在患者死后一小时内获得脑组织样本。

在这列长长的火车吭哧吭哧地开过道口之前，他和同事除了在那里等着，别无他法。当火车终于通过后，他们推着担架车将尸体以最快的速度运到目的地。在进解剖房门时，表针指向 41 分钟，谢天谢地，他们及时地获得了研究材料。

在之后的几年里，罗泽斯投入寻找阿尔茨海默病相关基因的研究队伍中。他在 1990 年发现了与迟发性阿尔茨海默病相关联的遗传变异（变异和突变是有差别的。突变通常直接导致疾病，而变异只是增加患病风险，通常变异被统称为"疾病的遗传风险因子"）。

在罗泽斯寻找基因变异的同时，他的一位同事，神经生物学家沃伦·斯特里特马特正为他遇到的技术难题而绞尽脑汁。与乔治·格莱纳一样，斯特里特马特也是提纯淀粉样蛋白的专家。但是每当他从脑组织中分离斑块蛋白时，总会有另一种蛋白附着其上。他想这一定是蛋白样品被污染的结果。罗泽斯却认为可能有其他原因，于是他建议斯特里特马特分离出这种"污染"蛋白。4 个月后，斯特里特马特发现它是一种载脂蛋白（apolipoprotein，APOE），一种常见于肝脏的蛋白质，负责运输血液中的脂肪和胆固醇。这种蛋白遍布身体各处，看起来与阿尔茨海默病毫无关系。

但是罗泽斯对这个发现进行了深究。他想起转脂蛋白基因在 19 号染色体上。他最近的工作显示新的阿尔茨海默病相关联的基因也在这条染色体上。这只是巧合吗？罗泽斯没有这么认为，然而他的研究小组却不赞同他的看法，而且不愿意在这个和阿尔茨海默病不相干的蛋白上浪费时间。就像罗泽斯后来说的，他们当时"深信他们的导师正执迷不悟于一个疯狂的想法"。

罗泽斯没有就此放弃。他知道转脂蛋白基因在人类基因组中有三个版本：*APOE2*，*APOE3* 和 *APOE4*，他认为其中的一个可能与迟发性阿尔茨海默病有关。当时，聚合酶链式反应（polymerase chain reaction，PCR），这种后来被广泛应用的分子生物学技术刚刚出现，正好能被用来区分这个基因的三个不同版本。PCR 技术是美国生物化学家凯利·莫里斯于 1983 年发明的。它好比是 DNA 复印机，可以将十分微量的 DNA 进行高度扩增。如今该技术已经是生命科学研究的必备手段，广泛应用于亲子鉴定、法医取证和医学诊断等诸多领域。

虽然聚合酶链式反应做起来并不难，罗泽斯还是想要找个有经验的人来做。因为不被他自己的实验团队看好，罗泽斯只好去求助他的夫人，生物学家安·桑德斯，她是个研究老鼠的遗传学家，对聚合酶链式反应驾轻就熟。在 1992 年春天，夫妇二人发表了震惊世界的发现。*APOE4* 基因变异与早发性和晚发性阿尔茨海默病都相关。我们每个人携带两个拷贝的 *APOE* 基因。如果其中一个拷贝是 *APOE4*，其携带者患阿尔茨海默病的概率会是普通人的 4 倍，如果两个拷贝都为 *APOE4*，疾病风险会涨至 12 倍。在普通人群中，约有 30% 的个体携带 *APOE4* 这个基因版本。更令人吃惊的是，50% 的阿尔茨海默病患者携带有 *APOE4* 基因，可以说这是引起阿尔茨海默病的最常见遗传因素。

一个肝脏蛋白又是如何同阿尔茨海默病扯上关系的呢？罗泽斯后来回忆说，在学术会议上那些持怀疑态度的人激动地批评和否定他的发现，有时甚至言语苛刻到令人无法接受。但是不管批评如何尖锐，罗泽斯始终没有屈服和放弃。

在 1995 年 11 月 14 日的一场讨论会中，在座的同行几乎都支持淀粉样蛋白沉积是阿尔茨海默病致病原因，罗泽斯却提出了不同看法。他在演讲中展示了三张照片。第一张照片是日本人的神道墓碑，可以说是件精美绝伦的艺术作品，第二张是在天主教墓地中的古老墓石，第三张是犹太人墓地中他父亲坟上的青铜匾。罗泽斯指着照片说道："埋在地下的人都死于某种疾病。但是没有人会因为每位死者都有墓碑，就认为墓碑就是他们的死因。"

他的类比仍不足以改变反对者的观念。罗泽斯的初衷并非否定 β 淀粉样蛋白本身，而是希望他的 APOE4 蛋白会引起阿尔茨海默病这一结论能够被接受。"阿尔茨海默病患者大脑中存在 β–淀粉样蛋白斑块，我对此毫无意见。"他向我解释说。"可我并不认为这些斑块是疾病发生的原因。阿尔茨海默病的研究者们都觉得 APOE4 蛋白简直是在开玩笑。他们就是听不进去。我甚至为此得不到进一步做研究的经费。"

听了罗泽斯的遭遇，我对他的困境既同情又理解。虽然我们通常认为，科学家总是齐心协力，朝着真理的方向努力；但是科学家也是普通人，现实中他们并不总是相互理解支持、互为同志。聪明的人往往有膨胀的自我，这也是为什么罗泽斯会被众多的同行否定。虽然欧洲的几个实验室很快就验证了罗泽斯的发现，但是在 1997 年以前，研究阿尔茨海默病的人基本上都只把注意力放到了 β-淀粉样蛋白引发疾病这一假说上了。由于得不到更多的科研经费支持他在 *APOE4* 基因上的工作，罗泽斯不得不放弃了对失智症的学术研究，转而投身于制药界。在那里，他提出了有关阿尔茨海默病产生的新理论。这个理论以 APOE4 蛋白为中心，又被称为线粒体损伤假说，更简单通俗的称呼是"3 型糖尿病"。

在 1 型糖尿病中，患者胰脏内合成胰岛素的细胞丧失功能，无法产生足够的胰岛素应付身体的需要，从而引起糖尿病。2 型糖尿病则是细胞对胰岛素产生抵抗，饮食中过量摄入葡萄糖后，本应受胰岛素调节的细胞却对胰岛素视而不见（一般认为遗传因素和生活方式都对 2 型糖尿病起作用）。而在这种所谓的 3 型糖尿病理论中，APOE4 蛋白影响了血糖正常进入大脑，导致大脑能量缺乏，而神经细胞完成其功能又需要大量的能量。支持这一假说的证据基本上都来自 2000 年以后。两位精神病医生，来自美国图森亚利桑那大学的埃里克·雷曼和来自加州大学洛杉矶分校的加里·斯茂，通过脑成像技术显示，*APOE4* 基因携带者的脑葡萄糖代谢水平低于 *APOE2* 和 *APOE3* 基因携带者。罗泽斯的假说支持者不像哈迪的支持者一样有正式的外号，我们暂时先称他们为"E4 者"。

让我们现在来描述一下罗泽斯的假说。大脑细胞长时间得不到足够的能量供应开始发生退化，这就好似城市经济陷入萧条，其政府职能部门无法正常运转一样。在细胞中表现为蛋白质功能和代谢出现异常，导致出现斑块和纤维缠结，并最终引起神经元彻底丧失功能和开始自我凋亡。与其他类型的细胞不同，神经元不能进行自我更新。神经元死亡后，周围临近细胞的负担便会加重。大脑虽只占身体重量的 2%，却消耗约 25% 的所有能量摄入。在能量代谢水平降低后，大脑是最先受到伤害的。当脑内局面逐渐失控，更多的神经元开始走向衰亡。当这个过程发展到一种宏观可见的程度时，阿尔茨海默病就表现出来。

从寻找阿尔茨海默病有效治疗方法这个角度来看，哈迪的理论和罗泽斯的理论各有千秋。前者承认了淀粉样蛋白和疾病之间的清楚关系，使制药公司在设计药物时可以有的放矢。但这个理论似乎又将疾病过于简单化。正如最近一篇有关阿尔茨海默病的评论所言："虽然这个理论听起来诱人，但是像阿尔茨海默病这样的失智症一定涉及复杂的生物学和生物化学过程，同时还有大脑不同部位间的功能紊乱。它不可能通过'两点一线'般的简单理论得到解释。"

从另一方面看，*APOE4* 基因与阿尔茨海默病的直接相关性，是探讨遗传因素和老年失智之间深层联系的一个切入点，同时还可能有助于解释淀粉样蛋白最先在神经元间形成斑块的原因。但是，这个疾病相关基因只是增加了患病风险，无法作为制药公司药物设计的靶向目标。正如一位制药公司主管对我所说的那样，"是的，*APOE4* 基因的确是目前已知与阿尔茨海默病联系最为紧密的一个基因。但知道这一点又如何呢？目前没有任何有效的治疗方法来针对 *APOE4* 基因携带者"。

除此之外，对阿尔茨海默病的成因还有第三种观点。这种观点认为前面谈及的两种理论都不能对阿尔茨海默病给出正确合理的解释。

优秀的科学研究是与个人的主观信念无关的。这也是为什么科学家在成长中总被告知不要使用"相信"这个词，取而代之的是"思考"。现在我们来看看第三种理论，其支持者被戏称为"道者"（译者注：音同 Taoist，道家）。

Tau 在英文中是三个词的首字母，即 tubulin-associated unit，中文为微管相连蛋白单位。阿尔茨海默病患者神经元内的纤维缠结即由此种蛋白形成，就是那些在神经元里纠缠在一起看起来好似打了结的絮状蛋白（也就是双螺旋似的纤维，基德和特里花了好长时间争论它们的具体结构）。这种蛋白在 1986 年由三个不同的研究小组发现。在正常情况下，这种纠缠的絮状蛋白好似胶黏剂，连接细胞内绳索一般的结构成分——微管。微管在神经元轴突中延伸，形成神经元的内部物质传输系统。科学家发现，当神经元中磷的水平偏高时，tau 就会被高度磷酸化而纠缠在一起，细胞内的微管也会随之解体。这项研究发现导致了一些学者提出了第三种有关阿尔茨海默病发生的假说，即 tau 假说。

想象一下，在热带地区的两座山上各有一个村庄，一条缆绳将其相连。庄稼和货物可以装在袋子里从一个村庄沿着缆绳滑到另一个村庄（在玻利维亚和南美的其他地方，当地人就是这么做的）。如果缆绳断裂，庄稼就无法运送到目的地。神经元里的情形与此类似。神经递质和生化营养物质等就像庄稼一样，通过微管沿着轴突向突触和其他神经元传播。如果微管断裂，运输失灵，就会对神经元产生致命的后果。用来承载记忆的数百万个突触会因此萎缩和消失。然后神经元轴突也开始退化死亡，最终只剩下没有突起的细胞体本身。当细胞内和细胞间的物质信号交流终止后，细胞功能发生紊乱，死亡将不可避免。死亡的神经元内所剩下的只是破碎的 tau 蛋白旋丝，即神经生物学家在阿尔茨海默病患者脑中看到的幽灵般的纤维缠结。

从"道者"的角度来看，哈迪和罗泽斯的理论不仅错了，而且从根本上误解了阿尔茨海默病的本质。这种疾病并没有所谓的"主要病因"，淀粉样蛋白和 APOE4 只是引起疾病的两个因素而已，或许还存在着其他的致病因素。关键在于，不管哪种因素导致了疾病发生，最终会反映为 tau 蛋白的异常表现，继而引起神经细胞的死亡，其他各种因素只是促使了这一过程的发生。总而言之，tau 蛋白才是最为关键的因素。

Tau 理论得到了很多支持。如果爱罗斯·阿尔茨海默今天还在世的话，他很可能就是"道者"，而不是"浸信徒"。他曾于 1911 年写道："我认为细胞间的斑块并非失智症的病因，它只是一种伴随的现象而已。"到 20 世纪 90 年代中，已有超过 20 种的脑部疾病被发现与 tau 蛋白功能失常有关，它们合称为"tau 疾病"（tauopathies）。"道者"认为，这些证据毫无疑问表明了 tau 蛋白在阿尔茨海默病发生中具有关键作用。

不同假说的支持者有时会在学术会议上争论得不可开交。"浸信徒"仍然坚持他们的看法。哈迪曾在 1995 年对《纽约时报》记者吉娜·科拉塔（Gina Kolata）说："细胞内的神经缠结并不是疾病的关键。"他始终坚信它们不过是细胞外斑块的后续产物，不值得过于重视。有时我们难免会怀疑，围绕这些假说的激烈争论对患者和治疗有什么益处吗？我们不得不承认争论是有必要的。在开发药物的过程中，各种理论头绪纷繁复杂；我们必须尽力找到那条最有效率的途径，从而早日开发出有效药物。

我自己更倾向于淀粉样蛋白级联反应假说。原因很简单，在阿尔茨海默病发病的初期就可以看到淀粉样蛋白斑块。但同时，我们也不应该因此而低估 APOE4 蛋白和 tau 引起纤维缠结的作用。毕竟，斑块似乎并非是引发疾病的充分条件，因为不能否认的是，很多人脑组织中有斑块出现却神智依然健康。依此来看，引发阿尔茨海默病的原因很可能不止有一种。

"道者"所支持的理论有一个明显的缺陷，即缺乏遗传学上的证据。家族性阿尔茨海默病的研究确认了淀粉样蛋白的基因突变，但目前还没有在阿尔茨海默病患者中检测到与 tau 蛋白相关的基因突变。tau 假说缺乏遗传学上的联系，就好比警探在破案时，通过在街上随便盘问过路人来找到杀人凶手一样，这显然很难有什么头绪。在 21 世纪开始，"浸信徒"仍然占据上风，"道者"游走在主流之外。

这些争论发生的同时，整个生物领域在悄然发生改变。人类开展了最具雄心和最大规模的生物研究项目——人类基因组计划（Human Genome Project）。这个项目开始于 1990 年，由美国国会批准，目标是确定人类基因组的全部 DNA 序列，包括每个基因的序列。项目耗资 30 亿美元，参与的研究人员来自约 20 个不同的国家。这也是目前生物研究合作规模最浩大的一个项目（译者注：随着测序技术的发展，现在人类基因组的全测序费用仅需不到 1000 美元）。

人类基因组测序草图在 2003 年 4 月 14 日正式公布，这被认为是有史以来对人类最有价值的信息。美国人类基因组计划负责人弗朗西斯·柯林斯（Francis Collins）在公布测序结果时讲道："这一研究的意义要超过发现原子核裂变或人类登月计划。"当时的美国总统比尔·克林顿（Bill Clinton）称其为"人类绘制的最为神奇的图谱"。英国人类基因组首席科学家约翰·萨尔斯顿（John Sulston）评论说："这一结果将会是今后数十年、上百年，甚至上千年生物研究的基石。"萨尔斯顿还因为他在基因组学研究中的卓越贡献而被授予诺贝尔奖。

对于阿尔茨海默病研究来说，人类基因组计划改变了这个领域。随着科学技术的发展，成千上万的患者基因组将被完整测序，人们可以对疾病和基因组序列改变之间的相关性进行研究，过去难以发现的微小遗传变异现在可以被清楚鉴别。目前，人们已发现了 20 多个与阿尔茨海默病有关的遗传变异。随着新的变异被发现，这个基因名单在不断加长。

第七章
第二个大脑

人天性就不服输。

《老人与海》（欧内斯特·海明威）

脑组织内有这么一类细胞，它们曾被赋予很多不同的名字，什么"蜘蛛细胞""装毒物的小袋子"或"另一个大脑"，但是它们真正的学名为神经胶质细胞（glia）。爱罗斯·阿尔茨海默就看到过神经胶质细胞。在显微镜下，这些细胞看起来好似一道道疤痕围绕在淀粉样蛋白斑块和死亡的神经元周围。与同时代的科学家一样，阿尔茨海默认为，它们只是在神经元外起到填充空间的作用。神经胶质细胞就这样被忽视了上百年。直到大约30年前，当科学家们意识到这种细胞实际占了近一半的大脑体积时，他们觉得有必要对这类细胞进行一番仔细研究。

神经胶质细胞可以分为三类。

星形胶质细胞（astrocyte）："astro"在希腊语中为星星之意。这些细胞外形好似星星，是体积最大和数量最多的神经胶质细胞。这类细胞通过控制神经元之间的通信交流来参与调控大脑的功能。例如在海马体内，一个单一的星状细胞可以和近14万个神经突触相联系。在《另一个大脑》（*The Other Brain*）一书中，作者神经胶质细胞专家道格拉斯·菲尔兹认为，星状细胞涉及的功能比简单神经信号传递更复杂，人类的高级思维活动，例如意识、思想、情感可能实际上是由星状细胞控制的。星状细胞和普通身体细胞一样会进行细胞分裂和死亡。星状细胞无节制的分裂生长会引起一种最为致命的脑癌——脑胶质母细胞瘤（gliablastoma）。

少突胶质细胞（oligodendrocyte）："oligodentdro"在希腊语中为稀疏分叉之意。它们是神经细胞所需的髓磷脂（myelin）的合成工厂。髓磷脂是一种包裹在神经元轴突之外的脂类，其功能好似普通电线外的绝缘塑料皮。髓磷脂外观为白色，所以也被称为"白质"（white matter），和它相对的便是"灰质"（grey matter），即神经元本身。少突胶质细胞的作用很重要。如果髓磷脂被大范围破坏，会引起一种常见的非常严重的神经系统疾病——多发性硬化症（multiple sclerosis）。没有髓磷脂，神经信号传递就会受到干扰而引发异常，疾病症状会表现为虚弱、肌肉无力、视力下降和认知障碍。

小胶质细胞（microglia）："micro"就是微小之意。这是我们接下来要讲的故事中最重要的一种神经胶质细胞，它们可以看作是脑内的免疫细胞。这些微小的细胞围在神经元四周，其表面的长长突起好似天线，时刻监视周围神经元的情形。平时它们处于一种静息状态。一旦脑组织内出现了危险信号，小胶质细胞便会被激活，从平时的监视者转变为手持武器的士兵。处于激活状态的小胶质细胞会分泌毒性化学物质，来清除脑内的不速之客，例如引起脑膜炎的细菌或病毒和引起疟疾的疟原虫等。

在20世纪80年代对患者死后的脑组织进行研究时发现，神经细胞间的淀粉样蛋白斑块常常完全被小胶质细胞所包围。人们因此意识到了这种细胞的重要性，虽然对它们在疾病中起到的具体作用还没有概念。随着神经系统成像技术的发展，在2001年人类终于可以在活体大脑中观察到处于激活状态的小胶质细胞。健康人的大脑成像总是具有灰暗的背景，而阿尔茨海默病患者的脑影像却好似挂满彩灯的圣诞树一般。

表面上看来，阿尔茨海默病患者脑组织内的变化貌似典型的免疫反应。小胶质细胞好像在试图清除大脑中的斑块。这使人们意识到，阿尔茨海默病的发生与免疫系统相关联。这一认知的意义深远，但同时它似乎又和以往的认识相矛盾。一方面，这暗示着大脑自己具有清除淀粉样蛋白的能力，小胶质细胞在这个过程中扮演了清道夫的角色。顺着此种设想，阿尔茨海默病实际上可以看作是因为小胶质细胞无法应付过多淀粉样蛋白，它们需要额外的帮手。如果我们在这方面给予援助，或许可以借助脑中的免疫系统就能对阿尔茨海默病进行治疗。

然而，更多的研究发现却为这个看起来十分诱人的想法蒙上了阴影。在体外细胞培养的环境中，很多证据显示过度激活的小胶质细胞可以杀死其周围的神经元。我自己就做过这样的试验：把小胶质细胞放入长有神经元的培养盘里，再加入少量的免疫刺激物，比如失活的细菌或死细胞等。这些物质会将小胶质细胞激活。在显微镜下观察时会看到，最初神经元好似卫星照片中黑夜里的城市，灯光闪烁。当小胶质细胞被活化后，它们会围在神经元四周，使神经元这片灯火越来越弱，并最终陷入一片黑暗。

激活的小胶质细胞可以杀死神经元这件事曾带给我不少困扰，令我陷入无休止的实验。曾经有两年时间，我试图测试某种实验性药物是否可以抑制小胶质细胞的破坏性作用，使神经元恢复到健康状态。包括周末在内，每天清晨我都会去大学里的实验室，穿上实验白大褂，戴上蓝色橡胶手套，喷上酒精进行一番消毒，然后从培养箱中取出细胞观察它们的生长状况。接下来看到的情景通常都不出意外——死亡的神经元。一阵感叹后，我不得不打电话取消当天所有已安排好的活动。这种情形对在实验室工作的年轻科学家来说一定不陌生。现在其他人还在继续研究这种药物。但目前人们仍然不清楚，小胶质细胞为什么会损害神经元，这种作用是一种直接的后果，还是尚不明确的某种过程的一部分，而神经元不小心成了意外牺牲品。

无论真实的情形如何，证据显示，斑块和纤维缠结引起的细胞内部功能紊乱，可能会导致小胶质细胞发生有害的过激反应。小胶质细胞变得具有破坏性，开启具有细胞毒性的炎症反应，且进入一种自我增强的循环模式，导致正常大脑功能日渐衰弱。如果脑中的真实情形确实如此的话，科学家难免又会设想：是否减弱身体内的免疫反应就会对阿尔茨海默病患者有帮助呢？

当然，两种情形都只是理论上的假设，而且可能都把事情想得过于简单了。小胶质细胞对大脑可能就像一把双刃剑，具有好坏两面性。还有很多未知的因素参与其中，例如患者在发病时小胶质细胞的具体状态，它们被激活的时机，遗传和环境因素的影响等。不幸的是，在我们提出这些问题时，在生活中已经有免疫反应减弱对神经系统造成严重后果的事例。两种免疫相关的失智症刚好确证了小胶质细胞作用的复杂性。

第一个例子是艾滋病在神经性系统中的表现，神经性艾滋病。1983 年，美国疾病控制和预防中心确认了 AIDS（艾滋病或称获得性免疫缺陷综合征）一词，将之定义为一种在年轻男性同性恋之间传播的机会性病毒感染。一年后，人们注意到部分艾滋病患者神经系统会出现问题，具有与阿尔茨海默病类似的表现。患者的记忆力、注意力和语言能力严重减退，往往会发展到卧床不起，大小便失禁，并在 3～6 个月后悲惨死去。这些表现往往成为感染人类免疫缺陷病毒（HIV）后的明显症状，有时甚至成为唯一可以轻易观察到的艾滋病表现。到了 1987 年，科研人员开始使用"艾滋病失智复合症"（AIDS dementia complex）一词，强调病毒对感染者认知能力的影响，现在这一疾病表现被简称为"神经性艾滋病"（neuroAIDS）。虽然 20 世纪 90 年代面世的抗逆转录病毒疗法确实能够减缓某些患者神经系统方面的症状，但究竟哪种药物组合最适合治疗神经性艾滋病目前尚不清楚。如今，约有 10%～15% 的艾滋病患者仍会患上失智症。

单纯从科学的角度来看，神经性艾滋病为我们提供了一个独特的视角，通过研究神经性艾滋病患者脑部组织细胞的改变，可以发现引发阿尔茨海默病疾病症状的因素。艾滋病已知是由人类免疫缺陷病毒引起的，其发病过程中的一些具体参数，例如病毒的大小、形态、感染过程等，都已经能够确定。以此为前提，科学家们在探索由艾滋病引发的失智症发生原因时就有了明确的出发点。在研究病毒的感染过程时，人们发现病毒在进入脑组织后，首先感染小胶质细胞，在疾病发展的后期神经元才会被感染。这说明艾滋病患者产生失智的实质原因是小胶质细胞，而不是神经元。

另一种免疫相关的失智症是多囊性脂膜样骨发育不良并硬化性白质脑病（Nasu-Hakola disease，由日本病理学家和芬兰医生在 20 世纪 70 年代早期最早报道，并联合命名的疾病）。目前我们仍不了解这种疾病产生的原因。患者在青春期时出现手脚和膝盖等部位的严重骨骼断裂，而且这种骨骼问题在患者接受骨移植后仍会发生。最为奇怪的是，患者年纪轻轻就会逐渐表现出失智，症状包括记忆丧失、性格改变、对周围的人漠不关心、缺乏兴趣、言语障碍、方向辨别不清等。这些症状都与阿尔茨海默病十分相似。到了 20 世纪 80 年代中期，研究者发现基本所有这种疾病的患者都来自日本或芬兰，意味着这种疾病可能与特定的基因变异有关。在 2000 年，遗传学家们确认 *DAP12* 和 *TREM2* 这两个基因的变异与疾病相关。它们所编码的蛋白质为细胞表面的受体居然都位于小胶质细胞膜上。

小胶质细胞一下子又被推到了聚光灯下。与之相关的各种研究如火如荼地开展起来，包括研究这两个基因的正常功能和突变后果，多囊性脂膜样骨发育不良并硬化性白质脑病和阿尔茨海默病两种疾病中的小胶质细胞的比较，以及开发抑制小胶质细胞异常激活的药物等。目前，科学家们还是不能确定小胶质细胞在疾病中的作用，是积极保护还是致病祸首呢？因为这种不确定性，科学家们把它们视为脑组织中具有双重人格的"化身博士"（Jekyll 和 Hyde）。[译者注：源自英国小说《化身博士》。德高望重学识渊博的杰基尔（Jeykll）博士喝下自己发明的化学药水，可以在杰基尔博士和丑陋矮小又胡作非为的海德先生（Hyde）两种身份之间转换]。

因为如此，当在旧金山雅典娜神经科学工作的戴尔·沙恩克（Dale Shenk）提出利用增强小胶质细胞的免疫能力来治疗阿尔茨海默病的想法时，很多人感到这个设想过于大胆。

"我的想法很简单"，沙恩克对我说。此时我们正坐在餐厅里，四周充满低声交谈声和就餐时的餐具声。科学家一般是不会在那种头上有金色吊灯、四周环绕大理石柱的场合会面的。这里是纽约著名的华尔道夫大饭店，趁着参加这里举办的一次生物技术会议，我有幸与 58 岁的沙恩克简短地会面。沙恩克所谓的"简单想法"其实是一种非常大胆的创新，多数科学家可能从来就不曾往这方面想过。他要做的是开发一种治疗阿尔茨海默病的疫苗。

一提起疫苗，我们一般会将其与病毒或细菌相联系。新闻媒体中充斥着禽流感、埃博拉病毒，现在则是寨卡病毒（Zika）暴发的消息，与这些新闻相联系的就是研发和赶制相关疫苗。单纯从生物学角度来看，疫苗就是某种可以激发免疫反应的制剂，它可促使机体产生针对病原的免疫力。疫苗可以是死亡或减毒的免疫原，例如乔纳森·索尔克成功开发的脊髓灰质炎（小儿麻痹症）疫苗，葛兰素史克公司生产的水痘疫苗等；或是抗体，一种血液细胞合成的蛋白质，可以有效地特异识别和摧毁病原。

沙恩克努力开发的阿尔茨海默病疫苗代号为 AN-1792，它其实是人工合成的 β-淀粉样蛋白。他的目标是设法让大脑认为斑块为外源入侵物质，以此激活免疫反应来将它们清除。"我想，如果我们用 β-淀粉样蛋白来免疫小鼠，"他用手扶了一下眼镜说道，"小鼠会产生对付这种蛋白的抗体，而抗体会通过小鼠的血液循环，出现在身体各处，你说是吧？一小部分抗体会进入脑部。随着日积月累，抗体可以破坏 β-淀粉样蛋白，并瓦解斑块。"沙恩克在加州离洛杉矶不远的帕萨迪纳市长大，父母是消防队长和报纸专栏撰稿人。他喜欢科学是因为他觉得"科学研究听起来很酷"。取得博士学位后，他便在一家名为"加州生物科技"的公司里从事心脏病研究。直到20世纪90年代中的一天，他突然觉得对研究心脏失去了兴趣。他的一位正在研究阿尔茨海默病的同事向他谈到了约翰·哈迪的淀粉样蛋白假说。

"那到底β–淀粉样蛋白起什么作用呢？"沙恩克记得这样问过那位同事。

"我也不清楚。"他的同事回答说。

"你也不清楚是什么意思？"沙恩克追问道。

"没有人知道这个蛋白质的确切功能，但是大家认为是它引起了阿尔茨海默病。"

"哈，这听起来有些愚蠢。如果这些蛋白只是堆积在一起，它们怎么会引起阿尔茨海默病呢？"

后来他和同事还有些类似的交谈对话，直到某一天他觉得哈迪的假说很有道理，决定跳槽到他的同事的公司——雅典娜神经科学，在那里一干就是28年。

雅典娜神经科学坐落在旧金山湾畔。这家公司的一侧是带有棕色调的圣布鲁诺公园和斯威尼山岭，山坡上面满是被阳光晒枯的植被。这家公司一直在阿尔茨海默病研究方面保持领先，很多人都相信这里的科研人员或许有一天可以攻克这种疾病。多拉·吉姆斯就是这里的研究人员，她是阿尔茨海默病小鼠的发明人，正是那个小鼠实验给了约翰·哈迪淀粉样蛋白假说最有力的支持。以这个假说为基础，公司排出一个很长的名单，上面都是要在小鼠身上进行测试的各种实验疗法。

沙恩克的设想列在了公司那个名单的末尾。"没人真正想验证这个想法。"他笑着说道，"我们的名单上有33种疗法要在小鼠身上测试，我的这个想法列在了第32位。我根本没有机会获得任何实验动物来做试验。"一个同事觉得他的想法太荒唐，竟然把这个想法放在了"坏主意"名单上，还把这个名单张贴在实验室里供大家浏览。更有甚者，这位同事还搞出个什么"坏钟表奖"来捉弄他。沙恩克就此反驳说即使是不走的钟表也还有一天准两次的时候。他说道："不是吗？它会在一天中准时两次的。"

凭着耐心和坚持不懈的努力，沙恩克终于等来了他的机会。好不容易得到别人做实验剩下的一组小鼠，他对小鼠进行了合成 β- 淀粉样蛋白接种，然后杀掉小鼠，取出脑组织送去研究分析。他一直在等待结果，等啊等啊。他很有耐心，并不着急。直到好几个月以后，多拉·吉姆斯亲自给他打来了电话。"你肯定不相信，"她说，"但是我们……"

"在免疫接种的小鼠脑中没看到任何斑块，对吧？"她接着问。

那么，接种究竟是如何起作用的呢？虽然我花了好几年的时间培养小胶质细胞，但我还是只能说，我们真的不知道。好像我们对小胶质细胞了解得越多，它们具体起作用的方式看起来就越是复杂，让人感到困惑。无论怎样，小胶质细胞对付阿尔茨海默病的方式有两种。它们可以通过分泌化学物质，破坏寄生虫体内的 DNA 来杀死寄生虫；或通过一种称为"细胞吞噬"（Phagocytosis，来自希腊语"吞噬"）的方法将危险闯入者直接吞噬掉。当然，雅典娜神经科学的研究人员并不关心小胶质细胞具体是以何种方式发挥作用的，吞噬或分泌化学物质清除斑块均可，他们关心的是找到一种安全有效的方法来治疗阿尔茨海默病。

接下来的实验结果显示出成功的曙光。从 1997 年到 2000 年，疫苗在兔子、豚鼠和猴子身上的试验结果都支持沙恩克的想法。这个疫苗甚至还对恢复动物的认知水平有帮助。基于这些数据，伊兰惠氏制药公司开始了疫苗的人体试验。

人体试验，就是通常所说的临床试验，一般分为四期。第一期和第二期主要测试药物的安全性。在一期试验中，有 20 ～ 80 位患者服用药物，以确定药物的安全剂量。如果没有严重的不良反应发生，测试将进入第二期。在这一阶段，数百名患者将接受药物治疗，来确定药物是否真的有效果。多数进行临床测试的药物都不幸地停止在第二期。对于那些挺进第三期测试的药物来说，三期和四期测试好似登山时攀登最艰难的峰顶。三期测试会招募数千名患者，花上几年的时间，药物的不良反应也会被详细记录。如果被测试的药物确实显示出效果，药物将被监督和管理机构，例如美国食品和药物管理局或欧洲药品管理局等批准上市销售。四期测试可以看作是对临床试验的补充，主要用于收集广大普通患者群服用药物的相关数据，同时监测是否有任何在早期测试中未发现的不良反应。

小规模的第一期测试仅仅招募了 24 位患者，试验显示单剂量的沙恩克疫苗看起来是安全的。接下来，超过 70 位患者接受了多次剂量接种，同样没有严重不良反应发生。在有了这些数据后，伊兰惠氏制药公司认为这个药物是安全的，值得进入第二期测试，随之招募了 300 位患者进行了疫苗接种。

全世界研究阿尔茨海默病的科学家都开始关注这项临床测试，盼望出现积极的结果。这毕竟是第一次在直接应用淀粉样蛋白级联假说来开发临床药物。

然而，接下来的临床试验却非常失败，可以说是场灾难。17 名患者在脑部发生了严重炎症，即大脑炎，表现为意识混乱和发烧，若不及时治疗还会出现癫痫、中风甚至死亡。2002 年 1 月，有关 AN–1792 的临床试验被立即叫停。在早期获得一些有利数据之后，这项临床试验遭受了惨重的失败。这是一个需要牢记的惨痛教训。

沙恩克自己也很震惊。"我们做动物实验时没出现任何不良反应……"他语气低沉地哀叹道，"或许不良反应在动物身上也有出现，但很快就消失了，致使我们没有观察到。"这项临床试验的失败结局并非毫无用处。世界各地的科学家对在临床试验中接受了疫苗的每位患者进行了长期跟踪观察。药物在患者身上的效果可以说有好有坏，总之是不一致。好消息是一名患者死后的脑部组织检查发现，大脑中的斑块接近完全消失；坏消息是来自锡德·吉尔曼的报告，他是伊兰惠氏制药公司指定的这项临床试验的安全检测委员会主席。他在报告中指出招募的 300 位患者中只有 59 位产生了预期的免疫反应。奇怪的是一些患者确实出现了短期的记忆力改善，但他们的 MRI 扫描却显示大脑出现了萎缩。大脑萎缩怎么会和记忆力改善同时发生呢？"我们还不知道其中的原因"，沙恩克说道，"或许我们永远也不会知道。"无论如何，大家的共识是：要仔细追踪每一位接受了疫苗接种的患者。

在四年的跟踪之后，159 位患者显示出认知能力有所改善。沙恩克最初的设想又被重新拿出来讨论。如果我们能够设法克服药物的不良反应，那么有效的治疗方法就近在眼前了。幸运的是，有人已经偶然发现了一个可能的解决方案。临床测试中断后不久，一位名叫克里斯托弗·浩克的瑞士精神病学家发现，患者若在身体中出现针对 β–淀粉样蛋白的抗体，他们在语言、注意力、记忆力和生活自理方面都明显强于没有抗体产生的测试患者。据此，沙恩克改变了策略，设计了针对 β–淀粉样蛋白的抗体，并将这种基于抗体的疫苗命名为巴皮纽阻单抗（Bapineuzumab），简称为"巴皮"。这是一种经过修饰和改良的小鼠抗体，可以在人体中发挥作用。这个策略妙在药物本身就是抗体，患者只需要接受抗体，这样就避免了在患者身体里发生过度的免疫反应。接受这种药物的患者只有轻微的不良反应，他们出现大脑炎的风险也小了很多。

关于这种抗体的临床测试在 2006 年正式开展，唯一出现的不良反应是脑内出现少量积水，又称为脑积水。这一不良反应在降低抗体剂量后会迅速缓解。2007 年 12 月药物测试进入三期阶段。测试对象超过 2000 位，他们是来自北美和欧洲、年龄在 50～85 岁的患者。

这次前所未有的大范围临床测试可以说是迄今为止人们对抗失智症过程中一次最大规模、也最为大胆的尝试。爱罗斯·阿尔茨海默仅能对在患者脑组织中的所见进行描述，威廉姆·萨默斯的努力只是使疾病的症状延迟出现，现在戴尔·沙恩克的工作却有可能从一开始阻止疾病的发生。随着试验的开展，美国制药业的巨头辉瑞公司和强生公司也加入其中，它们为巴皮的临床试验投入了数亿美元。显然人们对巴皮纽阻单抗充满期待，或许它将成为治疗阿尔茨海默病的特效药，结束疾病广泛流行的局面。

但是，试验还是失败了。正式结果在 2012 年 8 月被公布，巴皮纽阻单抗在所有三期临床测试中都没有显示出明显疗效。在记忆力改善方面的效果并不好于安慰剂。因为继续临床试验意味着巨大的投入，强生和辉瑞终止了药物的进一步研发。

随之而来的是对淀粉样蛋白导致阿尔茨海默病这个假说的质疑。一些极具影响力的早期支持者，如美国国家老年疾病研究院主任扎文·哈恰图良等，也开始提出保留意见。当初正是哈恰图良把淀粉样蛋白研究先驱乔治·格莱纳招募到美国国家老年疾病研究院的。"淀粉样蛋白假说在阿尔茨海默病的研究中如此根深蒂固，以至于成了一种教条。人们如此确信它的正确性，不再以真正的科学态度来看待这一假说了。"他曾对记者如此说道，接着他又补充说："没有人退后一步来检查我们对阿尔茨海默病的最根本假设是否正确。"

沙恩克自己也有疑问。这个临床试验的设计并非完美无缺，其中至少存在三个漏洞。首先，我们如何确定招募的对象真的患有阿尔茨海默病？只有死后尸检才是确诊的唯一方法；也许他们患有其他种类的失智症呢？其次，目前还没有办法真正区分患者是处于疾病的早期还是中期，这或许会影响实验结果。最后，约翰·哈迪和许多其他的"浸信徒"都认为临床试验中给患者使用的抗体剂量过低。药物的不良反应诚然需要考虑，在这场艰难的战斗中，过低的抗体剂量恐怕无法取得真正的疗效。

"我们不知道谁是真正的阿尔茨海默病患者。我们也不清楚哪些患者处在疾病初期，哪些处在疾病的中期。我们只能使用低剂量。"沙恩克说道。他还解释说，这个临床试验还有另外一个问题，那就是对患者认知能力的评测缺乏客观标准。因为不同人的日常活动区别很大，有的人也许每天都玩拼字游戏，而有的人却整天读书或做缝纫等。美国食品和药物管理局要求参与临床试验的患者要能在两项不同的认知能力评测上都表现出改善，而不只是通常所要求的一项。这样就把检测疗效的标准定得非常高。"令人感到难过的是，这个药物也许本可以在一部分人身上发挥作用的。"

当科研人员应用一种灵敏的新技术重新检验药物疗效时，他们很快就肯定了沙恩克的看法，即有关临床试验设计存在缺陷。这种技术利用一种名为"PiB"（或匹兹堡复合物 B）的化学物质。它是一种可以在活体组织中与淀粉样蛋白结合的放射性染料，首创于美国宾夕法尼亚州的匹兹堡大学。与传统的大脑成像技术相结合，PiB 可以直接显示出淀粉样蛋白在患者大脑中的散布状况。这项技术同时也是有效的疾病诊断工具：*APOE4* 基因携带者的大脑中可以检测到增强的 PiB 信号。同样的情形也发生在 *APP* 基因突变携带者中。令人惊讶的是在上面提到的大规模三期抗体临床试验中，约 30% 的参与者脑组织匹兹堡复合物 B 染色为阴性，也就是说这些患者得的不是阿尔茨海默病，他们实际上是被误诊了。

鉴于临床测试的设计存在缺陷，同时结果又缺乏明确指标，研究者们相信阿尔茨海默病的疫苗疗法值得继续深入研究。直到今天，他们仍没有放弃对疫苗的研发。

谈话到此，我问沙恩克如何看待阿尔茨海默病发生的原因。他停顿了一下，长长地叹了口气说道："我认为阿尔茨海默病不是由单一原因造成的疾病。我觉得它就好像心脏病。大脑中出现淀粉样蛋白斑块和纤维缠结就好像动脉中出现脂类沉积。动脉阻塞并不总是意味着患者有心脏病。大家都认为我是个'浸信徒'，但我们坚持研究淀粉样蛋白的真实原因是因为淀粉样蛋白是目前最为直接明显的药物靶向。这才是我们一直专注于它的原因。"

我对沙恩克提起我与约翰·哈迪和与艾伦·罗泽斯的对话，还谈起罗泽斯觉得人们没有对他发现的 *APOE4* 基因给予足够重视而不满。沙恩克会心一笑，说道："其实，约翰·哈迪是一位遗传学家。艾伦·罗泽斯则是一位哲学家。如果罗泽斯感到不满那是因为他感到我们忽略了一个可能的靶向位点。有可能他是对的。但我对天发誓我们都在尽最大努力。现在每一个开发阿尔茨海默病药物的公司都有针对 APOE4 蛋白的研发项目。我们的类似项目已经研发了八年，但一直没有什么成果。这并不意味着 APOE4 蛋白和细胞内的纤维缠结就不能够成为药物作用的目标，只是针对它们的药物更难设计和实现。"

我又问沙恩克，在经历了各种尝试之后，他对未来阿尔茨海默病的治疗前景有何看法。他回答说："事实上，我更喜欢说如何去'征服'阿尔茨海默病，而不是如何去治愈这种疾病。这就好像问如何治愈心力衰竭？好吧，唯一的办法就是换一个新的心脏。显然你不能给患者换个新的大脑。所以我认为我们需要有效的预防措施或尽量推迟疾病的发生。这就是我们征服阿尔茨海默病的策略。"

我很难对他的说法感到满意。与很多患者及他们的家属一样，我总希望有某种办法将患者的症状逆转，而不只是推迟或阻止疾病的发生，希望能有一种神奇的力量驱散笼罩在满是死亡神经元的海面上的阴霾，让那里重被记忆的阳光所普照。这也许并不是白日梦（在第十四和第十五章中我们会说明为什么这不是天方夜谭），但也不是短期内就可以变为现实的。

有人也许会问，这些失败的药物临床试验的意义何在呢？过去的试验数据说明，阿尔茨海默病疫苗还需要很多的改进。我想不会有一种疫苗能适用于每一位阿尔茨海默病患者。这种疾病具有很多不同的原因和表现，不太可能一种疫苗会在众多有细微差别的患者身上都有疗效。那么这些失败的真正意义在哪里呢？可以说它们验证了一个科学规律。格特鲁德·斯坦（译者注：美国著名作家和诗人）既不是科学家也不是医生，却对此进行了最为恰当的总结："一个完全的失败无须解释，它本身就代表结束。"

我们早就知道通往科学圣殿的道路是由失败的阶梯所铺成。失败是推进科学发展的动力。失败在我们面前关闭一扇门的同时也指出了另一个前进的方向；失败迫使我们寻找新的视角去审视过去的问题。有些研究者穷尽毕生精力证明了一个理论上的死胡同；我们应该非常感激他们，正是他们的工作间接地为我们指出了正确的方向。

总而言之，这些所谓的"预防性临床试验"描绘了一幅攻克阿尔茨海默病的诱人前景。科学家们之所以关注疾病的早期预防，是因为他们意识到阿尔茨海默病的发生发展是一个从轻微到严重的过程。现在他们更加清晰地看到，要实现对疾病的预防，就必须克服另一个无法回避的关键问题：疾病的早期诊断。

第八章
瑞典人的智慧

> 在我们进一步交流之前，我想说明一点，如果我确实得了阿
> 尔茨海默病，请不要告诉我。
>
> 《英国医学杂志》（匿名患者对医生的请求，2014.3）

位于瑞典西海岸城市哥德堡的默恩达尔医院坐落在一片高大的红砖建筑群中。它俯瞰开阔的郊区和远处一幢幢木头房子。高速公路从郊区穿过，几辆出租车前后紧挨在一处等待乘客。除了不时驶过的天蓝色现代化有轨电车载着上下班的人进出城市，这里实在是个不起眼的地方。

就在这普通到不能再普通的砖墙内，繁忙又重要的搜寻工作正如火如荼地进行着。仅需几滴液体样本就够在专门建造的最先进设备上进行检查。这里的研究人员所搜寻的目标，正是其他阿尔茨海默病研究者在过去20年中一直在寻找的东西：阿尔茨海默病疾病相关的生物标记。它们通常是血液或其他体液中的某种化学物质，在疾病症状表现出来的很久以前就可以被检测到，可以作为疾病有无的生物学线索。换句话说，这种物质的出现，预示着外表正常的身体内已经潜伏了将会发作的阿尔茨海默病。制药巨头们开发疾病抗体的尝试失败后，鉴定疾病生物标记，对阿尔茨海默病进行早期诊断变成了这个领域新重点。

　　这一想法并非什么新鲜事物。科学家早在 20 世纪 90 年代中期就发现，在脑脊液中也可以检测到 β–淀粉样蛋白和 tau 蛋白。脑脊液是包围大脑和脊髓的无色透明液体，它使得人体的中央神经系统仿佛浸在液体中而得到有效保护。这些液体也可以渗透到器官内部，提供营养和运走代谢废物。将正常人和阿尔茨海默病患者的脑脊液进行对比后会发现，二者之间存在差别。阿尔茨海默病患者脑脊液中的 β–淀粉样蛋含量降低，而 tau 蛋白含量却升高了。目前还没有搞清楚为什么会有这样的变化。一种推测认为，β–淀粉样蛋白的减少是因为它们以斑块的形式被固定在脑组织中，tau 蛋白则伴随着神经元慢慢死亡而被释放到脑脊液中。生物标记的研究显示，在疾病症状出现的二三十年前，脑脊液中这两种蛋白的浓度就已经发生了改变。到了 21 世纪第一个十年的后期，科研人员甚至发现，这一观察结果可以预测阿尔茨海默病的发生，准确率高达 90%。2011 年，一个有关阿尔茨海默病的新名词"临床前期"被正式确定，同时科研人员还试图发现其他新的阿尔茨海默病生物标记。

　　了解到阿尔茨海默病药物在临床试验中不断以失败告终，测试药物从长长的名单中被一个个地划掉后，我决定到瑞典去了解一下这里设计巧妙又充满希望的另一种临床试验。2015 年 12 月的一个星期一下午，我走进了默恩达尔医院。迎接我的是一位满头金发扎着马尾辫的男士，亨里克·基特伯格。他随和欢快，散发出的能量足以感染周围的人。

　　基特伯格在哥德堡西边的市郊长大，那里靠近卡特加特湾满是碎石的浅滩。过去在学校放假时，他经常去当地的养老院打工赚些零花钱。在那里，他目睹了阿尔茨海默病的惊人杀伤力，那时他的同学们可能还没听说过阿尔茨海默病。基特伯格的父母虽不是做学问的人，但当他们发现自己的小孩对科学有偏好后，便积极鼓励他走上科研的道路。他的父亲经常把收音机调到由瑞典著名分子生物学家乔治·克兰主持的广播节目。克兰对科学难题的精彩描述好似磁石一般，牢牢地吸引住了基特伯格。基特伯格在长大后选择了学医。在决定医学专业时，那些器官容易取材和进行观察的专业都不足以吸引充满好奇的基特伯格。他希望能研究那些不易观察到的器官，最终选择了临床神经化学专业。就好像海洋学家研究地球上的各种湖泊海洋分布变化的规律一样，基特伯格决定去研究神经系统这片海洋的水文和其中奇特的"海洋生物"。

在基特伯格的办公室里一坐下，我就直截了当地问他脑脊液检查到底有多准确。

"我们的结果显示，基本上所有淀粉样蛋白斑块和纤维缠结标记为阳性的测试者，都或早或晚会患上阿尔茨海默病。"基特伯格低声地对我说，语气中带着惊讶，好像在说一个秘密似的。他接着说："我们的发现是近年来阿尔茨海默病领域里最重要和最有影响的进展。"

我感到震惊。一幅未来的画面浮现在我脑海中：也许每个人在将来都能有机会进行这样的检测。或许全世界的人都要面对卡罗尔和约翰曾经面临的选择：是否要知道自己将来会患病。

鉴于从疾病初始到患者在精神上表现出崩溃症状之间要经历很长一段时间，基特伯格认为阿尔茨海默病并不像深夜闯入家中的窃贼，毫无防备地突然出现。相反，这一疾病可能更像电影《肖申克的救赎》中的主人公，一位历经数年精心谋划和又毫无纰漏实施越狱计划的天才。在基特伯格看来，淀粉样蛋白斑块和纤维缠结在患者的中年时期就开始形成了，它们就像电影里的安迪·杜弗兰在牢房里一点点挖通自己的逃生之路一样，逐渐扩展蔓延至影响大脑的正常功能。他说道："我认为在人们四五十岁的时候，大脑中就会开始出现小的斑块和缠结。现在也许就发生在我的大脑中呢！这些斑块和缠结在脑组织中积累数十年。在这个过程中，它们并不对周围的细胞产生毒性，β–淀粉样蛋白被封闭于斑块中。然后某种因素带来了变化，在之后的5～10年，新斑块开始累积并蔓延开来，纤维缠结也开始出现在神经细胞内，阿尔茨海默病的症状随之开始出现，大脑和海马体发生萎缩。"

基特伯格的思维方式常常跳跃出设定的局限。为了研究受损大脑组织内脑脊液生化指标的变化，他向瑞典冰球运动联盟的运动员求助。冰球是瑞典人最着迷的运动。瑞典全国有 12 个专业冰球俱乐部，288 名职业冰球选手分布其中。每一位冰球运动员都清楚知道运动带来的脑震荡和严重的大脑创伤性损坏。"脑损伤这问题真的是在困扰他们，因为在比赛里没人在乎是否被对手撞晕，大家只在乎输赢。这些运动员都目睹过队友发生严重的脑震荡。"他说道。

在 2012—2013 年一个赛季里就有 35 位选手发生脑震荡；更要命的是，强烈的碰撞甚至导致个别运动员陷入昏迷状态。在赛季开始之前，基特伯格采集了两个冰球队队员的血液样品。如果赛季中有球员受伤，他也会抽取血样，然后对同一名球员的两个样品进行比较。重复多次后他发现，血液中 tau 蛋白水平会在脑震荡发生后一小时内升高，这是神经细胞内纤维缠结的主要蛋白成分。基特伯格甚至可以通过 tau 蛋白水平的变化程度来预测运动员重返运动场所需的康复时间。这个蛋白升高的愈多，受伤者需要恢复的时间也越长。

虽然对运动冲击造成的大脑损伤和阿尔茨海默病之间的关系仍有争议，但是像拳击和美式橄榄球这样的运动会导致神经系统退行性疾病已是不争的事实。它们分别会引起帕金森症和一种被称为"慢性创伤性脑病"（Chronic Traumatic Encephalopathy）的失智症。这些剧烈的撞击性运动会常常导致脑部急速旋转或位置改变。脑内神经细胞长长的轴突将承受一种剪切或扭曲的外力，就好像旋转的飓风对桥梁产生的作用一样。这对神经系统是非常严重的问题。基特伯格现在还和英格兰萨拉森斯橄榄球俱乐部合作开发冲击感受器，监测记录队员受到的冲击力，并提醒他们进行适当的休息。即使对于我们不参与这些剧烈运动的普通人，基特伯格仍忠告要极力避免脑部因外力而受伤，因为脑震荡的伤害会持续很长时间，超过我们通常的想象。

在来到这里之前，我并没有意识到疾病在隐蔽的混沌初期，在身体毫无征兆的时候便存在影响。科学家们也是直到现在才刚开始了解这一阶段的疾病特点。我之前对阿尔茨海默病的印象来自爷爷垂暮之年饱受摧残的印象，现在则对此有了新的扩展和深入的理解。对基特伯格的实验室的参观令我对这种疾病有了更多的观念上的变化。

当他带着我穿过实验室走廊时，我注意到墙上的一幅大型现代艺术作品。画中充满明亮的橙蓝两种颜色，画面中一团液体从大脑中流出，然后进入一个试管。当我们走进实验室，我一下子就理解是什么引发了这位艺术家的灵感，创作出门外的那幅作品。实验室房间中满是电子仪器和机械装置工作时发出的吱吱响声，奇奇怪怪的设备靠墙放着，体积类似普通自动贩卖机。虽看不见它们内部的机关，但在外面可以清楚看见各种颜色的液体在透明的管子中流来流去。

"看，这是我们的两个机器人。"基特伯格指着两个正在往微小的塑料孔中注射液体的机器手臂对我说。我还记得自己在实验室里做过这样的实验，手工完成这些精确的操作，难度可想而知。一位技术员站在机器手臂旁，负责监控它们的工作。她告诉我这两个机械手臂每周可以处理 200 个脑脊液样品，约一半样品会出现阿尔茨海默病阳性标记。更准确地说，阳性意味着提供样品的个体将来会患上阿尔茨海默病。其实，这个阶段的检测意义并不大。现在既没有任何有效的治疗方法，也没有什么明确的生活方式可以治疗或预防阿尔茨海默病。将阳性的检测结果告诉当事人，只会让他们知道自己将来有很大可能会得上一种可怕的疾病，这又有什么好处呢？但是基特伯格认为，这种局面会在未来得到改变。"所以我觉得我们在为有效治疗方法的出现做好准备。"他解释说，"在将来，当我们发现了有效的治疗方法后，人们在四五十岁时就会希望知道自己患阿尔茨海默的可能性。他们或许会询问医生：'我的父亲患有阿尔茨海默病，我可不想像他那样。我希望知道自己是否具有阿尔茨海默病的疾病标记。如果阳性，我希望获得治疗。'我真的觉得这在未来是可以实现的。"

基特伯格随后向我介绍了一位年轻的技术员泽米拉，她负责处理这些机器产生的数据。每天她都分析数百份实验结果，样本来自世界各地匿名的患者。"有的人住在澳大利亚悉尼，"她指着电脑屏幕上长长的名单说道。"捷克布拉格，丹麦哥本哈根，美国威斯康星……我不喜欢看这个列表，它让我感到不安。"对于泽米拉来说，并非疾病本身，而是呈爆炸式增长的样本数量让她感到恐惧。她告诉我，一个样本的测试时间大约为17分钟。他们只检查疑似阿尔茨海默病患者的样本，在有效治疗方法出现之前，检测正常人的样本会涉及伦理问题，况且测试每一个人的开销也不是实验室所能承担的。我忍不住想，我自己会考虑接受这样的检测吗？毕竟我家有人患过阿尔茨海默病，说不定我自己就有疾病易感基因。

泽米拉继续处理她那冗长的样品名单时，基特伯格领着我接着参观他的实验室。他向我展示了一个自动机器手，能够在极为微小的飞升（10^{-15} 升，千万亿分之一升）水平上处理脑脊液。他给我看那些像小汽车般大小的仪器，它们在脑脊液中寻找疾病标记，就好像在寻找那些来自大脑的微弱神经信号一般。基特伯格讲话速度飞快，言语中不时蹦出一些奇特的新名词，例如分泌物组学（secretomics）和电化荧光学（electrochemi-luminescence）等。

看见这些新奇的设备令我感叹不已。这些复杂的仪器加上它们处理的样品，就如同一个个可预见未来的自动化生命体。基特伯格还带我看了他实验室里最重要的部分，这里是在寻找未知的生物标记：一排高大的黑盒子上蓝色或绿色的晶体管灯或亮或灭，这场景与其说是神经科学实验室，还不如说更像国家安全局的数据监控中心。基特伯格的这些实验仪器正在对样品进行更加深入的分析，寻找除了 β–淀粉样蛋白和 tau 蛋白之外其他可能的生物标记。他们除了分析脑脊液样品，还分析不同种类的生物样品。基特伯格解释说，要获取脑脊液样本，患者必须经历痛苦的腰椎穿刺，粗粗的针头扎入身体，给患者身体带来创伤，这个过程令人恐惧。外周血则更容易获取，是最理想的实验材料。如果可以用外周血进行检测，就容易在随后的数年进行跟踪测试。在对冰球运动员的跟踪研究中，基特伯格的试验结果初步显示他这种想法的可行性。现在已经有其他研究小组将这个想法应用在阿尔茨海默病患者身上了。

2014 年 3 月，美国华盛顿特区乔治城大学由霍华德·弗德罗夫领导的研究小组发现，检测血液中十种脂类水平的差异，可以预测受检个体将来是否会患有阿尔茨海默病。血液中的这种成分变化在患者出现症状的 3 年以前就可以被检测出，准确性在 90% 左右。同年 11 月，美国国家卫生研究院的研究员迪米特里奥斯·卡波吉亚尼斯声称，血液中的胰岛素蛋白 IRS–I 中的缺陷，可以预测个体是否会在十年后患上阿尔茨海默病。

这些研究是有局限性的。首先，参与研究的患者数目不多，通常只有数百人。其次，与脑脊液在体内的总量（约 150 毫升）相比，人体血液总量为 4 升左右，生物学标记在血液中的浓度通常很低。而且，血液中清除异物的生物机制十分有效，来自神经系统的生物标记在进入血液后，会被视为异物而遭到迅速清除。

另一位来自乔治城大学的神经生物学家斯考特·特纳在 2013 年下半年更是提出一种别出心裁的非主流研究方法。他在当年的一次学术会议上提出，检查眼睛视网膜就可能判断个体是否患有阿尔茨海默病。视网膜位于眼底，由一层感受光线的神经元组成。特纳在研究中发现，阿尔茨海默病小鼠的视网膜要比正常小鼠视网膜薄约 49%。这个异乎寻常的发现一发表就成了媒体的头条。可想而知，如果在人体中也有类似的发现，它一定会成为更具轰动性的新闻。正如一位此项研究的参与者所说："如果只是简单地看一下眼睛，就可以断定谁有阿尔茨海默病，那就太神奇了。可是确诊这种疾病，过程要复杂很多。"

无论怎样，我们已经在简化疾病诊断过程方面前进了一大步，这是重要的开端。毕竟，如果能够找到可靠的生物标记，不仅可以对患者进行早期诊断，还可以在设计治疗药物上有的放矢。因为阿尔茨海默病发展缓慢，药物即使确实有效，其作用也是一个相对缓和且长期的过程，在实际应用中确认其实际疗效还是个难题。如果找到了相应的生物标记，其在体内水平的改变，就能反映出生化反应的微小变化，恰好可以用来灵敏监测药物在体内是否发挥了作用。无论这种相关生物标记的研究结果如何，参观基特伯格的实验室让我充分感受到，生物标记的研究的确是当前阿尔茨海默病研究中最令人感到兴奋的领域之一。

在我离开哥德堡之前，基特伯格还带我参观了一个特殊的地方。这个地方一直在他心中占有重要地位，让他重新回到童年时代。我们从医院出来，乘上出租车去往哥德堡市郊。城市的街灯渐渐远离，车灯的光线努力冲破冬雾的阻挡，照亮我们前进的方向。我们要去一个在弗洛伦达区由政府资助的养老院。这里的人们以一种新的方式照顾阿尔茨海默病患者。我或许不该将他们称为患者，因为在这里他们不是被当作患者看待，而是作为居民生活于此。

在一幢设计现代的白色三层小楼前，我们下了车。这里距离植物园和约塔河不远。一进大门，就有一位身着白上衣和牛仔裤的工作人员上来迎接我们。她的名字叫玛丽卡·马特森。与她握手互作介绍后，我瞥了一眼门厅，马上就注意到这里有些奇怪：没有人穿制服，看起来就好像就置身于某人的家中一般。这里住着96位居民，约一半的人患有失智症，大部分是阿尔茨海默病。这里只是散布瑞典各地众多养老院中的一个，它是政府应对瑞典人口日益老龄化的举措之一。

瑞典政府一直给予老年人特殊的照顾。国家近些年承诺斥资 43 亿瑞典克朗，改善老年人的医疗保健。现在瑞典是世界上人口最长寿的国家之一。据估计，到 2035 年约有四分之一的瑞典人将超过 65 岁。2013 年的联合国报告将瑞典列为老年人生活质量最高的国家（英国排名第 13，阿富汗排在最末）。

当马特森领着我在大厅里漫步时，我想，任何看到眼前情景的人，都能理解为什么瑞典会排在世界第一。这里的房间中满是居住者的日常物品。养老院会对进出厨房和客厅的人数进行统计，以保证一个房间里面同时不超过 6 个人。这里有烤面包房、艺术工作室、健身房以及配有大号按摩浴缸的水疗中心。此时我一下想起了爱罗斯·阿尔茨海默当年工作过的精神病庇护所，二者之间有着天壤之别。

布置和设施只是外表，真正以家的理念来设计和管理疗养院是这里与众不同的关键。在马特森看来，养老院人员的工作，就是努力使这里成为居民真正的家。"这里氛围的核心就是恬静安宁。"她接着解释说，"我们将居民分成小组，是为了让他们觉得这就是他们的家。很多住在这里的人也确实是这么认为的。有时因为记忆问题，他们会把我们当成家属——我们会成为他们的父母、兄弟、姐妹或旧时学校里的好朋友。"

我们走进一间屋子，马特森把我介绍给那里几个正在看黑白电影的人们。有的人好像对这部电影很感兴趣，向坐在身边的年轻人询问有关电影的问题，而另外几个人则对电影毫无兴趣。根据马特森的介绍，有的人认为自己还在上班，每天早晨照常一番梳洗打扮，将工作东西装好，好像还在继续从前的工作。

在那里我碰到了两位前来探访的亲属，安妮卡和莫娜。见面不久，她们就邀请我一起去喝咖啡。安妮卡的母亲玛丽今年 75 岁，已经在养老院住了一年。八年前家人开始注意到玛丽的症状，直到一年前，她发展到令家里人无能为力的地步。起初她总是在冰箱中放置很多相同的物品，比方说

20 块奶酪什么的。有时玛丽会把钱和其他个人物品藏在衣橱中悬挂的衣服里。症状从无伤大雅的小过错迅速恶化，玛丽开始询问她过世多年的父母在哪里。"他们早就死了！你难道不知道吗？"久而久之，安妮卡对回答这样荒诞不经的问题感到十分恼怒。

在诊断过程中，玛丽接受了脑脊液检查，成为第一批接受生物标记检测的患者。她的老家在芬兰，20 多岁的时候搬到哥德堡，开始在一家面包坊里工作。随后和一位瑞典钢铁工人结了婚，在哥德堡定居下来，并养育了安妮卡在内的 3 个子女。夫妻两人 60 多岁的时候，小孩都已长大开始独立生活。她和丈夫搬到一个小的三居室公寓，准备在那里安度晚年，偶尔看看孙辈，重新拾起过去因为忙于家庭而被疏忽的业余兴趣。

玛丽的兴趣是绘画。在她还工作的时候，她总想着将来有时间了，她会开始画那些在杂志上看到的花花草草。在杂志里看见喜欢的花草图案时，她会把它们剪下来收藏供日后临摹。但是当她终于买了画布，准备好了调色板，她却因为严重的病情而一笔也画不动了。

"我很生气，她从不曾画过一笔。"安妮卡给自己又倒了杯咖啡。她的话音平静柔和，但时常也透露出一种坚强不为所动的特质，似乎这些年来对她母亲的看护使她对阿尔茨海默病已习以为常。她已经不再为自己母亲的病情而悲伤；她感到隐隐的愤怒。"现在，她的杂志剪纸有几百种，买了几十张画布，成天地唠叨，'哎呀，我想画画，我想画画。'"安妮卡说。

我在想，如果玛丽真要是开始绘画，她会有什么样的作品呢？我不由得想起生活在伦敦的美国画家威廉·尤特莫伦的作品。当这位画家在 1995 年得知自己患有阿尔茨海默病后开始坚持创作一系列的自画像。随后 5 年，在一幅幅对自己面容的描绘中，他的肖像逐渐变得模糊和抽象。这些作品经常会在不同的博物馆中展示，给参观者留下深刻的印象。从中人们可以清楚地看见画家本人一步步陷入失智的深渊。有意思的是，绘画本身可能还减慢了画家失智的过程，因为绘画可以刺激与创造力相关的大脑顶叶，这一区域一直会保持完整，直到阿尔茨海默病的末期才会出现问题。在2014 年的纪录片《绘画改善记忆》（*I Remember Better When I Paint*）中，治疗师朱迪·赫尔斯坦解释说：

> 我们知道（阿尔茨海默病患者）可以获取颜色、质地、形状等信息，并将它们在大脑里进行转化，赋予其意义。艺术创作能刺激大脑中非语言、侧重于情绪表达的部分。给患者颜料、画笔、任何形式的艺术介质，让他们进行创作，当他们的双手参与其中，肌肉动作参与其中时，某种真实、积极和活跃的过程会调动他们的大脑。所以艺术创作可以越过疾病给大脑带来的限制，直接利用大脑尚有功能的部分。

"我试着和她一起画画。"安妮卡继续说道，"但她还是做不了。她现在什么也做不了。她现在唯一能做的就是不停地收拾东西，因为她觉得她要回家了。"

瑞典政府的目标是保障那些体弱多病的老年人尽可能久地在家中受到照顾。政府认为保持独立、靠近家人，生活在熟悉的环境中是保持患者心智、减缓其退化的最好（也可能是唯一的）方法。政府对照顾老人的家庭给予补助，例如将做好的膳食送到家中。一些瑞典当地政府甚至把老年人以小团体的形式组织起来，安排他们一起聚会和做些烹饪。当然，这种做法也有缺点，那就是当像玛丽这样的患者不得不搬到养老院时，他们的症状已经非常严重了。在马特森看来，这是个问题，很多人需要至少半年时间才能适应这里的环境。他说："现在，他们到这里的时间跟以前比晚很多，平均年龄在 85～90 岁，接近 90 岁。他们来到这里时都已病得很重，已经是失智症的晚期。在失智症的最后阶段，患者已基本不可能像从前那样和其他人建立新的人际关系。所以他们很难融合到养老院的新环境中。"

为了帮助玛丽适应新生活，也是不希望看到妻子带着恐惧和困惑离开人世，她的丈夫和她一起搬进了养老院。虽然二人已结婚 56 年，可玛丽已经不认识他了。"当玛丽讲起她的母亲时，父亲就只好看着我发出无奈的叹息。"安妮卡说道，"我母亲喜欢帕瓦罗蒂的歌，还不断地说她会嫁给帕瓦罗蒂。我跟她说帕瓦罗蒂早死了，而你的丈夫就坐在你的身旁。别再谈什么帕瓦罗蒂了。"我们两个人都不禁笑出了声。阿尔茨海默病患者在生活中不免会有些令人尴尬的时刻，能够以幽默对待并将它们转化为笑声可能是对待患者行为最好的办法吧。

幸运的是，玛丽的思绪中还留存着自己子女的记忆。她的生活也并非全是无助和悲伤。美国著名作家苏珊·桑塔格将疾病比喻成生活中的黑夜。她曾将健康和疾病两种状态比作一个人生活在两个不同的王国，每个人都不能避免的会成为"疾病王国"的公民。安妮卡的母亲正在"疾病王国"中经历生命的黑夜，但也还有些值得期待的事情。她参与到发现有关阿尔茨海默病生物标记的研究中，虽然她可能并不清楚自己在做什么；她生活在一个对她这样的患者给予关怀的社会中，国家对那些在黑暗中挣扎的公民给予了他们应感受到的智慧、尊严和尊重。

这一次经历使我在探索过程中第一次感到一丝胜利的曙光。我所了解的阿尔茨海默病研究不过是过去数十年疾病不同阶段的几个剪影而已。迄今为止，失智症发展的时间进程仍是棘手和最难以捉摸的。究竟在何时，疾病跨过健康和失智症之间那段阴暗模糊的边界的呢？如果我们能够明确区分这个边界，这可能正是深入了解疾病的关键。阿尔茨海默病的发展时间线，是其最令人生畏的地方，也可能是人类刚好可以攻克这种疾病的地方，好似阿喀琉斯之踵。基特伯格在努力寻找的阿尔茨海默病生物标记，可能就是未来人类战胜这种疾病的武器。他所做的研究就如同莎士比亚在《约翰王》（*King John*）中所描述：

　　像动荡的时代一样活跃，以烈焰对抗烈焰，

　　以牙还牙，以眼还眼。

　　这正是基特伯格所做的事情：以疾病之道还治疾病其身。

　　当梦想有一天我们攻克阿尔茨海默病时，我们常常会想到：患者出现症状，大夫开出药方，患者服用药丸，疾病便被治愈。我们也许需要调整一下这种期待。随着对阿尔茨海默病的了解日益加深，我们战胜这种疾病的方法也会被重新定义和调整。现在看来，无论从事药物开发、基础研究，还是临床治疗的人们都有的共识便是：早发现和早治疗。对于普罗大众而言，是否有特别的生活方式对避免疾病有帮助呢？或者说，我们能够在日常生活中预防和推迟疾病的发生吗？我想找到这个问题的答案。

第三篇
预防

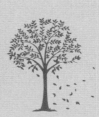

爷爷阿巴斯从不沉迷于享受。他生活在伊朗这个伊斯兰宗教国家，就算想饮酒也不行。父亲对我说："你爷爷很可能一辈子就喝过六次威士忌，每次都是在他来英格兰看我们的时候。"爷爷很注意保持身体健康。每天早上五点醒来后，便会去德黑兰北面厄尔布尔士山脚下爬山。他从不吸烟，饮食习惯良好，吃大量的鱼、石榴、开心果和富含蔬菜并加有玫瑰水的波斯传统炖菜。

爷爷的生活几乎没有什么压力。他的父亲，也就是我的曾祖父沙班是木材经销商，在德黑兰小有名气。爷爷从曾祖父那里继承了一大笔财产，自己也成了赛米兰省财力雄厚的房产开发商。爷爷从来不必为钱发愁，他也无须为挣钱而工作。

爷爷显然是过着健康的生活，很难看出有什么原因会让他后来患上阿尔茨海默病。我后来逐渐意识到很多患者都有着和爷爷类似的情形。我在伦敦遇到的阿诺德是位温文尔雅的南非人，他也一直过着健康的生活。住在考文垂的卡罗尔生活积极乐观，却是早发型阿尔茨海默病患者。如果有原因的话，那究竟是什么原因导致失智症呢？英国知名作家泰瑞·普莱契爵士也曾问过这样的问题。而答案或许就像加州神经科学家阿瑟·托加在2008 年对这个问题的回答："坏运气。"更具讽刺意味的是，他还补充说："每个人得病的概率是平等的。"

但是，随着我阅读了大量有关生活方式对预防疾病的文献（这方面的研究报道十分丰富），我逐渐意识到，以上说法可能并非绝对，我们仍有理由相信某些生活方式的改变可能还是有作用的。尽管大部分证据仍是初步或不确定的，有些甚至只是道听途说。现有的科学证据已表明，精神压力、饮食、运动锻炼、认知训练，甚至睡眠等都与阿尔茨海默病有关。怀着谨慎的乐观态度，我向大家介绍一些相关的医疗预防手段。毋庸置疑，这是一个充满不确定性的领域。

第九章
精神压力

生活不只是快节奏。

传为圣雄甘地

内分泌学家汉斯·塞莱在 1956 年出版了他的具有开创性的作品《生活的压力》（*The Stress of Life*）。他在书中解释了压力情绪是如何导致疾病产生的。在此之前，精神压力导致生理疾病的概念可以说是闻所未闻。如今，我们都非常熟悉现代生活的压力会对我们身体健康造成影响。抑郁、焦虑、头痛、失眠、心脏病这些身体疾患都与精神压力有关，而且这方面的证据比比皆是。但压力也是阿尔茨海默病的成因之一，这个看法是对的吗？虽然早期只有一些零星的证据，但现在有越来越多的研究发现支持这一看法。

从表面上看，这很合乎逻辑。大脑是我们应对精神压力的主要器官。压力会导致神经网络中的细胞发生变化。短期内这些变化可能是好的，如提高对压力的承受能力，促进个人的成长和学习。然而从长远来看，当大脑承受精神压力过久后，神经元会出现损伤。这里指的是物理性真实存在的损伤。动物研究表明，承受反复的精神压力会导致神经元树突缩小，神经元之间的突触相互剥离，甚至阻碍大脑生成新神经元的能力。

大脑的影像研究也得出了类似的结论。那些处于社会底层的人们往往长期承受巨大的生活压力，他们的大脑前额皮层中的灰质会因此而减少。还有报道指出，在美国"9·11"恐怖袭击发生的三年后，灾难发生地附近的居民脑部海马体中灰质出现减少，这一部位正是大脑控制记忆的关键。

当然，人们的生活方式千差万别。与压力相关的各种行为，如饮食、吸烟、饮酒等，进一步使这个问题变得错综复杂。无论怎样，精神压力和阿尔茨海默病之间具有相关性的证据有增无减。例如，患有创伤后应激障碍（post-traumatic stress disorder，PTSD）的退伍军人死于失智症的可能性接近正常人的两倍，其中多数都患上了阿尔茨海默病。在阿尔茨海默病患者中，若患者具有增高的皮质醇应激激素水平，其病情往往会恶化得更快。皮质醇的产生就与紧张和压力和有关。

进入 21 世纪不久，芝加哥拉什阿尔茨海默病疾病中心的神经心理学家罗伯特·威尔逊设计了一项研究，进一步探讨精神压力和阿尔茨海默病之间的关系。威尔逊采访了 6000 多名来自芝加哥南部的老年志愿者，通过一种被心理医生称为"神经功能评价"的方式对受访者进行测试。在测试中，他要求受访者用五个等级对题目中的描述进行评价，它们分别是"强烈不同意""不同意""中立""同意"和"强烈同意"。威尔逊要求志愿者对一系列与压力相关的描述进行评价，例如："我不是个容易担心的人""我常常感到紧张和不安""我经常因为人们对待我的方式而感到愤怒""我常感到无助，希望有人帮助我"。威尔逊同时还应用了一系列记忆和认知测试对受访者进行评估。

三年以后，威尔逊对相同的志愿者又进行了重复测试（除去少数已过世的受试者）。在第二次测试三年后，他又进行了第三次测试。威尔逊最后对这些测试结果进行统计分析，试图发现个人对精神压力的处理态度和患阿尔茨海默病之间的联系。研究结果显示二者之间确有关联。在 170 位后来患有阿尔茨海默病的参与者中，绝大多数人在神经评估测试中获得了高分。这一研究结果显示，对精神压力敏感的人患阿尔茨海默病的风险要比常人高 2.4 倍。即使排除了年龄、性别、种族、教育程度、过往病史以及是否携带 APOE4 基因等因素后，这种高风险依然十分显著。威尔逊几年后又进行的一项类似研究也显示了相同的结果，唯一的区别是风险提高到了 2.7 倍。但是人们并不清楚精神压力到底是如何提高阿尔茨海默病患病风险的，其生理机制还需进一步研究。

加州大学欧文分校行为学专家佛兰克·拉弗拉所领导的研究小组，试图通过小鼠实验来揭开这种联系的神秘面纱。他们设计了一种方法，用一种与人类生活中所承受的精神压力相类似的方式来处理小鼠。拉弗拉认为，过去有关探索精神压力与阿尔茨海默病二者关系的研究所以没有清楚的结果，是因为研究者们要么仅观察几分钟或几十分钟压力所产生的影响，要么观察几天到几个星期很长时间后的影响。他说，这两者都不能真实模拟人们在现实生活中承受的压力。因此，他的团队试图"模拟一种短期的人类现代生活压力体验，比如车祸或是枪击事件，这种情形通常持续数小时，不只是几分钟，也不是几天或几星期"。

拉弗拉还指出，精神压力不仅仅来自心理反应，它还可能来自身体所受的创伤。因此，他们设计了同时在精神上和身体上刺激小鼠的实验。为了达到此目的，他们先将小鼠置于狭小容器内，然后把容器放于一个快速移动的平台上约 5 小时，同时还伴有强光和刺耳噪声。我个人觉得这种实验对小鼠而言过于残酷了。这个实验在某种程度上是为了解精神压力和脑组织受损之间的联系提供依据。

随后拉弗拉的研究小组对实验动物的大脑进行了分析。与预期的一致，那些遭受精神和环境刺激的小鼠和正常小鼠相比，其脑内的神经树突和突触都有所缩小。出乎意料的是，这些刺激也使脑内 β-淀粉样蛋白水平上升，并导致小鼠出现长达 8 小时的严重记忆障碍。将这些发现应用于人类大脑，拉弗拉的团队认为，日常生活中的压力体验——尤其是那些持续长达数小时或更长时间的痛苦经历，可能使脑内以某种机制加速阿尔茨海默病产生，或使早期疾病加速恶化。

半个多世纪以前，汉斯·塞莱曾写道：

"在生活中我们常会听到这样的表达，'这工作让我感到头疼'或'简直要被逼疯了'……从健康的精神状态，到精神受到困扰，再到丧失理智，其间存在着难以察觉的过渡（原文作者在此加上了斜体以示强调）……在生活中，由艰难困境而产生的精神压力，往往导致人们从健康的精神状态发展到焦虑，甚至从焦虑发展到失去理智。"

虽然作者汉斯·塞莱的某些用词有些过时，但是他对由健康精神状态向阿尔茨海默病转变的描述似乎总能引起现代人的共鸣：在我们竭力追求更高的目标时，不知不觉地也将自己置身于各种精神压力之中，这些压力或许已自然地融入我们的日常生活。我们虽意识到它们的存在，却往往将其忽视，使压力对身体的损害日益积累；生活中还存在一些无法避免的精神冲击，比如失业、离婚、丧偶等。问题的关键在于清楚认识哪些精神压力是可以避免的，哪些又是无法逃避的，并对那些可避免的压力进行合理的控制。阿尔茨海默病或许就是在应对过多的压力中慢慢产生的。

第十章

饮　食

让药融入你的饮食，使饮食成为你治病的药方。

希波克拉底

这句被认为出自希波克拉底的名言，早已被许多新的营养时尚奉为金科玉律，包括从崇尚低碳水化合物的阿特金斯（Atkins）膳食，到所谓的旧石器时代"穴居人"原始饮食法，从这些指南中已衍生出一个价值数百亿美元的行业。这些营养时尚是如此令人深信不疑，其背后的科学依据反而退居其次了。我们都知道要多吃水果，少摄入脂肪，保证充足的维生素，少量的盐等，然而要将某种饮食与特定疾病联系起来却是十分困难的事。与精神压力研究类似，当我们试图根据实验观察来证明某种因果关系时，我们会发现有很多因素都难以解释。即便如此，我们还是会发现阿尔茨海默病和饮食之间似乎确实存在着某种联系。

2015 年年初，在芝加哥神经学家妮拉姆·阿加沃尔领导的研究小组发表了一份报告，指出地中海式饮食方式或许对阿尔茨海默病有预防作用。他们在四年半的时间里观察研究了近 1000 名年龄在 58～98 岁老年人的饮食，并发现那些遵循混合饮食方式的人患阿尔茨海默病的可能性降低了 52%。这种混合饮食是将地中海式膳食和降血压饮食法相结合，在膳食中包含丰富的绿叶蔬菜、全麦谷物、鱼、坚果、浆果，极少的红肉、奶酪、油炸食品、甜食和糕点。

虽然这仅仅是一项观察性研究，但在排除了通常的影响因素，例如年龄、既往病史、体重指数、受教育程度、抑郁症史、是否携带 *APOE4* 基因之后，饮食和阿尔茨海默病之间的联系依然是存在的。位于明尼苏达州著名的梅奥诊所通过一项系统性评估得出结论："尽管研究数量偏少，但把已知结果汇总后可以发现，遵从地中海式饮食方式的人群患轻度认知障碍和阿尔茨海默病的风险会降低，从轻度认知障碍发展到阿尔茨海默病的风险也会减少。"

我们吃下去的食物怎么会使脑部免受疾病侵袭呢？这可能和大脑与肠胃之间某种尚不明确的联系有关。我们的肠胃中有各种益生菌群，被统称为微生物组（microbiome），它们对脑部健康至关重要。瑞典斯德哥尔摩卡罗林斯卡学院的研究者们在 2014 年 11 月发表的一篇报告鲜明地展现了这种联系。他们的研究显示，在无菌容器中繁育和饲养的无菌小鼠在出生时会有血脑屏障缺陷。血脑屏障是一层由细胞构成的分隔屏障，它决定血液中哪些分子可以由毛细血管进入大脑，哪些分子则不能。阿尔茨海默病患者脑中的血脑屏障，尤其是与记忆有关的海马体周围的血脑屏障，是最先出现病变的组织之一。

微生物同样也会带来危险。如果大量的细菌穿越血脑屏障，它们将会激活大脑的免疫细胞、小胶质细胞（就是在第七章中有关阿尔茨海默病疫苗故事中的主角），并由此导致炎症反应。这种炎症反应又会进一步削弱血脑屏障，形成一个恶性循环：即有更多的细菌穿越血脑屏障，进而激发更为严重的炎症反应。

约六年前，瑞士匈牙利神经病理学家朱迪思·米克洛西在阿尔茨海默病患者中发现了这种恶性循环的典型病例。她发现，阿尔茨海默病患者大脑中的细菌浓度比健康人高出 8 倍。一种螺旋形的细菌变种，螺旋原虫（Spirochaetes），正是罪魁祸首。米克洛西写道，它们具有"侵入大脑，占据脑组织并引起失智症的能力"。她还指出，失智症也是莱姆病（Lyme disease）晚期的一个表现，而莱姆病正是由包柔氏螺旋体（Borrelia）引起的感染性疾病。这些微生物可以逃过宿主的免疫防御进入大脑，促成脑组织中斑块和纤维缠结的形成（译者注：最近研究显示引起牙周疾病的细菌可以促进阿尔茨海默病的产生。所以保持牙齿健康也是积极预防阿尔茨海默病的一种手段）。

与这一发现相对应的是，地中海式饮食中含有很多抗细菌食物，比如大蒜、橄榄油和蜂蜜。该种饮食中的肉桂同样也是十分有益的食物。一项研究表明，患有阿尔茨海默病的小鼠在经过肉桂提取物喂养后，脑中的斑块会减小，认知能力也得到提高。

最近还有一项关于饮食与年老认知减退相关性的临床随机试验报道。随机试验通常被看作是确定测试对象是否真正起作用的黄金标准，它通过将受试者随机分配至治疗组和安慰剂组，来最大程度以减少随机因素的干扰。同样是卡罗林斯卡学院进行了这项研究，他们还将之命名为"芬兰老年人认知损坏和认知障碍的预防研究"，简写为 FINGER。研究人员将 1200 多名 60～77 岁的芬兰人随机分配，进行长达两年的严格饮食研究。在认知测试中，那些认真遵循指定饮食要求的人明显优于那些未遵循的人。这项实验虽然并不是针对阿尔茨海默病，但是专家们认为这一结论对阿尔茨海默病应该同样适用。

对于我这个着迷用不同颜色的盒子来区分不同食物的人来说，自然会刨根问底这项研究的细节。这里所谓的指定饮食其实是这样要求的：

在每日摄入的食物中，能量的 10%～20% 来自蛋白质，25%～35% 来自脂肪（饱和脂肪酸少于 10%，10%～20% 为单饱和脂肪酸，5%～10% 为多不饱和脂肪酸以及 2.5～3 克的欧米茄–3 脂肪酸），45%～55% 来自碳水化合物（精制糖少于 10%），25～35 克膳食纤维，少于 5 克盐，低于 5%

的能量来自酒类。

　　这种饮食方法简单概括起来就是"在饮食中摄入大量水果和蔬菜、全麦谷物、低脂牛奶以及低脂肉类，蔗糖摄入量每日不超过 50 克，用人造植物黄油和菜籽油代替黄油，每周至少吃两次鱼类食品"。

　　看完这份饮食要求，我多少觉得有点失望。这个食谱和多年来医生和营养师给大众推荐的健康饮食建议简直如出一辙。现在是我们应该认真听取这些建议的时候了。

第十一章

运　动

只有运动才能支持精神，保持头脑的活力。

西塞罗

　　对许多人来说，运动是改变他们生活精神状态的最好方式。也许会令人感到惊讶的是，这个观念实际上缺乏确凿证据。这个观念在逻辑上十分符合人们的直觉，在某种程度上甚至令人欲罢不能。应当说，运动对健康的好处是显而易见的。适度的运动可以显著降低血压，改善心血管功能。人们认为正是这些好处降低了患阿尔茨海默病的风险。

　　现在知道中年高血压会升高患阿尔茨海默病的风险。相反，如果在75岁之后血压过低同样会导致患阿尔茨海默病的风险上升。目前还不清楚其中的原因。多数的研究证据认为，血压会与炎症反应有关（这里要再次涉及小胶质细胞），但它又究竟以何种机制与脑部斑块和纤维缠结以及灾难性的病变联系在一起，却仍然是个谜。

　　研究人员在小鼠实验中发现，在跑步机上运动能减少斑块和缠结在脑中的堆积。这虽然不是大发现，但也足以令人感到惊奇。其原因可能与激活一种被称为自体吞噬（autophagy，希腊语义为"自噬"）的特殊细胞现象有关。自体吞噬是一种独特的细胞自我管理机制，以此可以清除细胞中已损坏或不需要的废物，回收可再利用的分子和吸收新物质。这种机制往往被看作是细胞适应和自我保护机制的一部分，可以帮助神经细胞更好地适应环境压力，延长细胞寿命。因此，人们认为通过运动激活自体吞噬或许可以阻止阿尔茨海默病中脑细胞的死亡。

在分子研究中，人们把注意力集中在脑源性神经营养因子（brain-derived neurotrophic factor，BDNF）这种特殊蛋白质身上。宾夕法尼亚州匹兹堡大学的研究者在 2010 年 12 月招募了 120 名平均年龄为 67 岁的参与者。他们每周进行三天的适度有氧运动，或是简单的伸展运动。这项研究的一个明显的结果就是，参与者的磁共振影像显示他们的海马体体积增加了 2%。考虑到在这个年龄段正常海马体会缩小 1.5%，这个微小的增加已经是很不错的表现了。引起这个改变的一个重要因素就是脑源性神经营养因子。这种因子可以在神经系统中促进神经元和新突触产生。由于脑源性神经营养因子在神经元发生和发育中的关键作用，一些制药公司现已将其视为一种潜在的理想药物进行开发。科学家们因此还给它取了个绰号，"大脑的肥料"。

遗憾的是，这神奇的"大脑肥料"要在实际中应用恐怕还需要再等几十年。在那一天到来之前，我们不仅需要积极运动，还要试着发现到底何种运动，以及什么样的运动频率能更有效地帮我们保持大脑健康。到目前为止，这一方面最全面的调查，要算是英国萨塞克斯大学的研究者在 2014 年进行的一项系统的综述性研究，名为"运动对阿尔茨海默病认知表现的影响"。在这项研究中，他们找到几种对提高患者认知能力有积极效果的方法。这些方法包括不同强度的运动，从 30 分钟行走（每周 4 次，持续 24 周），到一小时自行车运动（每周 3 次，持续 15 周），再到 30 分钟高强度健身活动（每天都做，持续 12 周）。对于那些年事已高，甚至步行都已很费劲的人来说，较低强度的身体活动，例如中国武术中的太极拳练习，也是有益处的。

　　高强度运动和低强度健身有同样的益处，这个事实耐人寻味。我们显然还需要更大规模的研究来证明运动和阿尔茨海默病之间的确切联系。这并不是说某个人可以通过运动锻炼来避免患上阿尔茨海默病。流行病学旨在发现疾病在大规模人群中的存在规律，掌握在数以百万计人口中的疾病趋势。其研究发现往往不能直接具体应用到个人。当年我爷爷可是经常徒步爬山动辄就是两个小时啊。无论如何，进行一些锻炼活动总是有好处的。

　　纳吉·塔比特是在萨塞克斯大学那项研究的主要作者，他领导的有关生活方式的研究一直处在这个领域的前沿。当我在电话里和他交谈时，他着重强调说："并不是一定要参加马拉松比赛，也不是每周非要去健身房三到四次才行，快步走就是很好的运动方式！"出于对阿尔茨海默病，这种给人带来绝望的疾病的深刻了解，塔比特将自己的研究重点放在运动锻炼与阿尔茨海默病之间的联系上，希望能发现一种预防疾病的有效方式。塔比特还说："这种疾病可以使一个人丧失各种性格特征，还破坏患者亲人朋友的生活。面对这种残酷的事实，我们必须竭尽所能，没有别的办法。"

　　塔比特还向我提到了一群狂热的健身者，他们年龄在七八十岁，痴迷于运动健身，几乎把运动看成了一种宗教，而且自称为"运动超级达人"。我曾有位实验室同事就是如此。他虽已是82岁高龄，不仅没有退休，还刚徒步穿越了南极。塔比特将记忆力正常的"运动超级达人"和只做些日常锻炼的相应年龄的老人相比，发现两组人群的认知能力并无差异。"所以，过度运动，"他说，"并没有带来额外的益处。只要做些低强度的锻炼，就可以维持身体的正常运转：保持心脏、肌肉、呼吸系统的正常健康运转。一天几分钟的运动就能起到保护作用。"

　　我还是想问问，为什么会这样？"没有人知道确切的原因。"塔比特承认说，"我感觉运动可以促使免疫系统发生作用，有效防止斑块和缠结的形成。运动同样还有助于改善心情。我们都知道抑郁症患者更容易患上阿尔茨海默病。运动会使心情变好，可能间接对预防阿尔茨海默病起到作用。"

更为神奇的是，塔比特认为适度运动除了有助于预防阿尔茨海默病，还有其他好处。他相信运动还可以减慢晚期阿尔茨海默病患者的病情恶化。他认为，就算是非常简单的健身活动，比如扔扔球、活动活动手脚、伸展伸展四肢等低强度锻炼，只要达到让身体各部位"活动起来"这一简单明确的目标，就可以起到作用。

以上这些听起来还是令人感到积极乐观的。接下来，让我们来重新发现一种完全不同形式的运动吧。

第十二章
脑力锻炼

　　所有人都会欣赏和赞叹有丰硕成果的研究。研究的艰辛在于当结果不明朗和原因不明确的时候，仍保持不懈的努力。

《依然爱丽丝》（莉萨·吉诺瓦）

　　41 岁的日本医生川岛隆太从 2001 年就开始研究视频游戏对大脑的影响。川岛曾在瑞典卡罗林斯卡研究院进行过神经科学研究，现在就职于日本东北大学。他从一开始就认定功能性脑成像是他热爱的行当。对他而言，能够在屏幕上亲眼看到思维活动转换为大脑瞬间影像的变化，是一种难以抗拒的诱惑。功能性脑成像简直就是一张活生生的大脑镜像地图，被观察者对外界的各种反应都会像镜子里的影像一样反映在大脑功能图像中。两年后，川岛出版了一本满是各种奇奇怪怪卡通人物的书，这些人物做出各种日常行为动作，人物旁边则是对应的大脑功能成像图。这本书里还有简单的心算、各种谜题回答和小测验等。就像书中明确指出的那样，这些内容旨在"帮助恢复大脑的活力，并将大脑功能提升到更高水平"。川岛的梦想是将大脑健康保健变成一项"社会公益"事业。在 2005 年，可以说他实现了梦想。著名的日本任天堂游戏公司发布了由他开发的视频游戏"脑力锻炼"，这款游戏掀起了一股全球的游戏热潮。

我一直不太擅长川岛这款著名的游戏。当听到宣传说玩这些游戏可以预防阿尔茨海默病，着实让我有些惊讶。我觉得人们甚至都不会认同玩电子游戏会有助健康，更别说什么玩游戏可以防病治病了。但不管你相信与否，在过去的十多年里，日本各地数以千计的养老院一直用这些游戏作为预防阿尔茨海默病的一种手段，这其实也是没有办法的办法。

粗略看看日本人口统计数据就会知道其中的原因。现在日本这个东亚岛国是全球人口老龄化最严重的国家，有近三分之一的人口年龄超过 65 岁，到 2055 年这个数字将达到 40%。在这期间，因为有名的低出生率，日本人口预计将从 1.27 亿降至 9000 万。同时，日本正处于失智症大规模爆发的边缘。鉴于如此严峻的形势，日本卫生部部长曾发出呼吁，到 2025 年前要增加 100 万外来护士和老年人护理人员。

话说回来，玩那游戏真的对大脑管用吗？川岛认为的确有效。"我相信无论是儿童还是老人，大脑都还是那个大脑。"他坐在我对面说道。此时我们就坐在日本北部仙台市东北大学川岛的办公室里。我对用电脑游戏来治疗阿尔茨海默病这个神奇的想法非常感兴趣，感觉不能错过和他面对面交流的机会。"我知道大脑功能会随着衰老发生自然减退，但我认为通过'脑力锻炼'至少可以在一定程度使认知功能得以保持。"

"会对阿尔茨海默病患者有效吗？"我问道。

"当然！"川岛回答说，他对我问的这个问题几乎感到惊讶。他告诉我，有超过 3 万人在使用"脑力锻炼"这款游戏，在养老院中的使用效果非常好。"事实上，人们常请我去那些养老院参观。他们说游戏带来了令人难以置信的变化。我起初并不相信，感觉不像是真的，不过是随便说说罢了。但后来我到了养老院才知道这是真的。一些患者以前除了睡觉什么也不做，醒着的时候就坐在轮椅上，现在他们甚至能做些简单的算术题了。"

我不由得被川岛所打动。他身着一件黑色长西装，整齐干练，看上去比他 62 岁的实际年龄年轻 20 岁。川岛态度平静温和，我很快就意识到平和的态度背后，是他绝对的自信。尽管他的游戏发明引来很多质疑，一些同行甚至对他以"骗子"相称。这些看法丝毫不能改变他的初衷。他并非试图以游戏治愈阿尔茨海默病，只是在尝试新的方法，与众不同的方法。这些方法或许真的会起作用，能轻微延缓患者病情恶化。

川岛办公室里最吸引我的便是他的书架，书籍和任天堂 DS 游戏各占去约一半的空间。他还拿下来一部游戏给我看。"这是任天堂的'注意力集中训练'游戏，超难。在日本，它也被称为'魔鬼训练'"。他还指给我看封面上的一张照片，一幅川岛自己的头像漫画。"看，我成魔鬼啦！"他笑着大声说道。

"确实，对已经患上失智症的人来说这有点太难了。我现在更感兴趣的是如何预防失智症。你知道四五十岁之后，β–淀粉样蛋白和 tau 蛋白就已经开始在脑中积累，所以我相信我们必须在 40 岁之前定期进行脑力锻炼。"

在与川岛会面之前，我认真研究了一下所谓认知训练的科学根据。一些研究者认为积极的影响来自霍桑效应（Hawthorne effect）或所谓的观察者效应，即当人们知道自己在被别人观察时，他们会发生行为改变。例如测试者在心中默念一些要求完成的题目可能会提高他们的测试得分，但这并不表明他们的认知能力在实际上有所改善。也有研究者认为在人的一生中，大脑始终具有可塑性，只不过是我们还没有开发出合适的工具来研究日常活动对大脑的影响。

英国阿尔茨海默病协会在 2009 年 9 月资助了一项涉及 13000 多人的大规模实验。这项实验发现，认知训练对 50 岁以下的人没有任何明显作用，但对 60 岁以上的人而言，六个月内每天进行五次 10 分钟左右的训练会对他们完成日常活动有所帮助。这些日常活动包括购物，记住要做的事情，管理家庭财务等。研究人员声称，这样的改善效果可以持续长达 5 年。对于 70 多岁的人类大脑来讲，这个实验显示，认知训练可以增进在前额叶皮质的血流量，加强大脑两半球之间的神经连接。额叶皮质这个区域与人类思维联系紧密，甚至被有的研究者称为"孕育人类文明的器官"。

认知训练真能预防阿尔茨海默病吗？目前的答案是我们还不清楚。一些研究表明它可能有作用。例如，美国的一个研究小组花了五年的时间对700名年龄超过65岁的人进行调查，在2012年发表了他们的研究结果。他们发现那些经常玩填字或拼图游戏，或是玩棋牌类游戏的人，患阿尔茨海默病的概率降低了47%。但这项研究的规模甚小，发现的真实性也令很多人质疑。

我们还可以看看下面由认知神经心理学家安德烈·阿莱曼在2014年写下的一段话："认知训练锻炼的是大脑能力，包括记忆力、注意力和思维能力等。……往往非常具体，而阿尔茨海默病中大脑功能的衰退是全方位的。如果做很多数独谜题，人们会变得擅长于数独填数，但大脑在其他方面的能力并不一定会得到锻炼，也不会变得更敏锐。"

川岛强调，虽然"脑力锻炼"游戏背后的研究仍处于早期阶段，但是他坚信这些游戏能对大脑产生巨大的影响。"我们知道大脑的活动训练能激活前额叶皮质"，他说，"而前额叶皮质在高级认知功能，比如记忆，注意力和决策中起着关键作用。如果我们能以一种方式来刺激前额叶皮质，它的基本功能就会得到改善。当然这还只是我的猜想而已。"

我觉得这个猜想听起来很合理，足以使我重新搬出旧游戏机，在40岁之前开始花些时间训练自己的大脑。日本是电玩游戏者的圣地，我感到"脑力锻炼"不仅仅是有趣的游戏，它还意味着一个有目标又不断发展创新的科技产业。事实上，川岛正在尝试使用神经反馈实验来剖析游戏的神经学效应。他所谓的神经反馈实验就是一个人在玩游戏的同时，还可以在电脑屏幕上看到自己的大脑活动，通过聚焦于游戏的不同内容来实现控制大脑特定的活动模式。任天堂公司一定会继续密切关注川岛的研究进展，这也是情理之中的事。

川岛并不是一个自我吹嘘的人。他曾经拒绝出售他的发明，即便对方出价 1500 万欧元。同样，他也没有将 3000 万美元的专利使用费据为己有。

"我妻子因此对我很有意见。"他咧嘴笑着对我说。

"为什么你会拒绝这些大笔收入呢？"我觉得难以置信。

他耸耸肩，说道："我觉得这些钱不属于我。我只是大学的一名工作人员，做我的研究。我的工资是由日本的纳税人支付的，所以我觉得这些钱应该属于大学。"

川岛将游戏开发收益用于他在日本东北大学的研究。他手下有一群 40 岁左右年富力强的神经科学家，进和秋良就是其中的两位。他们领着我去位于川岛办公室对面建筑里的实验室参观。实验室里刷得雪白，里面有小鼠在做"脑力锻炼"。这并非是让小鼠打游戏。他们设计了一个很巧妙的模拟实验。首先，小鼠住在光秃秃什么也没有的笼子里，几乎没有什么可以它们的大脑产生兴奋。然后，它们被搬到一个"内容丰富"的笼子里，里面装着各种玩具，通道、多级台阶和迷宫。秋良每周将迷宫更换三次，保持小鼠对环境的新鲜感。然后，秋良使用专门的迷你 MRI 机器来观察它们的大脑变化。"我在寻找小鼠大脑具有可塑性的证据，"他讲道，"就是大脑结构和不同部位之间的连接变化。"令人惊讶的是，每次秋良用丰富有趣的环境训练小鼠时，它们的大脑体积便会增大。关键的一点是，无论年纪大的小鼠还是患阿尔茨海默病的转基因小鼠都会发生这种变化。

秋良认为，这种情况可能和另外一个被称为"脑储备"的理论有联系。这个理论由美国老年学研究者詹姆斯·莫迪默提出。他认为每个大脑都具有对抗智力衰退的能力，这种能力与结构上的损伤无关，取决于人们在一生中受到的良性精神刺激的多少。这种良性刺激越多，大脑储备的抗逆能力就越大。他相信这就是有的人大脑中虽然有斑块聚集却没有失智症发生的原因。

在 1990 年，莫迪默和流行病学家戴维·斯诺登一起研究了一群高龄修女的"大脑储备"。这些受教育程度很高的修女生活于明尼苏达州曼卡托的圣母院修女会。斯诺登认为这些修女是实验的最理想人选。她们的生活安排整齐划一，饮食和锻炼又极其规律，这非常有助于排除各种随机因素的影响，从而可以将研究专注于教育的作用。修女们一丝不苟地记录下她们的生活，意味着斯诺登可以获取追溯到 19 世纪后期的一些医疗和历史记录。这些记录包括修女们 20 多岁刚进修道院时就写下的自传性文集。通过分析这些文章的语法和语义复杂度，斯诺登发现文集中体现的复杂度，也就是被他命名为"思想密度"，与阿尔茨海默病患病风险密切相关。

例如，同样是描述兄弟姐妹，一位修女写道："家里有 10 个孩子，6 个男孩，4 个女孩。其中两个男孩已经死了。"而另外一位修女则写道："家里从最初一男一女，两个小孩开始慢慢长大，最终达到 8 个……在我上四年级时，死神来到我的家庭带走了我最深爱的弟弟，卡尔。当时他才只有一岁半。"在这两位修女中，第一位患阿尔茨海默病的可能性会更高。

几乎不可思议的是，在"思想密度"较低的修女中，有 90% 后来患上了阿尔茨海默病。仅凭这些 60 多年前写的文章，斯诺登就可以预测哪些修女会患病，其准确率竟高达 80%。

这项"修女研究"的惊人发现一发表便引起了轰动，大小媒体竞相报道。《时代》杂志甚至将一位修女作为封面人物，并附上诱人的标题："不管你相信与否，这位 91 岁的修女能帮助你战胜阿尔茨海默病"。正如斯诺登在《优雅地老去》（*Aging with Grace*）一书中写道：

> 现在我们知道大脑始终都具有改变和生长的能力。毋庸置疑，大脑生长的大部时间都发生在我们生命最初的那些年……有父母问我是否应该给他们的孩子播放莫扎特的音乐，是否购买昂贵的教育玩具，是否禁止看电视，或是否让他们早点开始使用电脑等。我都会用同样的答案回答他们……"读书给你的孩子"。

如果"脑储备"真实存在的话，它应该会是一种发育现象，可以终身为神经系统提供保护。

在川岛看来，在成年期继续进行大脑锻炼并不为迟。随着阿尔茨海默病患者人数在日本迅速增长，川岛的使命比以往任何时候都更加迫切。"我的理想是能成功预防这种疾病。"当我向他告别时，他说，"那也是我的希望，我的梦想。"

第十三章
睡　眠

正如波斯人所说，睡眠如玫瑰般美妙。

《洛丽塔》（弗拉基米尔·纳博科夫）

没人知道为什么我们需要睡眠。最自然而然的答案是我们累了，大脑需要休息。但在睡眠时，大脑仍然保持了 95% 清醒时的活动，而且在长期的进化过程中我们人类一直是大型食肉动物的猎物，更别说因为睡眠人类丧失了多少可以用来繁殖和采集食物的时间。人类究竟为何需要睡眠，实在是个难解之谜。

几十年来，人们提出各种理论来试图解释我们需要睡眠的原因，其中包括疗伤、热量调节、强化记忆和通过做梦带来创造性思维等。近年来，在顶级科学期刊上发表的一些研究表明，睡眠还有一个特殊作用，就是让大脑对阿尔茨海默病具有抵抗力。

这些研究始于 2005 年，当时在爱尔兰都柏林圣·詹姆斯医院的几位精神病医生发现，失眠和白天昏睡等睡眠障碍与阿尔茨海默病患者的病情严重程度相关。这个结果也许并不让人感到意外，因为许多脑部疾病都与睡眠障碍有联系。这项研究成果经常被看作是一项实用的常识，指导医生和护理人员选择合适的药物来帮助患者入睡和提高睡眠质量。

但是，也有科学家认为睡眠和阿尔茨海默病之间的这种联系其实远比之前的想象紧密，有更深层次的原因在起作用。他们在患有阿尔茨海默病小鼠中重复了这项研究。

华盛顿大学圣路易斯分校的戴维·霍兹曼研究小组也进行了这样的研究。他们发现，小鼠脑内β-淀粉样蛋白会随睡眠和觉醒的状态变化而周期性波动。减少小鼠的睡眠时间会引起β-淀粉样蛋白水平增加，而用药物将小鼠催眠后，β-淀粉样蛋白水平又会降低。这一结果发表于 2009 年。三年后，他们又设计了一个反向观察实验，同样支持了 2009 年发现的结论。在这个实验中他们给小鼠接种了β-淀粉样蛋白疫苗，由此引起小鼠脑内的淀粉样蛋白减少，随后他们发现这些小鼠的正常睡眠模式得以恢复。

约一年后，纽约罗切斯特大学麦肯·尼德佳德领导的团队发现，大脑在睡眠中具有自我清理的功能，此时脑脊液通过微小网络通道对β-淀粉样蛋白进行清除。这个通道网络也被称为神经胶质-淋巴通路（Glymphatic pathway），是一种由胶质细胞组成的类似家里下水管道一样的系统，具有清除大脑中废物的功能。尼德佳德将睡眠中的大脑比喻为一个清理"污垢"的"洗碗机"。这项发现令人惊讶，但也并非无懈可击。这是以小鼠为实验对象的研究，小鼠是夜行性动物，它们的睡眠行为与人类有本质不同。我们迫切需要知道在人体中的发现如何。

加州大学伯克利分校的神经科学家马修·沃克的团队进行了人体研究。沃克是来自英格兰的年轻教授，刚进入这个领域不久。他生性诙谐幽默。在他看来，睡眠和记忆的联系比人们目前的认识更为紧密。他喜欢在他讲课之前告诉听众，在他的课上可以随便打瞌睡。"我非常了解睡眠和记忆之间的紧密关系。"在最近的某个讲座中他告诉一位听众，"在听报告时，当我看到听众睡着时，我觉得那是一种莫大的奉承，因为他们迫不及待地要去体验睡眠的重要性。"

沃克的团队在 2015 年 7 月招募了 26 名平均年龄为 75 岁的健康人，试图通过实验来揭示睡眠、β-淀粉样蛋白，以及记忆三者之间的关系。首先，沃克通过 PiB-PET 扫描确定被研究者脑内的 β-淀粉样蛋白水平。然后，他让参与者记住一些单词对，要求他们在睡眠实验室中过夜，对他们的睡眠模式进行专业监控。

我们的睡眠存在循环周期。一个周期长约 90 分钟，其中包括快速动眼睡眠期（rapid eye movement，REM）和非快速动眼睡眠期（non-rapid eye movement，NREM）。快速动眼睡眠仅持续 10 分钟左右，同时会做梦（然而，这一睡眠状态下眼球快速移动的原因还是未知）。非快速动眼睡眠为深度无梦睡眠，占每个睡眠周期的大部分时间，是睡眠循环周期中的主要睡眠状态。非快速动眼睡眠会随着睡眠时间的延长而变短，快速动眼睡眠时间则稍稍增长。通常认为的记忆巩固过程发生在非快速动眼睡眠中的慢波睡眠阶段。此时，脑电波表现为同步低频电脉冲，这个阶段也是沃克最感兴趣的地方。

在睡眠实验室过夜后，参与者要接受第二次单词对测试，同时还接受功能性 MRI 脑扫描。这个实验结果显示，β-淀粉样蛋白水平较高的参与者在慢波睡眠期间脑活动较少，记忆测试得分也较低。他们脑活动的减少在前额叶皮质中最为突出，这里也是 β-淀粉样蛋白聚集最多的脑区域。这一研究结论排除了年龄、性别和脑容积大小等因素的影响，参与者在测试开始前两天就不能摄入咖啡因和酒精等对思维有影响的成分。沃克等人发现 β-淀粉样蛋白与睡眠存在线性相关性，β-淀粉样蛋白能通过改变睡眠来影响记忆。这个结论说明，睡眠本身或许就可以作为一种治疗阿尔茨海默病的候选手段。沃克在《自然-神经科学》杂志上发表了他的研究结果。很多媒体都对这一结果进行了报道。

然而，这项研究仍存在两个问题。首先，结果只是显示出相关性，并没有证明因果关系。要得出因果关系的结论，恐怕还要对人们的睡眠习惯跟踪研究好几年才行。其次，这个结果可能受到环境的影响，因为参与者是在全新的地方睡过夜。沃克虽要求研究参与者记录在家中的睡眠状况，并告诉他们在实验室里尽量按照家中的习惯作息。即便如此，如果不对居住和测试环境中的差异进行认真比较的话，环境改变的影响就难以被排除。

霍兹曼和另一位神经生物学家布兰登·卢西就对沃克的结果提出了这样的质疑。虽说如此，他们还是在为沃克的论文撰写的评论中写道："虽然这样的研究还存在问题，但沃克小组的发现为阿尔茨海默病前临床期睡眠和记忆如何改变提供了重要的新见解，也为将来的研究指明了方向。"霍兹曼和卢西还提出了β–淀粉样蛋白、睡眠和记忆这三者之间可能具有的相互关联。按照他们的说法，β–淀粉样蛋白有可能同时影响睡眠和记忆，衰老相关的睡眠障碍也会对记忆和β–淀粉样蛋白水平产生影响，后者又进一步影响睡眠本身，这样就形成了一种负反馈循环。阿尔茨海默病中的另一个重要病理表现——纤维缠结——在其中扮演何种角色仍是未知。虽然在研究上有这样那样的困难和问题，但很少有人会质疑良好睡眠的重要性。如今有关睡眠的研究领域正蓬勃发展，提高睡眠质量无疑越来越被人们所重视。

在众多模棱两可的理论面前，我们到底应该怎么做呢？如果我爷爷还健在的话，他可能会说，就像摇滚明星一样生活吧。他过的那种苦行僧般的严苛生活并没有让他躲过阿尔茨海默病。尽管各种证据之间存在冲突之处，但不能否认的是，针对阿尔茨海默病的非药物治疗方案是确实存在的。作为一名科学家，我首先会说单有初步的证据是不够的，真要有足够的说服力，证据必须来自大样本测试，并可以被广泛重复。无论怎样，我们既然知道生活中的某些改变是有益的，那最明智的方法就是做对自己有好处的事情。所以，在生活中遵循地中海式饮食，锻炼身体，避免压力，训练大脑和争取睡个好觉。这些可以说都是有益无害的。

第四篇

实验

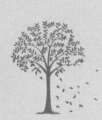

2012 年 10 月，就在我爷爷阿巴斯去世后不久，我参加了在美国路易斯安那州新奥尔良举办的神经科学协会年会。近三万名从事神经科学研究的同行参加了这次会议。该年会自 1969 年创办以来，已成为研究者们每年定期的朝圣之旅。在这里同行们齐聚一堂，相互热烈交流研究数据，分享新想法。我刚做完第二年度培训，参加这样的会议使我第一次感受到最高水平的国际合作。这次会议一点儿都没有让我失望。五天的时间里，我有幸和那些走在领域最前沿的著名学者进行面对面的交流。每天早晨，我都会收到厚厚的一沓会议日程，上面列有当天的报告题目。参加这样的会议一定要事先做出安排，每天都有很多精彩报告，它们经常在不同会场同时召开。而我每天早上都会立即翻到有关阿尔茨海默病的那一部分。

当我走在数不清的会议报告厅之间，匆忙赶去听报告或是浏览同行的研究海报时，一种感觉出现在我的潜意识。这种感觉是敬畏、好奇和挫折感的混合。如此多的突破和疾病新理论，我恨不得自己分身有术，可以同时出现在不同的会场中聆听报告。我渴望知道我所从事的大脑神经免疫细胞的研究是否仍处于神经科学前沿。神经科学好似章鱼的触手一般已经扩展到很多以前从未触及的领域。

参加会议的某个晚上，我独自一人待在旅馆的房间里，父亲通过 Skype 网络视频给我打来电话。和其他家里人一样，父亲关心在会议上是否有任何会对爷爷疾病有帮助的信息。我说这里的研究都是试验性的，就算爷爷还活着也不大可能对爷爷有什么直接帮助。我能看出父亲显露出失望的神情。在见证了爷爷的患病经历后，他或许开始担心自己会死于同样的疾病。爷爷在去世前那一年最明显的改变就是性格变得不稳定。过往生活的纪念物，例如一段熟悉的音乐，或是一张旧照片都可能突然促发一阵欢乐的情绪和短暂的清醒，然而随后的思索立刻又使他陷入一个紧张和充满未知的迷宫之中。

从那时起，我的父亲开始尝试用各种方法来帮助爷爷。虽然我从事的是神经科学研究，但我对爷爷的境况却无能为力。哪怕是现在，如此众多的神经科学工作者和我一样投入对阿尔茨海默病的研究，我仍然不能向他提供任何实用的信息。这也是每位这个领域的研究者所面临的困境。很多前沿发现在刚开始时充满希望，随后却不了了之，这着实令人失望。

尽管如此，我随后还是告诉父亲，有五个领域的研究或许在不远的将来有希望攻克这种疾病。神经科学研究者会不遗余力，追寻每一条可能战胜疾病的线索。爷爷的病痛并没有白白忍受。

第十四章
再　生

我的梦只属于我，我不会向任何人讲述；在我烦恼时它们给
我庇护，在我闲暇时它们给我欢愉。

《弗兰肯斯坦》（玛丽·雪莱）

实验室里，一位年轻人正坐在显微镜旁检查他培养的细胞，经过仔细聚焦后细胞变得清晰可见，然后他又继续在视野中放大细胞观察。他为这实验上已花了十年时间，现在他快要失去耐心了。实验经费快用完了又令状况雪上加霜，他的科研声誉眼看就要一落千丈。或许他的同事们是对的：他希望通过实验证明的不过是海市蜃楼，一种不可能实现的幻想罢了。毕竟，如果实验成功，他将改写过去人们坚信不疑的自然定律。他不由自主地在心里已预想和接受了实验失败时的沮丧。

但这次实验结果是不能用失败来形容的。细胞和往日的情形不同，他并不十分确定自己看到的结果。在实验结束后，他的脑子里完全被一个问题所占据，难道这就是梦寐以求的结果吗？

山中伸弥穿着合体、举止温和，有着敏锐的直觉，又充满幽默感。他是一位工厂老板的儿子，20 世纪 60 年代在日本大阪长大。童年时他

着迷于摆弄各种机械装置，但后来决意学医。练习柔道和打橄榄球带给他多处骨折，使他对运动创伤和康复产生了兴趣。随后他成为一名骨外科医生。在大阪国立医院做实习医生的两年间，他给患者更换骨头，改善关节骨面，修复受损韧带等。他很快就意识到自己的职业热情并不在这个领域。

20 世纪 80 年代中期，生物学家开始把基因转入小鼠胚胎培育出转基因小鼠。这种研究可以用来揭示单个基因在发育中的作用。因为小鼠的基因与人类的基因具有 99% 的相似性（译者注：小鼠和人的个别基因会有 99% 的相似性，但是总体相似性约为 85%），研究小鼠基因的功能，有助于探索类似基因在人类胚胎发育中的功能。山中一下子就着迷于这种研究。作为一名外科医生，他亲见很多病症无药可医，令他感到沮丧。随着分子遗传学的兴起，他意识到，弄清疾病背后的分子机理，是攻克不治之症的希望。他开始考虑攻读这方面的博士，希望在继续深造中学习基本的实验设计和操作，就这样他成为大阪市立大学药学专业的博士研究生。

博士毕业后，山中去美国接受了三年博士后培训。之后，他回到日本开始了自己的独立研究，并培育了自己的老鼠克隆。实验开始六个月后，他手头上就有了 200 多只小鼠，一年后数目已接近 1000 只。他花掉大量时间喂食和清理饲养笼，真正用于研究的时间所剩无几。他说："我开始想，我是真正的科学家，还是老鼠饲养员？"

山中的目标是利用小鼠胚胎干细胞（embryonic stem cells，ESC）来研究基因的功能。和直接利用胚胎相比，使用胚胎干细胞进行实验有两个优点：首先，这些细胞生长分裂快，为实验提供了取之不竭的研究材料；其次，这些细胞具有分化为任何一类身体细胞的潜能。通过操纵细胞的基因表达，山中可以将细胞诱导分化成特定的细胞种类。

但是在学校系里的其他人却不看好他的工作。"同事经常对我说，'伸弥，那些奇怪的老鼠细胞玩玩就好，研究还是要更接近真正的医学才好。'"

研究毫无进展，山中时常感到抑郁和疲惫，甚至打算就此放弃科学研究这条道路。此时，干细胞研究领域出现了一个重大突破，拯救了他的职业生涯。

1998 年，威斯康星大学麦迪逊分校的发育生物学家詹姆斯·汤姆森首次成功地分离了人类胚胎干细胞。要知道，正是这些原始干细胞生长分化成为人类个体形成。这项研究标志着一个崭新的医学分支——再生医学的诞生了。一夜之间，几乎所有涉及细胞和组织退化的疾病似乎都有了被完全治愈的希望。世界各地的研究者们头脑中浮现出同一幅诱人的前景：在培养皿中定制细胞供组织移植需要——心肌细胞用于治疗心力衰竭，运作神经元用于治疗脊柱损伤，胰腺细胞用于治疗糖尿病，视网膜光线感受细胞用于治疗双目失明，以及大脑皮层神经元用于治疗阿尔茨海默病等。为实现这一目标，掌握细胞如何分化的知识至关重要，这也使得山中的工作变得不可缺少。他决定坚持自己的初衷，继续从事干细胞领域的研究。次年，学校给他配备了独立的实验室。

作为奈良工业科技大学的副教授，山中一心投身于科研。他很快就意识到，胚胎干细胞异体移植的问题在于，接受移植的患者的免疫系统会启动致命的排斥反应，识别和攻击这些异源细胞。此外，人类胚胎干细胞的使用还引起了广泛而激烈的伦理学讨论，因为要获得新的干细胞，就需要破坏早期人类胚胎，令很多人在道德上无法接受。而对山中而言，眼下最紧迫的问题是找来人手帮助他开始实验。

每年 4 月，100 名奈良工业科技大学的学生会根据他们希望从事的研究，从 20 个实验室中选择一个进行实习。很多学生都希望去那些在《自然》或《科学》杂志上发表过论文和功成名就的教授那里；有的实验室可能根本没有学生愿意去。36 岁的山中没有重量级文章，即使他的研究课题将来可能会为整个生命科学领域带来革命，他自己那时也不清楚是否有学生愿意来他的实验室做这个题目。

　　山中的想法是将成熟的人体细胞转变为干细胞。例如，从成人胳膊皮肤上获取少量标本，然后将里面的细胞进行培养，并让它们重新具有类似胚胎干细胞的可分化特性。如果可行，那就会有取之不尽用之不竭的干细胞用于分化成不同的人体组织。更妙的是，因为这些干细胞来自同一个体，它们生长形成的组织被移植回个体后，不会引起免疫排斥反应；同时，当具有疾病的个体细胞被转化为干细胞后，它们还会成为科学家研究疾病发生发展的重要工具。而且，这些干细胞是由成人的体细胞诱导而来，不存在收集胚胎干细胞所涉及的伦理道德问题。

　　一开始，大多数科学家都认为山中是在做白日梦。这也不奇怪，山中自己也知道这是个非常大的挑战。"我知道这非常难。也许我要花上20年，30年或更长的时间。必须承认我没有如实地告诉学生这个课题的难度。我只是对他们说如果做成了将是多么伟大！"山中充满鼓舞性的介绍说服了三个学生加入他的实验室。

　　他们一起开始着手工作。当时的研究已经表明，干细胞中需要24个基因的表达来保持其未分化的状态。山中推断，如果人为将这24个基因转入成熟的体细胞内，细胞也许就可以重新被诱导为未分化的干细胞。但是导入24个基因在实际操作上并不可行，他需要想办法转移更少的基因。重复了很多次，他都没有成功。他花了几年时间，测试不同的基因组合，寻找必需的基因。"我们就如同在一片漆黑中挥舞球棒，试图击中迎面飞来的棒球。"山中回忆说。后来只有一个名叫高桥一俊的学生在毕业后留在了实验室继续工作。为鼓励高桥，山中保证只要他愿意继续"在黑暗中挥舞球棒"，他的实验室总会为他保留一个工作位置。

　　最终实验成功了，他们只需要转移4个基因。在2006年他们的工作显示，小鼠体细胞可以通过转入4个基因而重新具有多能分化的特性。在2007年他们又成功地证明，在人类细胞中可以实现类似的过程。山中将这种细胞命名为"诱导多能干细胞"（induced pluripotent stem cell，iPSC）。因为这项突破性工作，山中在 2012 年获得了诺贝尔奖。

近些年，一系列发表的文章显示，诱导多能干细胞能够分化为多种人体组织细胞，包括肝脏细胞、肠细胞、心肌细胞、胰腺细胞、眼组织细胞和脑神经细胞等，在干细胞研究领域树立了一座座里程碑。这些工作为将来培养人类器官替代物奠定了基础。同时科学家还可以通过培养带有疾病的诱导多能干细胞，在培养皿中模拟和研究复杂的人类疾病。因此，这项技术有时也被戏称为"培养皿中的疾病"。

阿尔茨海默病的研究者们认为诱导多能干细胞的研究进展意义重大。这是一个通向治疗失智症全新方法的开端。可以说大脑是人体中最难以取材和进行研究的器官。现在人类可以首次在体外建立来自阿尔茨海默病的个体神经细胞系。研究者可以利用这些细胞来了解疾病的发展。这项技术的应用前景广阔：与基因编辑技术相结合，敲除或插入某个基因，可以研究单个基因在细胞中的功能；应用荧光标记探针，可以追踪阿尔茨海默病患者脑中斑块和缠结形成的早期迹象；或许还有可能通过特定细胞程序，人为增强大脑的认知能力，甚至达到超越自身的超级脑力。

从对疾病治疗的角度来看，诱导多能干细胞的突出优点就是它来自人类自身。患有失智症的小鼠模型并不一定真实地反映人类疾病，二者之间会存在差异；在筛选药物时，在小鼠身上有效的药物未必在人体内起作用。2010 年的数据表明，在以小鼠为模型筛选出的药物进行临床测试时，约 90% 都失败了。其原因在于，与野生小鼠相比，实验小鼠通常来自相似品系或品系内的近亲繁殖，它们的遗传多态性无法与人类相比。虽然小鼠的基因组大小和人类的接近，但在具体的基因表达和调控上，小鼠和人差异很大。正如哈佛大学的肖·沃伦医生所总结那样，如果一个人"想要了解小汽车，从摩托车入手他会学习到车轮、火花塞等部件的工作原理，但他绝对不会知道方向盘、安全气囊、汽车天窗是如何工作的；有关汽车整体结构的很大部分是通过研究摩托车所不能获得的"。的确如此，研究发现，以小鼠为模型来研究人类炎症疾病，仅有12%的老鼠遗传变化与人类的接近。这样的发现给我们以警示。就像《自然·方法》杂志的编辑所写的，"考虑周密的生物学工作者都知道，研究结论的有效性完全取决于研究方法的可靠性。"

以诱导多能干细胞为材料的研究也远非完美无缺。将成体细胞转化为多能干细胞的过程往往给细胞带来一些奇怪和难以预测的特征。有时细胞仍会保留部分原始体细胞的特征（细胞基因组 DNA 上携带的特定化学修饰标记），就好似细胞具有一定记忆力一样；还有时同样的细胞在经过相同诱导过程后，形成特性不同的细胞克隆。当利用患者的诱导干细胞分化为神经元，并以此为材料进行研究时，其试验数据的有效性也令一些科学家担心，毕竟阿尔茨海默病患者通常都年事已高，他们的神经元也很老了。更令人失望的是，如果将这些由诱导干细胞分化来的神经细胞移植至患者脑中时，它们可能会生长失控，甚至导致肿瘤的发生。在临床应用中，诱导干细胞的方法也还不实际可行，仅产生干细胞的过程就会耗时近五个月，开销非常昂贵。此外，阿尔茨海默病患者脑内的神经元已大量死亡，科研人员还不清楚诱导干细胞移植到底能有多少效果，如果在有限时间内得不到足够数目的神经元，只移植一部分神经元细胞是否会有用呢？有可能培养和诱导出足够数目的神经元给患者吗？从实验室内的技术突破，到真正应用于临床，可能还有很长的道路要走。所幸的是，很多科学家认为面对困难犹豫不决是毫无意义的，众多的研究团队开始寻求阿尔茨海默病患者的皮肤标本，满怀热情地投入疾病研究。

"好啊！来吧！把那些神经细胞移植给我！"维多利亚·亨特利大笑着喊道。她的笑声富有感染力，似乎可以充满一个小型音乐厅。她是一名职业护理员，也是两个小孩的母亲。35 岁的时候她得知家族中有早发性阿尔茨海默病。一年之后，她决定去做检查，结果是阳性。

维多利亚 1969 年出生在伦敦东部的沃尔瑟姆斯托，有三个兄弟姐妹，家里生活并不宽裕。在成长的过程中，她就注意到母亲苏珊有些不对劲儿。母亲有时会对家里一些简单的事情感到困惑、健忘，或力不从心，泡茶就是其中一例。不久，她连自己的美发师工作也不能胜任了。她实在是无法再继续这项工作，因为她在美发店里犯了太多错误，比方说把顾客的头发染错了颜色什么的。而苏珊此时也就是 30 多岁的年纪。苏珊的父亲死于某种精神疾病，他人生中的好时光都被消磨在了精神病院，苏珊似乎也要遭受相同的命运。为了不让她的小孩感到不安，苏珊竭尽全力将自己的症状掩饰起来，装作若无其事的样子。"我能理解她为什么要那样做，"维多利亚承认说，"那时我们真的是太小了，什么也体会不到。"

苏珊在 2006 年 4 月去世，年仅 56 岁。在她去世前的几年里，医生发现她的 PSEN1（早老蛋白 I，Presenilin I）基因中携带一个罕见的突变。这个基因最初是由多伦多大学的一个研究小组于 1995 年发现的，也就是在发现 APP 基因与阿尔茨海默病相关联的四年后。这个基因是在加拿大的一个法国裔家族中被发现的。PSEN1 基因突变的携带者会在 30 岁左右就表现出疾病特征。至于为什么这个基因会引起早发性阿尔茨海默病，目前还不清楚。有证据表明这个基因编码的蛋白间接地促进了神经细胞间淀粉样蛋白斑块的形成。与 APP 基因致病机理不同，APP 基因编码的产物就是淀粉样蛋白本身；而 PSEN1 基因编码的产物是一种用来将 APP 蛋白切成小段的蛋白酶。PSEN1 蛋白如果因突变而失活，将导致 APP 蛋白不能被正常降解而在脑组织中异常堆积形成斑块。如果约翰·哈迪的淀粉样蛋白级联假说是正确的话，那 PSEN1 基因和阿尔茨海默病的关系就可以得到解释。

2005 年，维多利亚决定接受测试，弄清自己是否携带 PSEN1 基因突变，她无暇去考虑与突变有关的种种细枝末节，只是想知道自己是否也会面对相同的未来。"为什么我要知道自己是否携带有那个突变？"她重复着我的问题。"因为我总在想，想啊想啊，没法儿不想这件事，"她说，眯着眼睛，非常专注，"简直要想疯了。"现在，她虽然已有了轻微的疾病症状，但还可以记起当时收到阳性结果时的情形。"发现自己是否是携带者是我做过的最正确的决定。"她对我讲道，随后又是一阵兴奋的笑声。这是 2015 年 11 月一个寒冷的晚上，我坐在她家的客厅里。她的丈夫马丁坐在她的身旁，不时帮她回忆起过去的事情。维多利亚右肩上有个文身图案，上面拼字游戏般地写着 "AL[...]HEIMER'S CAN KISS MY ARSE（阿尔茨海默病见鬼去吧）"英文单词中的 "Z" 被故意漏掉，象征因为疾病，有的事情被忘掉了。

"我曾是个相当害羞又敏感的人，"维多利亚继续说道，"在我知道了那个结果之后，你能想到吧，我什么也不在乎了。"马丁详细地描述了两人之后不顾一切地潇洒生活。知道维多利亚剩下的时间不多了，他们花费大量时间旅行，去了美洲、非洲和地中海，还举办热闹的生日庆祝派对，现在这个聚会已经成为他们每年必不可少的仪式。他们马上结了婚，继续犹豫等待对他们而言毫无意义。

我问他们是在哪一年结婚的，维多利亚想不起来，转身示意需要马丁的帮忙。他盯着天花板，沉默了一会儿。"快说啊！说啊！"维多利亚用带有责备的口吻说道。"不要这样！难道你也忘了吗！"

"那是 2007 年。"马丁终于回答说。

"不错，太棒了！"维多利亚说道。"太棒了。"

尽管他们夫妇二人表现出无所谓的态度，但没过多久就不得不开始考虑未来。毕竟他们有两个年幼的小孩，他们都有 50% 的可能性因为携带突变而生命被缩短。所以当伦敦神经生物学研究所的科研人员问她是否可以捐献皮肤样品用于干细胞研究时，她毫不犹豫地就答应了。

伦敦神经生物学研究所在一幢 12 层大楼中，这幢建筑的外表没有什么特点，离大英图书馆和拥挤似迷宫般的国王十字地铁站不远。研究所里有

500 多名员工，其中包括赛琳娜·雷。雷在英国南约克郡煤矿小城巴恩斯利长大，是家里第一个上大学的人。大学里的导师激发了雷对阿尔茨海默病的研究兴趣。在读完大学拿到生物化学学士学位后，她开始攻读博士学位，以阿尔茨海默病生物学研究作为博士论文题目。2009 年 3 月雷开始在神经生物学研究所工作。现在她的工作是将阿尔茨海默病患者提供的体细胞转化为诱导多能干细胞。2015 年 11 月 11 日，我到她的实验室拜访她。这是个没有窗户的小房间，试验台上摆着各种玻璃烧杯，微量液体移液器，白色的架子上放满了各种化学药品和试剂，屋里灰色高大的培养箱接着输送二氧化碳的气体管道，管道里不时发出轻微的嘶嘶声。实验室的门上贴着张公司赞助的贴纸，上面写着"这个实验室正在击败失智症"。

将体细胞转化为干细胞是一个漫长又复杂的过程，涉及一系列敏感的过渡培养过程：豌豆粒大小的皮肤组织被切得粉碎，置于细胞培养基（其中包含细胞生长必需的营养和氨基酸）中培养约 6 周时间，这时的皮肤组织细胞初始培养物被称为成纤维细胞（fibroblast）；此后再次进行成纤维细胞培养，转入四个诱导基因：OCT4、SOX、c-MYC、和 KLF4（合称为山中因子）；接下来是历时三个月的全能干细胞培养，单个成纤维细胞逐渐变为细胞团，开始转变为诱导多能干细胞；然后是神经元前体细胞培养，诱导多能干细胞在一种特殊的促进向神经细胞分化的培养基中培养，变成初期的神经元细胞；最后经过 100 天左右的神经细胞成熟也称为"皮质产生"（corticogennesis）过程，新分化的神经元开始形成突触，产生和传递生物电信号，以及释放神经递质（此阶段的递质为谷氨酸），直到此时才认为体细胞被诱导为成人大脑皮质谷氨酸能神经元（glutamatergic neurons）。一个人要想以此作为职业，必须有足够的耐心从头至尾完成所有这些步骤，各个步骤都有可能会失败多次，还要经常性地重复这一过程，这绝不是一项容易完成的任务。

实验室的一名研究人员给我看了显微镜下新诱导形成的神经细胞。它们不仅看起来和普通神经元一样，其行为表现也与神经元类似。这些细胞可以在彼此之间形成突触连接，就好像身体里的神经元一样。眼前的景象简直给人一种超现实的感觉。从一定程度上说，我眼前看到的就是人造的微小部分的大脑，是人类思想和感情赖以发生的物质根基出现在小小培养皿中。即便已经和这些细胞打了七年的交道，雷依然保持着同样的兴奋。"山中的研究刚发表的时候，我觉得这个想法有些疯狂，"她承认道，"你想想看，仅仅通过获取患者的一小块皮肤就可以培养出各种类型的细胞，完成各种神奇的研究工作。现在看着这些细胞，我还是常常禁不住感慨，'哇，这怎么可能？'"

每天早上，雷需要照看一大批培养干细胞，去除死细胞，更换培养基。运气好的情形下，大多数干细胞会被诱导为神经元。但是这些细胞极端脆弱敏感。整个实验室设计和安排的每个细节都旨在为它们提供保护：细胞培养箱温度和人体温一致；冰箱中保存着大批细胞生长需要的营养；细胞培养室的各处都不时以酒精消毒。地上的黄色大垃圾桶上赫然标记着"生物危害"，这里显然是那些皮肤细胞在修炼成神经元的坎坷长路上失败后的去向。

雷并不知道自己培养的诱导多能干细胞中，哪些细胞来自维多利亚。每一个细胞系都是严格匿名的。她只知道维多利亚的细胞一定在她培养的细胞里。她记得数年前在一个患者见面会上，维多利亚积极热情地站出来将自己的捐献公之于众。

科研人员仍然在讨论如何更好地利用这些神经元。雷现在所做的是通过这些分化的神经细胞来更好地了解疾病。她如此熟悉实验室里自己培养的细胞，能够利用各种分子研究手段来研究分化的神经细胞的特性，这就如同她可以手握分子手术刀来对细胞进行解剖一般。通过仔细分析细胞的内部运作，她可以知道疾病是如何从细胞发生异常逐步发展到最终致命的。根据雷的说法，过去阿尔茨海默病实验模型的一些缺点正是诱导多能干细胞的优点。"动物模型最大的问题就在于,"雷向我解释说,"它们并没有真正患上阿尔茨海默病。小鼠是不会有阿尔茨海默病的,它们的大脑与人类差异太大,所谓阿尔茨海默小鼠模型脑中的情形实际上与真正的疾病还相差甚远。而应用诱导多能干细胞,我们有合适的细胞来源,即我们人类本身;它们又是合适的细胞类型,即神经元;同时我们又已知是哪些基因在疾病细胞中出了问题。我们实际是在实验室里模拟了一个真实的疾病环境来研究阿尔茨海默病。"除雷以外,还有其他研究小组也在进行类似的实验。

2014 年 8 月,在阿尔茨海默研究领域领先的科学家,哈佛大学的金斗延(Doo Yeon Kim,音译)博士领导的团队不仅将培养的胚胎干细胞分化为神经细胞,还利用它们构建了与真实阿尔茨海默病类似的组织,成为真正的长在培养皿中的疾病模型。他将细胞放在具有一定形状的凝胶中生长,从而实现了对细胞的立体 3D 培养。他的一位同事介绍说,这样的培养物看起来就好像一个小的球形大脑组织。虽然它们并非直接来自阿尔茨海默病患者的脑组织,这些经过培养的神经元之间形成了完整的斑块,细胞内也出现了纤维缠结。这样的实验结果还没有在来自患者的诱导多能干细胞中实现过。事实上,所有阿尔茨海默病有关的细胞培养都没有能达到这样的水平。在那些培养物中,β–淀粉样蛋白只是分散在培养基中,好似弥漫的粉尘一般,tau 蛋白也从未真正形成纤维缠结。阿尔茨海默病细胞培养缺乏疾病典型特征的情形,就好比三人进行射击决斗但谁都没有带枪。这也是体外细胞培养在疾病研究中最为人所诟病的地方,或者被称为阿喀琉斯之踵(Achilles' Heel)。有了金的实验模型,科学家终于得以在分子水平上开始研究与斑块和缠结形成有关的因素。这个模型还可以成为药物筛选的平台,有可能在几个月内实现几十万种候选药物的筛选。

雷并没有因为金的实验进展而感到担忧。"我觉得两个研究系统实际上互为补充,"她说,"选择哪一种类型的细胞取决于要研究的问题。"

像维多利亚携带的 PSEN1 基因突变，对雷这样的科学家具体有何启示呢？"我们现在得到的研究结论都支持淀粉样蛋白级联假说。"她说，"但是我认为淀粉样蛋白和 tau 蛋白都很重要。疾病一旦开始发展，我认为 tau 蛋白会发挥更大的作用。我们应该两者兼顾：既在疾病发生初始阻断淀粉样蛋白的产生，也要处理纤维缠结形成的问题。"

未来的细胞移植情形又会如何呢？雷真的相信有一天人类可以在培养皿中培育出新神经元，并将它们移植到失智症患者的大脑里吗？"我觉得没什么是完全没有可能。就好像眼前的细胞转化技术就是以前无法想象的事。但是，我倾向于细胞移植并非现有细胞模型的强项。观察阿尔茨海默病患者死后的大脑，你会发现他们的脑组织中有如此大规模的神经细胞死亡。如果只是将培养的细胞放进患者的大脑里，期待它们可以整合到原有的组织中，如同之前的正常神经细胞一般参与已建立的信号传递通路。我觉得，这个任务太艰巨了，至少现在看来如此。"

要达成雷所描述的这个目标，关键在于两个方面。首先是结构问题。大脑组织由胚胎外胚层经一系列复杂步骤发育而成，这些步骤需要在时间和空间上细微而精准地配合在一起。阿尔茨海默病患者的大脑组织中，这些精细的结构已被无情地抹去。仅有神经元细胞是不够的，诱导多能干细胞技术可能需要发展出新的方法，使培养的细胞分化为脑组织，其中必须包含必要的血管、髓鞘和脑脊液，移植这样的组织或许才具有实际用处。在这个意义上，哈佛大学的金博士能够在实验室中培育出微小的脑组织，这一实验进展才如此鼓舞人心。其次是整合问题。大脑组织的发育成熟经历很长时间。该过程中的很多基因只在生命最初几年大脑发育的关键时期表达；另一些基因则刚好相反，它们一直处于休眠状态，直到成年后个体发育成熟才开始工作。如果多能干细胞技术不能对细胞内基因表达进行这样的精细调控的话，把培养的细胞直接放入大脑里，就如同某位教授说的，好似让一个刚开始学钢琴的人表演高难度的肖邦第四叙事曲。

虽然如此，仍有一些迹象表明，诱导多能干细胞移植会有一定效果。在 2014 年，哈佛大学的佩内洛普·哈利特教授对一位 14 年前接受过脑部干细胞移植的帕金森病患者进行了尸检。帕金森病是另一种涉及大规模神经元死亡的脑部疾病。哈利特的解剖发现，被移植的细胞不仅保持了形态的正常和完整，还发育成熟并整合到患者的大脑组织中。一年后，她又更进一步试图揭示细胞移植在现实环境中的表现。这个过程被称为自体干细胞移植（autogenic stem cell transplantation，auto-SCT），诱导多能干细胞被注射植入大脑具体部位。实验结果还不错。在灵长类模型动物的脑中，移植由皮肤衍生而来的多能干细胞可以部分重建中脑黑质（substantia nigra），也就是帕金森症患者大脑出问题的地方。动物在接受移植后，身体的运动改善可持续长达两年。

其他实验数据显示，移植的干细胞或许并不需要整合进原有组织，它们在疾病部位的存在可能就会对恢复组织功能有帮助，或许它们可以提供所谓的"神经营养成分"来帮助改善病灶部位。这一推断来自 2009 年加州大学欧文分校弗兰克·拉弗拉主持的实验。他将干细胞注射入阿尔茨海默病转基因小鼠脑中。不到一个月小鼠的记忆力就得到了改善。然而注射的干细胞并没有分化为神经元，也没有使斑块或缠结有明显的改变。这些被注射的细胞只是合成了许多脑源性神经营养因子。这些因子本身就促进海马体区域的神经元突触数量增加了约 67%。

尽管有以上这些积极的结果，还是有不少阿尔茨海默病研究者有着和雷类似的担忧。2014 年在美国北卡罗来纳州达勒姆举办了题为"再生医学加速治愈阿尔茨海默病"的专题学术讨论会。这次会议着重讨论了诱导多能干细胞和胚胎干细胞是否已可以应用到临床研究中这个议题。与会者是来自世界各地的干细胞生物学家，既有生物技术和大制药公司的代表，也有学术界的权威。会议并没有达成一致的结论。有的人认为干细胞技术仍有严重的安全问题，更别提干细胞移植会产生明显疗效。日本神户的眼科医生高桥政代将诱导多能干细胞分化的视网膜细胞注射入一位具有黄斑病变的女患者右眼，仅仅两个月后，高桥就不得不停止她的实验，因为山中在她使用的这些细胞中检测到两个有可能引发癌症的基因突变。可想而知，在试图矫正视力时却带来了癌症，这将给患者带来致命的打击。将干细胞移植技术应用到阿尔茨海默病患者身上还涉及更多的不确定性。研究人员还不确定细胞应该移植到大脑的哪一个部位，或者移植多少细胞才会起作用，移植的频率又如何呢？移植究竟会不会对减少蛋白斑块和纤维缠结有帮助呢？这些问题目前都还没有答案。

其他的研究人员则强调说，临床实验和科学研究二者应齐头并进。即使科学家在实验室对这些不确定的因素思考若干年，他们的顾虑或许仍无法得到消除。所以现在人们已开始讨论进行一期临床试验，这也标志着我们向脑再生医学的新时代迈开了试验性的第一步。

虽然这些在未来可能实现的治疗方案太过遥远，不可能帮到维多利亚了，维多利亚却仍然表现出不屈不挠和毫不动摇的献身精神。"我知道我的未来会怎样，我已无能为力。"八个月后，我再次拜访她，维多利亚的状况已经明显地恶化了：她少了些精神，人也变得内向。她仍努力想要表达出她的想法。她说："所以我只是希望……他们可以有所发现……这样会对其他人有帮助。"马丁意识到维多利亚的记忆能力已呈跳水式的衰退。眼前刚发生的事，她可能马上就不记得了。她弄不清日期和时间，已经不能够应付正常的生活琐事。散步或是日常购物已经超出她现有的能力范围。有一天马丁发现她把餐具放进了垃圾箱，自己还茫然不觉；还有一次，她拼命地找自己的电话，而电话实际上就在维多利亚自己手中。马丁的耐心和坚韧已成为妻子赖以生存的堡垒，按他自己的话来说就是"已学会泰然处之"。

考虑到维多利亚现在的身体状况，听说她最近又开始恢复了以前的工作，我惊讶不已。每隔几周她就会去看望一位名叫艾瑞斯（Iris）的老友，她也患有阿尔茨海默病。维多利亚是在 10 多年前认识她的。那时，维多利亚还是一位护理员，照顾了艾瑞斯患有唐氏综合征的女儿。现在，维多利亚仍在尽自己最大的努力去看望 91 岁的艾瑞斯，她正等着生命最后时刻的来临，维多利亚知道自己也距同样的终点不远了。她对我说在家里待烦了，而且她也想让自己尽可能保持头脑活跃。"我一直做护理工作，"她自豪地说，"但是……当然……我知道我不能……犯任何错误……而我……"她话语时断时续，马丁在一旁及时补充了她没有说出来的话。对马丁来说，恢复工作与其说是让维多利亚有事干，倒不如说是为了在他自己必须工作时有人和她做伴。马丁的想法是对的：一些研究表明，保持积极的社交活动有利于缓解在失智症中出现的焦虑和抑郁。

我希望能帮助他们，哪怕只是一点点。我告诉她在实验室里研究人员用她贡献的细胞所取得的惊人进展。没有她捐献的材料，就不会有那些发现。我自己仍然对干细胞研究的新进展惊叹不已，感觉难以置信。在维多利亚的头脑和思想被疾病慢慢瓦解的同时，由她的皮肤样本诱导出的多能干细胞正在实验室中静悄悄地生长，雷领导的团队和其他科学家会积极地利用它们以增进对疾病的认识，这是从前光凭对大脑的扫描影像研究所无法达到的。至于诱导多能干细胞何时能真正应用于临床还难以预测。在生物学研究中运气有时会占有很大的成分，疫苗创始人法国科学家路易·巴斯德就是个很好的例子。在寻找鸡霍乱疫苗的过程中，因为实验屡遭挫折，他一度沮丧到决定放弃。然而就在度假回来后，他发现放置了一段时间的培养基使细菌毒性减弱，这样的细菌正好可以用来制备疫苗，鸡霍乱疫苗才得以问世。这种因为巧合而有所发现的事在现代科学史中屡见不鲜。人们将其归纳为生物学的无章可循规律。正如癌症生物学家悉达多·穆克吉所说，"在三项基础科学研究中，生物学是最无规律可循的学科。研究可以遵循的规律很少，放之四海而皆准的规律就是更凤毛麟角了。"

这段描述尤为适用于细胞生物学。我们可以把细胞看成是现代社会大城市的某种缩影。它是动态的，时刻进行着物质交流，不停产生新的，甚至是创新性的细胞行为。诱导多能干细胞就好像在另一个星球上发现的城市。至少目前，这些细胞的具体内部机制和作用机理还完全是个谜。科学家基本上是在摸着石头过河。

然而，一些令人感到兴奋的进展在慢慢吸引人们的注意力。在山中首次发现诱导多能干细胞之后 10 年间，从头发根到尿液，似乎任何一种组织中的细胞都可以被转化为干细胞。科研人员设想构建诱导多能干细胞库，将众多不同来源的干细胞收集在一起，将来或许可应用于广大的患者群体中。这种想法引起了美国国防部的兴趣，他们目前正在资助有关能自主产生血红细胞的研究，这样战场上的伤员可以及时得到血液补充。据估计，只需要 40 位不同血型的献血者就可以为普通人群提供取之不尽的红细胞。热带地区像寨卡病毒那样的病毒爆发也可以从干细胞研究中受益。孕妇感染寨卡病毒后有可能导致胎儿小脑畸形，即胎儿脑容积明显低于正常值，美国马里兰州巴尔的摩市约翰霍普金斯大学的研究人员最近就利用诱导多能干细胞对此进行了研究。我们不难想象，将来干细胞领域的研究会产生具有深远意义的应用。正如一位干细胞研究领域的专家在 2016 年 6 月对《自然》杂志的编辑梅根·斯库代拉里所说："全世界都在关注着。"

要想进一步了解再生医学领域中种种更令人难以置信的进展，敬请关注发生在 2012 年春天美国加州的精彩活动。

第十五章
年轻的血液

我们静静地待着直到黎明划破笼罩雪地的黑暗。我感到孤单和害怕，内心充满悲伤和恐惧。但是当美好的太阳再次升上地平线，我会再次恢复生机。

《吸血鬼德拉库拉伯爵》（布莱姆·斯托克）

1956 年，也就是山中伸弥为再生医学带来革命的 50 年前，康奈尔大学的一位老年医学专家克里夫·迈凯做了一项可以称为是残忍而恐怖的实验。他使用小剪刀和手术缝合线，将年老和年幼的大鼠缝合在一起，两个个体之间形成相通的血液循环。这一操作也被称为"异体共生"（parabiosis，来自希腊语，para 指在旁边，bios 则指生命）。根据迈凯的描述，这项实验的目的是为了发现"年老动物的身体在接受年轻动物的血液后，其身体部分器官是否可以返老还童，肌体的衰老是否因此发生逆转"。

德国炼金师安德鲁斯·利巴菲乌斯在 1615 年就曾提出将年老者的动脉与年轻的相连的设想。迈凯的实验是对这种设想的延伸。虽然没有人知道利巴菲乌斯是否真的进行了实验，但是他对这个实验设想的结果却深信不疑，并坚称"年轻个体朝气蓬勃，他们的血液就好似让人不老的泉水。涌入老年人的身体后，身体将不再衰老，重获青春"。

法国动物学保尔·波尔特受到利巴菲乌斯的启发，在 1864 年进行了大鼠的连体试验，并随后发表了这项非同寻常的研究——"动物嫁接的实验和思考"。波尔特的试验是有关"异体共生"的最早记录。这项研究当时还得到了法国科学院的奖励。不过，波尔特的目标主要是证明利巴菲乌斯提出的想法具有可行性。他将两只大鼠以静脉相连，向其中一只大鼠静脉注入的液体会流入另一只大鼠体内。

麦凯和利巴菲乌斯一样，痴迷于了解衰老和长寿的生物机理。自古以来，衰老就被归因于某种神秘因素的逐渐消失，古希腊人称之为内在的热力。当这种热力熄灭时，身体也会随之冷却和干枯。几千年来，"不老泉"的传说在不同文化中一直流传，传说中凡是饮过泉中之水的人便会永葆青春。在人类历史中，很早就存在有关年轻机体血液的传说，将之视为青春不老的秘密。据说罗马皇帝康斯坦丁就曾从异教牧师那里听说，沐浴儿童之血以治愈他的麻风病。18 世纪初巴黎曾接连发生儿童失踪事件，人们认为这是国王路易十五所为，他获取儿童的血液供自己沐浴。

这些传说往往因涉及可怕的罪行而令人毛骨悚然。然而非同寻常的故事背后也可能确有一定的逻辑存在。麦凯的实验发现，年老和年轻大鼠间的血液持续交换使前者的骨骼变坚硬，好似年轻大鼠的骨骼一般。显然血液中存在某种成分可以使机体恢复活力，那这种成分会是什么，除影响骨骼以外，还可能会有什么其他的功效呢？由于这些问题的答案仍是未知，而且相关的工作总会给人带来恐怖的联想，在麦凯的这个试验之后，几乎没有任何后续的研究工作。直到最近，美国两所大学的研究人员才重新开始寻找问题的答案。

首先是哈佛大学艾米·瓦格斯小组的工作。瓦格斯是一位雄心勃勃的干细胞生物学家。她有一双淡蓝色眼睛，金发已有些灰白。20 世纪初，她师从于斯坦福大学的欧文·魏斯曼教授，并重新拾起了异体共生实验。她的导师魏斯曼在过去的数十年潜心研究自然界中天然存在的异体共生，星海鞘就是其中的一个例子。这种生物进行出芽生殖，后代从母体内长出，却始终与母体相连，母体死亡后后代逐渐将之吸收。当瓦格斯表示有兴趣进一步探索干细胞之间血液循环的关系时，魏斯曼建议她进行有关异体共生的小鼠实验。2004 年 5 月，瓦格斯在哈佛大学建立了自己的实验室后，便开始了这项工作。

瓦格斯重新开始异体共生小鼠实验的消息传回到斯坦福大学后不久，以神经生物学家汤姆斯·兰度为首的一些同样对衰老生物学感兴趣的研究者邀请她一起合作。瓦格斯欣然同意，飞回斯坦福大学与他们一起进行实验。小组于 2005 年发现，衰老小鼠通过血液循环和年轻小鼠相连后，其肌肉和肝脏组织可以重获活力。

瓦格斯在哈佛大学接下来的研究表明，年轻的血液甚至可以恢复衰老心脏和脊髓的活力。这些结果令很多人惊叹不已，似乎为古代有关年轻血液的民间传说找到了科学依据。媒体为之轰动，当时的一条新闻标题赫然写着——吸血鬼疗法：年轻的血液可能逆转衰老。

受到瓦格斯研究的鼓舞，斯坦福大学的另一位神经生物科学家托尼·韦斯–考利决定将实验再进一步，研究年轻肌体的血液是否会对阿尔茨海默病患者起作用。

每一天，人体内的血液在毛细血管、静脉和动脉中流动的距离总计约有 96000 千米之远，足以环绕地球四圈。血液经过人体的每一个器官，其中多达 25% 的血液会专门流经大脑。为什么呢？因为血液不单单是为大脑提供氧气。除了红细胞和白细胞，血液的液体部分（血浆）含有超过 700 种蛋白质，尽管其中很多蛋白质的功能都还未知。就像身体的其他器官一样，血浆中的蛋白成分随着年龄增长而发生变化：有的蛋白减少了，有的却增加了。韦斯–考利在思考，血浆中的这些蛋白成分的改变会对大脑记忆力产生何种影响呢？

　　为了寻找答案，韦斯-考利收集年轻小鼠的血浆进行研究。首先，他设置了一种水迷宫来考察小鼠的空间记忆力。这种迷宫被称为"莫里斯迷宫"。当动物被放入迷宫中的一个水池后，它们只有游泳找到隐藏在水面下的一个小平台才能逃脱，动物必须记住这个小平台的具体位置。年轻的动物通常很快就能记起逃脱平台的所在，而年老的动物记住平台的位置会比较费力，需要更长的时间逃脱（是不是有点像购物一整天后试图在拥挤的停车场找自己的汽车？）。当韦斯-考利给年老小鼠注射了他收集的来自年轻个体的血浆后，它们会和年轻的小鼠一样快找到出口位置。

　　受到实验结果的鼓舞，韦斯-考利进一步深入地研究了年轻血浆对年老细胞的作用。在哺乳动物特别是人类中，学习和记忆能力都与大脑皮质和海马体循环通路有关。这些部位的细胞数量和功能（这里所说的功能指的是 LTP，或称长时程突触增强，与记忆有关的神经模拟信号，见第三章）直接决定了大脑的高级认知能力。当一对年老和年幼的老鼠被实施异体共生后，韦斯-考利小组的研究人员对小鼠大脑进行组织切片，并对新生神经元进行特异染色。令人惊讶的是年老小鼠海马体部位的新生神经元数目竟是年轻小鼠的四倍。而在年轻小鼠却出现了相反的结果，它的海马体部位新神经元数目却减少了。韦斯-考利又将注意力放在海马齿状回（dentate gyrus）上，这是海马体中调节新记忆形成的区域。接下来的发现同样令人吃惊。年老动物脑中这一区域的神经元形成了更多突触，长时程突触增强的能力也得到提升，它们的记忆力得到明显改善。在年轻老鼠中的结果刚好相反。

　　为什么会是这样的结果？韦斯-考利认为，这可能与成熟个体的大脑中神经元产生有关。当大脑仍处于发育阶段时，新神经元的产生（称为"神经发生"过程）非常活跃。过去曾经认为新神经元的产生仅限于胚胎中。直到 20 世纪 80 年代才发现成熟的大脑中也有新神经元产生，它们来源于被称为神经干细胞（neural stem cells，NSCs）的成体干细胞。海马体是脑组织中不多的几个还保留有神经干细胞的部位之一。这些神经干细胞通常都紧挨着血管。韦斯－考利认为这可能就是年轻血液具有神奇作用的原因。

韦斯－考利曾在一篇早期发表的文章中写道，"衰老过程中新生神经元的减少可能受到两方面作用的调控：一方面是内在的，由大脑内部产生；另一方面来自大脑以外，通过血液运输至大脑。"那么，在年老个体的血液中，究竟是什么因素拮抗新神经元产生的呢？为了发现其中的奥妙，韦斯－考利比较了超过 60 种在年老和年轻小鼠血液中存在差别的蛋白成分，其中一种蛋白脱颖而出。这种蛋白被称为嗜酸细胞活化趋化因子（eotaxin），它的水平在年老动物体内显著升高。这个因子属于一类已知可在大脑发育中起作用的分子家族，它们还与哮喘也相关。目前对这种蛋白的了解仅此而已。为了确定升高的趋化因子真的具有某种有害作用，韦斯－考利将这种蛋白注射入年轻小鼠血液内，类似的结果发生了：小鼠脑内新神经元的产生出现减少，长时程突触增强发生减弱，在水迷宫测试中也表现出学习和记忆力的减退。

这项在 2011 年进行的研究，实验结果理想到令人难以置信。他们第一次投稿便被退稿，审稿人正是基于同样的理由拒绝了他们的文章。因此，韦斯－考利的研究小组又花了一年时间，换了不同的研究地点，再次重复了他们的实验，实验数据显示出类似的结果。到了 2012 年，韦斯－考利开始在遗传学层面上来研究这个课题。

年轻的血液会在年老动物体内激活一个重要基因，CREB。自 20 世纪 90 年代以来，人们就已发现 CREB 蛋白在保持长期记忆方面有明确作用。虽然这个蛋白的具体机制尚不十分清楚，但一些线索显示它可以调控其他基因的激活状态。无论其作用机制如何，韦斯－考利的研究说明年轻血液对大脑记忆力有明显和深刻的作用。他们的研究于 2014 年 6 月一经发表，便引起了媒体的广泛报道。参与这项研究者的科研人员突然成了名人，他们不得不拒绝上年纪的亿万富翁的利诱和社会名人派对的邀请，还有蜂拥而至的来自患者亲属的电子邮件，恳求他们对其亲属进行相关实验。

韦斯-考利团队的研究工作本可以继续沿着原来的方向进行——仔细分析血液中的不同成分，对海马体进行成像实验，测试小鼠在水迷宫中的表现等。毕竟，血浆中的蛋白可以说数不胜数，各种成分足够他们继续研究下去的。但是，与一位中国商人的外孙的偶然相遇，使他们接下来的研究方向发生了突然改变。

李伟先生（音译）出生于中国浙江省一个贫寒的家庭，10 岁时便弃学在一家丝绸厂工作。作为家里的长子，他十几岁的时候便开始在上海打拼，后来成为当地富商财阀的门生。他拼命学习各种理财技能以盼日后帮助家庭摆脱贫困。到了 20 岁左右，父亲已面临倒闭的纺织工厂在他手中起死回生。1949 年，26 岁的他搬到香港，创办了自己的棉纺厂。今天他的企业市值已接近 50 亿美元。

李先生逐渐将自己的生意扩展至房地产、运输和金融等领域，还不时为佛教机构和其他慈善组织慷慨捐赠。他成了家还育有两个女儿。根据他30 出头的外孙阿历克斯的介绍，李先生是个严肃认真、精力充沛的人，通常每晚只睡四个小时，工作起来从无节假日，也没有特别的爱好。生意营利对他来说好似赢一场游戏，而不仅是为了谋生赚钱。"工作就是他的生命。"坐在我对面的阿历克斯说。此时我们就坐在李先生公司所属的摩天大楼顶楼会议室里，窗外就可以俯瞰香港维多利亚港和鳞次栉比的高楼，还有名品商店、茶楼和远处位于九龙的寺庙等。阿历克斯接着说："他一直是我们的榜样，是他为我们的现在的生活打下基础。看着他的病情日渐恶化，我们感觉非常痛心。"

李先生的家人最开始感觉到他有些反常是在家人共进晚餐的时候，他有时会表现出异常的暴躁。现在回头看，他们认为病情在 20 世纪 90 年代末就开始了，具体时间已经很难再确定了。那时李先生仍然忘我地工作，他的坏脾气往往被认为是在公司里遇到了烦心事。但是到了 2005 年前后，病情已变得很明显，无论是短期记忆还是长期记忆都出现了问题。他开始记不住自己前一天晚上在哪里，或想不起来公司里已共事多年的同事的名字等。下中国象棋曾是他过去闲暇时唯一的消遣，现在他几乎完全忘记了象棋规则，不知不觉中臆想出新的规矩勉强玩下去。一想到会失去家里的顶梁柱，这位阿历克斯眼中的"超人"，家里人顿时惊慌失措，专门聘请了大批私人医生和护士，还四处寻找可能有用的秘方良药。

这一切都是在暗中进行的。在中国和很多东亚国家，阿尔茨海默病仍是难以向人启齿的疾病。"在中国，阿尔茨海默病俗称为老年痴呆症。"阿历克斯说话的时候，助手给我们倒了一杯热水，这是中国人的习惯。他还说："最近，这个疾病又被改叫脑萎缩。但是这样的疾病几乎一直是个禁忌，人们不愿张扬。老人去养老院也是不常见的，因为父母到了晚年，子女是有义务照看父母直到他们过世的。把老人送到疗养院被认为是不孝的。"

多年来，李先生的家人一直尽可能地对外界掩盖病情。他们担心外人，特别是他的生意伙伴们了解情况后，会产生各种不好的想法。直到 2009 年发生的一件事使他们改变了做法。那年李先生 86 岁，病情已经发展到了晚期。他一天多数时候都在睡觉，靠人喂食，基本上已不认识家里的人。各种身体状况让他不得不在医院进进出出。一次在医院看病接受常规治疗时，医院给他输了血浆，输液的结果简直可以用奇迹来形容。

"在接受输液之前，他什么都说不出来，就像是个一两岁的婴儿。"阿历克斯解释说，"然而在输液之后，他居然对着我母亲说，'我想回家。'"他接着道：

"我母亲回答说'好，我这就去叫我们的司机。'"

"然后他又说道，'好，我们去楼下等他。'"

"我母亲接着说，'你就在这里等吧，也许护士还会过来再检查一下情况。'"

"他居然回答道，'行。我们不如这样，你在这里等，我去楼下等车。'"

"他们二人之间居然又开始了对话！"阿历克斯兴奋地说，他自己都感觉发生的事情难以置信。他又说道："他甚至可以和人商量事情。这对我们来说是一个巨大的变化。"

变化并未就此结束。李先生开始重新记起他熟悉的面孔和过去身边的人。他甚至开始和他们讨论生意和时事，他一下子变得神志清醒了。这种情形只持续了四天，虽然时间不长，但是对家人来说，这是李先生病情好转的真实希望。

李先生接受血浆后的反应并非偶然。他后来又接受了三次，每次都有类似的结果。医生为此感到困惑。他们没有明确承认李先生的症状改善是因为接受了年轻的血浆，以免给他和家人带来不真实的希望。李先生的家人为能够继续接受血浆而充满感激，他们将相关事件详细记录下来，虽然其中夹杂了迷信的成分，他们还是希望有一天可以得到科学证实。此时他们对美国斯坦福大学韦斯–考利的研究毫不知情。直到2013年春天，阿历克斯与家里的一位好朋友，从事科研工作的卡罗利·尼科利奇分享了李先生的故事。

尼科利奇在位于美国加州帕洛阿尔托的家庭办公室里接受了我的采访。我问他是如何产生这种全新治疗方法的念头时，他面带微笑对我说："阿历克斯一讲，我就告诉他托尼·韦斯–考利的研究工作。"此时是清晨5点。对尼科利奇而言，这是他每天开始工作的时间，我们通过Skype网络视频进行交谈。他人很随和，穿着随意，但脸部线条坚毅，看上去就像位能干的企业家。"之后，我给托尼打了电话，跟他说'难以置信吧？！'托尼说这是他第一次听说在人身上也有如此效果。我们都为此兴奋着迷。"

阿历克斯在香港和这位匈牙利裔教授共进午餐时提起了他外公的经历。虽然尼科利奇的大部分时间是在斯坦福大学工作，他同时还身兼李先生家族在生物技术领域投资的科学顾问。交谈后不久，二人开拓宽思路，讨论如何把这种经历更提升一步。利用政府的资助去开展临床测试是绝无可能，现有的数据也很难说服其他投资人，毕竟他们所依据的只是一个患者的经历。阿历克斯决定自己掏钱资助这个项目。他投了 300 万美元，资助尼科利奇和韦斯–考利创办他们自己的公司，取名为"万能融化剂"（Alkahest）。这个名字原指可以包治百病的神秘药物，曾是 15 世纪炼金术士梦寐以求的物质。

自 2014 年 1 月以来，万能融化剂公司少量招募了第一批患者，他们患有轻度或中度阿尔茨海默病。"到目前为止，我们共进行了约 60 次血浆输液。"尼科利奇告诉我说，"没有任何副作用。对于实验安全性，我们感到很放心。这当然还不是我们的最终结论。"他并不愿意透露实验是否在被试患者身上具有改善认知功能的疗效，这也在情理之中。盲目的乐观往往是科学研究的大忌。有关人体器官的黑市交易就没有停止过，韦斯–考利还经常收到电子邮件说可以有小孩的血液供他研究之用。血液供应的确是他们二人迫在眉睫需要解决的问题。通过简单的计算就会发现，世界上现存所有年轻人的血浆加在一起，也就仅够 3% 的阿尔茨海默病患者使用。

万能融化剂公司的最终目标是生产含有纯化血液蛋白的药片。这样吃上几片蛋白就可以产生疗效。尼科利奇预计只需要 3～5 种蛋白就可以起作用。谈到这里时，我不禁迫不及待地发问："要多久才会有产品上市？"

他笑了一笑，说道，"现在预测产品上市还为时过早。"

没能得到满意的回答，我便开始自己寻找答案。其他人的研究预计还要 15～20 年的时间，这简直就是遥遥无期啊！作为既是科研人员又是患者家属的我感觉十分矛盾。一方面我知道自己应该把情绪放在一旁；另一方面却对这个治疗方法进展之缓慢而不满。搜寻资料时，我注意到在 2015 年年初，一家名叫格列佛的西班牙化学公司对万能融合剂公司融资 4000 万美元，占公司总资产的 45%。这家化学公司的首席执行官维克多·格列佛宣布这将"真正解决世纪医学难题"。我每年都试图去联系这家公司，但都没有进一步的消息。

　　同时，我特别想听听尼科利奇对阿尔茨海默病成因的看法。鉴于他正采用如此非传统的方法攻克疾病，我好奇他会把自己归为那一类：施洗者、道者，还是 E4 者。

　　"我实际上不属于他们中任何一类。我的直觉是疾病可能有更深的根源。"为了让我对他的看法有更清楚的了解，他靠向椅背，从旁边的书架上找出相关书籍和文章，主要是一些对疾病成因的非主流看法。他告诉我说在华盛顿州西雅图市，一个研究小组正在研究家犬的大脑衰老。它们生活在人类居住的环境中，也同样会患失智症，研究狗的大脑也许会比研究小鼠或人的大脑提供更多的信息。他还提到加拿大科学家 1964 年在复活节岛上的土壤中发现的纳巴霉素（Rapamycin）。据说这种药物可以使小鼠的寿命延长 14%。

　　各种诱人发现层出不穷，但尼科利奇着重强调，重要的任务是延长人们身体健康的时间，而不仅仅只是延长寿命。尼科利奇直截了当地总结说："即便我们都能活到 150 岁，也没有人希望像植物人一样苟延残喘地活着。"

　　有的学者认为像尼科利奇这样将健康和寿命简单二分是错误的。英国剑桥大学的一位古怪的计算机科学家和老年学家奥贝瑞·德格雷认为，延长人类健康时间的唯一办法就是大大延长寿命。如果能够修复在衰老过程中产生的分子错误，人类的寿命将就算达不到上千岁，也能有数百岁。60 多岁年龄的人可能生理上却只有 30 多岁。随着科技的进步，人的寿命不断延长，实际年龄和生理年龄之间的差距会变得越来越大，甚至会达到上百年，包括阿尔茨海默病在内的老年疾病也随之被攻克。德格雷在他的《结束衰老：可以逆转衰老的研究突破》（*Ending Aging*：*The Rejuvenation Breakthoughs That Could Reverse Human Aging in Our Lifetime*）一书中对未来作出如下预测。

就像我们在小时候接受那些常规疫苗一样，我们只需要接受抗淀粉样蛋白疫苗就可以避免患上阿尔茨海默病；就像每隔几年我们需要再次接种某些疫苗对免疫效果进行强化一样，在我们的寿命得到极大延长后，我们也许只需在每个世纪里补种几次增强疫苗。当我们接受这样的疫苗后，细胞和身体器官将清除掉那些引发疾病的分子因素（例如淀粉样蛋白斑块和纤维缠结），重新焕发活力。周而复始，人类将实现永葆青春。

尼科利奇自己已是快 70 岁的人，他承认自己对在衰老中保持健康这样的研究很感兴趣。他的记忆力还非常好，一如既往。在我们的视频通话中，他谈起自己小时候的艰难生活。那时他还生活在苏联阵线联盟的东欧，父母会拼起有关化学构造的模型，向他传播科学知识，描述外面宽广的世界。现在，他、李先生和韦斯–考利三人正一起将古老的神奇传说变为现实。

抛开遥远壮观的前景，仅凭本章描述的内容，我们可以得到一个简单却重要的启示。当我离开香港之前，阿历克斯的一席话揭示了这一点："我们的发现仅是来自对外祖父一个人的观察。如果每位医疗护理者都可以做到同样或更为细致的病情记录，那我们对疾病认知就会前进一大步。就是这么简单，对吧？"

在严格而充满理性的科学研究中，从奇闻轶事中获得的证据是不会被接受的。这主要是因为它们没有实验"对照"，缺乏正常对照物来排除随机因素的影响。其结果往往太过主观，缺乏客观性。对照实验帮助我们判定两个因素之间是否具有特定的因果关系。但是，就像李先生和他外孙阿历克斯所做的，个人见闻有时也有很大的作用，或许会导致新的假说，甚至从看似荒唐的事情中激发创造力。没有人会真的考虑从小孩身上取血再注射给老人，但是，有时弥足珍贵的思想就隐藏在这些表面的荒诞背后。看事情有时需要换一个角度，才不会轻易地否定它们。

第十六章
失智的种子

狐狸计谋多变，但刺猬却独专一技。

希腊谚语［阿尔基洛科斯（古希腊最早的抒情诗人）］

当我在伦敦学院大学完成博士学位的时候，系里几乎半数的科研人员都被一个新的发现所吸引。第一次听说这件事的时候，我的感觉难以形容，既有好奇，又似乎混杂着隐隐的不安和恐惧。在过去的研究中，我们每个人都支持自己认为有关阿尔茨海默病成因的最合理假说。总有人在餐厅喝茶或喝咖啡时相互闲聊，对各种假说进行讨论和提出质疑。这种讨论是有益和受欢迎的，多数情形下都是以文明的方式进行的。但是有关这个新发现的讨论往往会过激，让我们质疑过去积累起来的知识是否真的正确。我也不清楚这种过激行为到底是来自我们对新事物的合理怀疑，还是因为自己的声望和自信受到了挑战。有一天，当我看见一位这种新理论的支持者在休息室烧水时，我主动上前和他搭话，让他给我介绍一下这种新理论。听完他的高论，我开始觉得以后要穿上防护服去工作才行。

在巴布亚新几内亚热带雨林的深处，拉马里河东面高地上的奥卡巴地区，坐落着一排用竹竿和草捆绑而成的窄小茅草屋。这里就是小村庄阿嘎卡玛塔萨，里面居住着一个名为福尔的原始部落。鲜有外人到此拜访。据人类学家考证，这里曾流行一种吃人肉的仪式。

1957 年 3 月，一位美国儿科医生卡尔顿·盖杜谢克（Carleton Gajdusek）来到了这里。他当时 33 岁，长着一双活泼的蓝眼睛，是典型的工作狂，因为喜欢和别人交谈而出名（据说有一次，他在讲座开始前被问到是否感到紧张时，他回答说："不，我只在不说话的时候才会紧张。"）。盖杜谢克是一位斯洛伐克屠夫的儿子，在纽约长大。他在哈佛大学学习时曾因超凡的人格魅力而获得了"原子弹"这样的绰号。盖杜谢克不久开始厌倦普通美国人的生活，他选择了去研究原始部落中的传染病。作为一名军医，他在世界各地研究狂犬病、瘟疫、坏血病和出血热等疾病。后来，他听说新几内亚的福尔部落正遭受一种被当地人称为"库鲁"的神秘疾病的折磨。"库鲁"在当地语言里是"抖动"的意思。

"库鲁"患者饱受折磨。患者会出现剧烈痉挛和言语不清，还有诡异的大笑。这种疾病发展缓慢，患者往往是在患病一年后痛苦地死去。执政的澳大利亚政府称之为"笑死病"。每年约有 200 人感染上这种可怕的疾病，而福尔部落一共才约有 35000 人，整个部落有可能因此而消亡。当地人认为"库鲁"是来自敌对部落巫师的法术；有人甚至请来本地巫师吟唱颂歌，配合传说中有保护作用的草药，试图预防"库鲁"。当然盖杜谢克知道这并非真正原因，他决定搬到阿嘎卡玛塔萨这个小村庄，在那里住下来去发现真相。

盖杜谢克在一个稍大点儿的圆形草屋内建立了临时实验室，尽可能多地收集患者样本，还进行尸检。虽然对盖杜谢克的各种医疗器具和"古怪"的疾病成因解释抱有戒心，部落里的人还是慢慢接受了他，并称他为"美国医生"。

因为"库鲁"主要影响患者的运动系统，盖杜谢克认为疾病的原因在于大脑。确实如此，患者的大脑组织中出现许多海绵状的孔洞。盖杜谢克百思不得其解，他把一些样品寄给了同事。患者的脑组织特征与人类的

"疯牛病"——克罗伊茨费尔特-雅各布病（Creutzfeldt-Jakob disease，CJD，克雅氏病）十分相似，虽然这两种疾病的起因在当时还都是未知。克雅氏病是一种怪异的致命疾病，通常发生在 60 多岁的老人中。患者的记忆和认知能力快速丧失、动作异常、肌肉僵直、视觉不清和表达障碍。大多数患者在一年内陷入昏迷并死亡。同时，"库鲁"还和羊痒病（scrapie）有着奇怪的相似之处。这种痒病导致绵羊的身体抖动，不受控制地在树干或栅栏上磨蹭身体。

后来人们发现，这三种令人恐怖的疾病都具有传染性。克雅氏病可以在患者接受治疗时传染给其他人；羊痒病通过羊身体之间的紧密接触而传染；"库鲁"则是因为当地吃死人的习俗而传播。从 1890 年以来，福尔部落的人就建立了在葬礼上煮熟后分食死者的传统。他们不会浪费死者身体的任何部位，尤其是大脑，那里被认为是死者的灵魂所在。福尔人相信这样就可以令死者永生。但是，疾病的病原体到底是什么呢？是病毒、细菌、还是某种寄生虫？虽然病原体一定存在，但还没有任何证据可以揭开其庐山真面目。

有关这种疾病病原体的正确理论直到 20 年后来才被提出。这个理论发表之初，几乎是被视为科学异端。然而，正是这种新的理论，改变了我们对阿尔茨海默病的传统看法。

神经神物学家史坦利·布鲁希纳提出了这个新理论。布鲁希纳并不是一个特别受欢迎的人。20 世纪 80 年代中期，在他的职业生涯还处于上升期时，有关他的形容词往往是"冲动""放肆""鲁莽""咄咄逼人""使手腕""以自我为中心"等。布鲁希纳的研究让人感到困惑，还彻底激怒了某些人。布鲁希纳发现，"库鲁"、克雅氏病、羊痒病的病原体不是任何一种已知的微生物，而是一种蛋白质，一种不具有 DNA（译者注：此处应还包括 RNA，即不具有任何遗传物质）但仍可存活繁殖的具有传染性的蛋白质。

这一理论显然违背了任何一本生物学教科书中的所谈及的生命基本法则。

布鲁希纳将他发现的病原体命名为"朊蛋白"（prions），其英文 prion 是一个经过修改的混合词，含蛋白质（protein）和感染（infection）之意。事实上，正是朊蛋白这个奇怪名字为库尔特·冯内古特（Kurt Vonnegut）的科幻小说《猫之摇篮》（Cat's Cradle）中"冰–9"提供了灵感。在小说中，冰–9 是一种可以将身体里的水分在常温下凝固，具传染性的致命晶体。最令人不安的是，布鲁希纳很快就发现健康的大脑里也合成朊蛋白。人们之所以没有患上"库鲁"或克雅氏病的原因是朊蛋白有着相互类似的双重形式。在正常脑细胞中，朊蛋白无害，并具有实际功能。最近的证据显示，它对神经元起到隔离和绝缘的作用。但是偶尔神经元会意外地合成具有特殊三维结构的朊蛋白。变形的三维结构好似破损的家门钥匙，使蛋白丧失其原有功能。通常我们的身体细胞会很快检测到这样的生化错误，构型错误的蛋白质要么被重新折叠成正常形状要么被降解掉。

不知何故，"库鲁"病患者大脑中的错误构型蛋白逃脱了细胞的监控。更要命的是，这种异常的蛋白还影响正常朊蛋白的形成，使其也变为异常构型。这样脑内错误构型的蛋白不断积累，引起连锁反应。有害的朊蛋白如同癌症细胞一样在脑组织中迅速积累和四处扩散。朊蛋白不通过携带遗传信息的核酸就能实现复制这一点令所有人感到困惑，因为所有其他已知具有传染能力的微生物都需要基因组携带的信息来指导和构建新拷贝。

正常人的大脑中隐藏如此危险的蛋白令人深感忧虑。更令人不安的是，朊蛋白疾病与阿尔茨海默病存在很多相似之处。在 20 世纪 90 年代初，一位名叫海科·巴拉克的德国病理学家研究了好几千名阿尔茨海默病患者的大脑。他发现 β– 淀粉样蛋白和 tau 蛋白在脑内的扩散方式与朊蛋白有着惊人的相似之处。细胞内的纤维缠结从大脑的底部开始形成，潜入海马体后，又扩散到脑皮层的其他各部分。细胞间的斑块的扩散也是如此，只是方向相反而已。听起来就好像阿尔茨海默病产生于某种种子蛋白，它可以在脑组织中萌发、生长和扩散。

在布鲁希纳还在做临床培训的时候，他遇到过一位名叫乔治·巴兰钦的患者。他是纽约市芭蕾舞团的创始人，同时也是著名的舞蹈家和芭蕾舞大师。1978 年 9 月，他开始抱怨自己的身体"不稳定"。不久后，他的平衡能力进一步恶化，同时还伴随严重的记忆丧失和头脑混乱。到了 1983 年 2 月，他已无法表达任何言语，并于一个月之后悲惨地死去。验尸结果确认是克雅氏病夺走了他的性命。但奇怪的是巴兰钦大脑内还充满了黑色的蛋白质团块，就像在阿尔茨海默病患者大脑中看到的斑块一样。

巴兰钦的脑检结果暗示了一个具有重大意义的问题：阿尔茨海默病是一种朊蛋白病吗？布鲁希纳花了很长时间仔细考虑这个问题。他知道，阿尔茨海默病是一种传染病的可能性极小，因为各种将人类阿尔茨海默病传染给实验动物的尝试都以失败告终。

直到 2006 年，神奇的事情出现了。

马蒂亚斯·扎克尔告诉我，他不太想面向公众谈及他的工作。他不希望让人们为此感到紧张。他特别强调阿尔茨海默病并不具有传染性。他告诉我，理解朊蛋白致病的最好比喻就是把它们想象成多米诺骨牌。"当第一块多米诺骨牌倒下时，其他牌也就跟着一块儿接一块儿地倒下。根本原因在于第一块多米诺。"他用浓重的德国口音断言道。"我希望可以预防第一块牌的倒下。"

有着灰白短发的扎克尔外表英俊，一副运动员体形。他的坦诚和直率在交谈中表露无遗。2006 年 9 月，也就是阿尔茨海默医生那场备受冷落的报告发生 100 年之后，扎克尔的报告震惊了四座。他发现阿尔茨海默病患者脑中的斑块物质，也就是在首例已知阿尔茨海默病患者奥古斯塔·迪特尔脑内引起疾病的物质，居然可以在不同个体间传递。扎克尔的报告地点距离奥古斯塔当年生活，且早已声名狼藉的法兰克福庇护所只有很短的车程。扎克尔将死于阿尔茨海默病的患者大脑提取物注射入年轻的小鼠大脑中，然后进行观察。四个月之后，β–淀粉样蛋白开始零星地出现在海马体内，看起来像刚刚萌发的植物种子一般，然后就像杂草一样扩散到大脑的其他部位。这些 β–淀粉样蛋白的表现和朊蛋白十分类似。"我们早就预料到朊蛋白的行为方式不会是唯一的，一定还有其他蛋白的表现类似朊蛋白，所以我们照着朊蛋白的研究方法来进行实验。"扎克尔解释说，好似一切都显而易见，顺理成章。扎克尔希望了解淀粉样蛋白类似朊蛋白的作用机理，并非只是出于纯学术上的兴趣，这样的工作将有助于发现可以阻断淀粉样蛋白凝结的小分子药物。他说："小鼠实验的优点在于，我们可以通过它们进行各种快速的实验。但是现在，大家都想研究在人类大脑中，引起阿尔茨海默病淀粉样蛋白似种子般聚集的原因。以种子做比喻可以很容易使公众理解。如果确实有这样一个初始种子的话，我们或许可以开发出有针对性的抗体，根除脑内的这个疾病种子。当然，大脑中的实际上可能不只有一块初始多米诺牌，而是很多牌同时倒下。"

扎克尔的研究面临的主要障碍，同时也是所有其他研究人员共同面临的棘手问题，就是"体外（in vitro）"和"体内（in vivo）"二者实验结果的差异。这两个短语来自拉丁语，"in vitro"指发生在体外的实验器皿中，而"in vivo"则是指发生在身体内部。体外实验有利于人们在微观水平上进行观察研究；在简单独立的系统中研究单个分子的作用效果远比在复杂的体内简单。身体系统是如此复杂，背景中的噪声信号往往会掩盖了真正的作用结果。但是，简单独立的系统有其弊端：将分子与系统分离开来可能会影响或改变其行为；当分子进入身体后，其在体外的作用并不一定在体内发生。所以，扎克尔所做的从死亡脑组织中提取 β–淀粉样蛋白，并将其在体外感染其他个体形成淀粉样蛋白斑点，这一体外实验结果或许根本不会在活体的脑组织发生。这种情形也可以说是药物开发人员所面临的最棘手问题。若有好办法克服，"那药物开发会变得像药物生产一样稳定而高效。"

辉瑞制药的资深科学家克里斯托弗·利平斯基解释说。

从 2006 年开始，扎克尔根据小鼠中的实验结果，试图在人体体液中寻找早期 β–淀粉样蛋白。经过努力，他的团队发现了一些有关的线索，证明这确是一个值得研究的方向。2010 年 11 月，他们的实验表明，当把 β–淀粉样蛋白从小鼠腹部注射入体内后，会引发小鼠大脑中斑块的形成。五个月后神经细胞中还出现了纤维缠结。至于这种现象背后的机理，他们还不清楚。异常的淀粉样蛋白很有可能通过某种目前还不清楚的机制被转运到大脑中。如果这种推论是正确的话，它将对阿尔茨海默病干细胞研究给予致命的打击。如果真有 β–淀粉样蛋白异常形式的种子存在，它们在体内像兀鹰一般盘旋窥视，就算能将干细胞根据需要进行诱导分化，也不会有长久疗效，因为失智症会因为这些种子的存在而重新复发。

如果扎克尔确实找到了最先倒下的那一块（或一组）多米诺骨牌，他自信满满地说，诺贝尔奖一定会向他招手。此外，还有几项令人难以接受的发现同样支持阿尔茨海默病起源于朊蛋白对这一假说。朊蛋白引发的疾病都有一个特点，即不同的朊蛋白会引发不同的疾病，它们具有不同的症状。所以，略有不同的 β–淀粉蛋白和 tau 蛋白有可能会在阿尔茨海默病的患者中引发不同症状。另外，扎克尔的研究突破刚好和在剑桥大学的另一个研究小组的发现相吻合。那个小组发现阿尔茨海默病在灵长类动物中具有传染性。灵长类可是自然界中和人类最接近的哺乳动物。因为这些发现，科学家一直在努力寻找阿尔茨海默病在人类中传播的证据。谢天谢地，到目前阿尔茨海默病在人类个体间的传播还从未被发现。

随后的研究发现几乎引发了严重的公共卫生恐慌。世界著名的朊蛋白专家，伦敦学院大学的约翰·科林奇于 2015 年 9 月在《自然》杂志中发表文章表明，β–淀粉样蛋白很可能可以在人和人之间传递。他的团队研究了 8 位克鲁氏病死者的大脑，患者年龄为 36 岁到 54 岁不等。这几位患者都在

30 年前接受了脑垂体生长激素的治疗。那时该疗法经常被用来治疗儿童中的身材矮小或发育迟缓。这种激素在 1985 年之前都是从死人的脑组织中获得的。大约有 3 万名儿童接受过这种激素疗法，他们中的绝大多数人后来都具有正常的身高，过着正常的生活，但是少数患者却因此感染上了朊蛋白疾病，其中在法国的情形最为严重。这并非有意为之，但那里的医生使用了年老死者的脑垂体来获取激素，而朊蛋白疾病的患病风险随着年龄增长而上升。在这些年老死者的垂体组织中可能已经富集了朊蛋白。这一事件导致 125 名儿童死于朊蛋白疾病。2010 年 10 月，法国巴黎的一家法院对两名涉事医生险些做出过失杀人的判决。

奇怪和严重的是，科林奇的这项研究发现，这 8 位患者中有 6 位的脑组织中存在 β-淀粉样蛋白。它们是如何形成的呢？患者中没有早发型阿尔茨海默病的基因突变携带者，他们的年龄还没有衰老到会有如此多的淀粉样蛋白在脑中聚集。科林奇认为，最有可能的解释就是，那些具有异常形式的种子蛋白也存在于垂体提取物中，在注射给小患者后进入他们的身体。这种说法有可能是对的，因此令人担忧。β-淀粉样蛋白有可能像胶水一样黏附于金属上。同时它们又不像细菌或病毒，煮沸、烘烤、干燥，甚至辐射，这些常规手段都不足以将其彻底去除。事实上，清除朊蛋白需要极端的处理环境，很多外科医生都担心这样的清除会使手术器具同时遭到破坏。

当然，科林奇研究的那些患者并没有表现出阿尔茨海默病的症状，他们或许根本就不会得上这种疾病。科林奇也考虑了其他的可能性，或许克鲁氏病使患者的大脑组织更容易患上阿尔茨海默病。或许导致克鲁氏病的朊蛋白正是 β-淀粉样蛋白产生的原因；通过一种被称为"交叉播种"（cross-seeding）的未知方式，朊蛋白可以引起另一种蛋白构型的改变。但是，科林奇小组在所有其他克鲁氏患者的脑组织中都没有发现类似的 β-淀粉样蛋白的积累。而且，两种蛋白在脑中占据不同的空间，没有令人信服的证据说明二者可以相互影响或存在任何联系。

当科林奇的发现被广泛传播开来后，人们开始担心是否会在牙医那儿看牙时染上阿尔茨海默病。英国《每日邮报》刊登出了新闻标题"看牙医会让你患上阿尔茨海默病吗？"所幸这种说法非常牵强，至少只有这一项小规模且结论并不确定的研究，实在不能成为不去看牙医或不去医院看病的理由。

但无论如何，在确认患者脑中的淀粉样蛋白不是来自激素供体之前，这种蛋白在人类个体间传播的可能性是无法被完全排除的。科林奇正努力去了解这种可能性是否真实存在。他和其他研究人员搜集了几十年前从不同地方采集来的垂体提取物，从中努力寻找淀粉样种子蛋白的踪迹。如果他们真的发现了淀粉样蛋白，就可以重复马蒂亚斯·扎克尔在小鼠中的研究，将其注射入动物中，观察阿尔茨海默病是否会出现。这样就可以证明阿尔茨海默病是否真的能在人类中传播。人们已经知道阿尔茨海默病有自发性的，也有因基因突变导致遗传性的，那么，面对这些研究，人们难免会问，阿尔茨海默病也有从外界获得的吗？

科林奇的办公室位于伦敦国家朊蛋白疾病研究院。我在那里见到他时，他坐在堆满了《自然》杂志和各种政府文件的办公桌旁。他告诉我他不想因为自己的研究而令公众感到不安。他安慰我说，阿尔茨海默病是不具有传染性的，但是——他接下来用了"但是"一词——在特定的情形下它或许是可以被传播的。"朊蛋白是致命的病原体。"他语气平静，透露出深思熟虑，"我并不认为β–淀粉样蛋白会像朊蛋白疾病那样，在人和人之间以一种致命病原体的形式传播。但是，淀粉样蛋白存在坏种子似的特定形式，导致其异常积累这一概念也绝非臆想。这个概念是有实验依据的。"

科林奇举止温和，一双浓眉，眼窝深陷，给人一种极富智慧的感觉。科林奇30多年来一直在研究朊蛋白，是早期几位证明朊蛋白具有传染性的研究者之一。在20世纪90年代，英国牛海绵状脑病（Bovine spongiform encephalopathy，BSE），即疯牛病传染到人类身上，导致与克鲁氏病类似的疾病（也被称为克鲁氏病变种）流行，政府任命科林奇为朊蛋白顾问，他一下子成了"炸弹拆除专家"，参与控制朊蛋白疾病的流行。朊蛋白疾病真的就好像一枚定时炸弹。科学家发现，朊蛋白可以在大脑中潜伏长达数十年而不引起任何症状，让这种疾病增添了令人不安的不确定性。在英国卫生部支持下，科林奇于1998年领头组建了国家朊蛋白疾病研究院，通过研究患者死后的大脑组织，来解释朊蛋白在疾病中的作用。

虽然克鲁氏病是科林奇的主要研究方向，他也积极关注朊蛋白在其他神经疾病中的作用，并且始终将阿尔茨海默病视为"使命之一"。他认为，某些罕见疾病的显著特征会对常见疾病的研究提供线索。"我总是这样看待朊蛋白疾病的。"他说道，"如果蛋白可以导致疾病，那它就不会是只引起克鲁氏病这么简单。它一定会为很多疾病的研究开辟新路，阿尔茨海默病便是这些疾病的代表。"

作为几项首要任务之一，英国政府希望科林奇能找到从手术器具上消除朊蛋白的有效方法。政府官员此时已逐渐意识到科学家这一发现的严重性。考虑到朊蛋白如此难以去除，他们十分担心医院中可能发生的严重医源性传染。英国政府为此投入了超过1000万英镑的经费，资助科林奇和其他研究者开发有效去除朊蛋白的方法。在随后的7年里，科林奇试过了400多种去污剂和生物酶组合，最后终于开发出了一种生物去污剂，可以将金属用具上残存的朊蛋白减少到原有的百万分之一，就是最灵敏的仪器设备也无法检测到如此低的浓度。这种去污技术后来被美国杜邦化学公司商业化，制成为廉价的消毒剂，注册商标为"RelyOn"。英国科学顾问委员会推荐政府机构使用它做消毒之用。

输血同样是重要的隐患。不能对血液中的朊蛋白进行有效检测，也就无法了解朊蛋白在人群中的流行状况，其具体情形简直就是个谜。历史上曾有过类似情形的惨痛教训：20世纪八九十年代，英国有超过4000名血友病患者（译者注：血友病患者的血液不能正常凝结）因输血而染上丙型肝炎，约 1200 人染上了艾滋病。这些疾病导致超过 2000 人丧命。因为朊蛋白可以在体内潜伏数十年而不产生任何症状，发明有效检测血液中朊蛋白的方法迫在眉睫。针对这种需求，科林奇再次挺身而出。2011 年 2 月，根据朊蛋白对金属有吸附性的特点，他发明了独特的检测方法，使用金属粉末检查血液中的朊蛋白。这种方法可以检测到百亿分之一的朊蛋白，其灵敏度比过去的方法提高了 10 万倍。同样，英国专家委员会也推荐使用这种方法检验血液中的朊蛋白。

过去进行朊蛋白检验既困难又价格昂贵，现在终于有了好方法。因输血染上致命疾病的事件也许将不会再发生。逻辑推理、谨慎行事、科学实验在这次与朊蛋白的斗争中占了上风。

出乎意料的是，英国政府既没有采用这种消毒剂，也没有使用这种血液朊蛋白检测方法。当杜邦公司申请在医院环境中使用这种消毒剂时，政府的申报程序涉及种种繁文缛节，而且只允许杜邦进行一次测试。杜邦公司通过了这次测试，但是以前曾经建议使用此种消毒剂的同一个咨询委员却告知杜邦，英国卫生部将不准备采用这种消毒剂。当朊蛋白在人群中的真实流行状况还属未知的前提下，人们不愿意采取额外步骤进行消毒。至于血液中朊蛋白的检测，科林奇曾试图在英国和美国各检测 2 万个血液样品，这需要 75 万英镑的经费支持。英国政府拒绝了这项提议。在英国下议院 2014 年科技委员会的讨论中，首席医学顾问萨莉·戴维斯说："政府用于医疗、公共卫生和科学研究方面的预算有限，"并补充说，"政府已经在朊蛋白的研究领域，尤其是对科林奇教授的研究投入了大量资金。"

科林奇既吃惊又困惑。朊蛋白不仅致命，同时又比其他病毒和细菌等病原体难以清除。政府为开发有效检测和清除朊蛋白的方法投入了上千万英镑，然而在有了结果后，却将结果丢在一边。

科林奇的同行们也对政府的决定感到不知所措。很多人在下院的讨论中对科林奇表示支持。苏格兰国家输血中心主任马克·特纳说道："对输血样品中朊蛋白进行检测显然是最为合理的下一步举措。"英国危险病原体专家委员会主席罗兰·萨蒙强调说，这些方法很有实际应用价值。很显然，下一步"应该是在英国人群中采集血液样本，研究朊蛋白感染的频率，以此来了解它在人群中到底有多普遍"。英国卫生部血液和输血工作组的研究主任坚持说。

有关这项决定的政府会议记录读起来让人觉得难堪。英国科学技术委员会表示，政府的这种行为是"不可接受"的。他们说："我们现在完全不知道有多少人携带朊蛋白，也不清楚这些朊蛋白会产生何种后果……我们迫切需要减少这种不确定性。"

接下来，科林奇有关阿尔茨海默病的文章被杂志接收了。为了避免在公众中引发不必要的恐慌，科林奇在文章发表之前向英国卫生部做了汇报。他也再次表达了朊蛋白对公众健康构成威胁的担忧。他指出很多同行专家都认为，他研究的那8位克鲁氏病患者最终还是会患上阿尔茨海默病的。现在对朊蛋白的研究早以不再局限于罕见的克鲁氏病本身。

可是，时任首席医学顾问戴维斯不仅没有改变其原有立场，还贬低嘲笑科林奇的研究。在针对这项研究的歪曲中，戴维斯自己不顾《自然》杂志的规定，把科林奇的研究结果透露给另一个顶级医学杂志《柳叶刀》的编辑理查德·霍顿，并要求霍顿设法淡化此项研究的影响。随后《柳叶刀》登出了社论，猛烈抨击科林奇的研究数据。这绝对是超乎寻常的做法。科林奇的研究在《自然》上发表之前已经接受了同行评议审查，而且科林奇自己在文章中也直言不讳，指明了研究的不足之处。接下来，戴维斯告诉新闻媒体："我可以向公众担保，英国卫生部有着极为严格的程序要求，能最大限度地防止朊蛋白通过手术器具传播。我们的患者已受到很好的保护。"表面上看确实如此，但是就朊蛋白所构成的威胁来讲，卫生部的措施是不够的。

《柳叶刀》社论的主要攻击论点是，科林奇的研究并没有从实质上证明朊蛋白可以在人体间传播。科林奇对此评论表示了强烈不满。"我们的文章并没有试图证明它就是这样传播的。"他解释说，"大家都知道，在生物学中很难用这样的方法来证明什么。这就好像在 20 年前人们会问，'你能确定人类克鲁氏病变种就是由导致疯牛病的朊蛋白引起的吗？'是啊，没有人会给小孩注射引发疯牛病的朊蛋白，然后看看他们是否会得上克鲁氏病，虽然这是唯一能够证明疯牛病朊蛋白确实会引发克鲁氏病的办法。所以，我们只能收集各种相关的证据。当这些证据积累到一定程度，事情的真相就会显现出来。现有的实验证据暗示，朊蛋白作为病原体是阿尔茨海默病发生的一个原因。"

媒体将这项研究作为头条报道，标题看上去耸人听闻，例如《每日镜报》的"你可能被传染上阿尔茨海默病"和《独立报》的"阿尔茨海默病是可以传染的"，尽管这些文章的内容还算客观准确。科林奇不得不花上数个小时向媒体解释他的发现，他对媒体报道的准确度还算满意。《柳叶刀》杂志的社论则明显与上述媒体的措辞不同，文章表现出不同的立场。科林奇认为自己的研究发现导致了对阿尔茨海默病传统思维范式的改变，而《柳叶刀》的评论则是"这一发现距离真正改变疾病思维范式还十分遥远"。

我们前面提到过的科学哲学家托马斯·库恩主张伟大的科学发现往往伴随着"思维范式的转换"，这种转换确实发生了吗？"这个结果让我们从完全不同的角度来看待阿尔茨海默病，"科林奇强调说，"我们过去曾经认为，这种疾病是自发的，虽然具体机制尚不清楚，但可能和基因的改变相关。现在，我们认为它可能是致病蛋白在大脑组织中形成并扩散的结果，在个别情形下甚至可以由医源性事故导致个体间的传染……"他停顿下来，看看我，又接着说道："对于多数人来说，这的确意味着考虑问题的思维模式改变了。"

虽然我是个根深蒂固的怀疑主义者，我还是认同了他的观点。

朊蛋白可以成为阿尔茨海默病的致病根源，这一认识有着深远的影响。阿尔茨海默病的"传染性假说"迫使世界各地的医院不得不提高对其防范的级别，有的已经开始进行严格的查证。在美国佐治亚州亚特兰大国家疾病控制预防中心，那里的科学家已经开始帮助病理学家筛查过去存档的死者脑组织，寻找致病的异常淀粉样蛋白；法国巴黎的皮提耶-萨尔佩特里尔医院，奥地利、瑞士和日本的相关研究组织也开展了类似的工作。目前仍尚未发现确凿的证据。2016 年 3 月，位于德国波恩的德国神经退化疾病研究中心的皮耶路易吉·尼科泰拉告诉《自然》杂志编辑艾莉森·雅培，"我们必须记住，到目前尚没有定论显示淀粉样蛋白种子能传播和引起阿尔茨海默病，同样也没有定论显示淀粉样蛋白可以像朊蛋白那样在大脑中扩散。"然而，也有人则不这么保守。"在我看来，淀粉样蛋白是危险的，除非我们可以证明它的安全性。"瑞士慕尼黑大学医院的阿德里亚诺·阿古兹如是说。我赞同天文学家卡尔·萨根那句经常被人引用的推理名言：缺乏证据并不能作为事物不存在的依据。我自己也更倾向于后一种观点。显然我们可能还要花上若干年，才能了解朊蛋白在阿尔茨海默病中的作用。但轻易否定一个令人感到不安的假说对患者并没有任何帮助，也不能提高公众对这种看似普通但实际上异常复杂的疾病的了解。到 21 世纪中叶，当对阿尔茨海默病的治疗变得日益紧迫时，我们有必要逐个甄别和排除各种可能性。

第十七章
视而不见

世界从我周围退去，我陷入孤独。内心燃起炽热的怒火，可以切钢断铁。

英国阿尔茨海默病协会（泰瑞·普莱契爵士，2008）

对帕姆·福克纳和理查德·福克纳这对夫妇来说，开车去利物浦已驾轻就熟。他们从位于英格兰西南部乡村的家里出发，沿着 M5 号高速公路一直朝伯明翰方向开，穿过山峦起伏的峰区，经过柴郡，最后到达利物浦——理查德父母的家乡。通常这一趟只需要约 2 个半小时。但在 2013 年 1 月一次去利物浦的路上，他们遇上了严重的交通堵塞。

帕姆当即找出地图。她很小就学会了看地图。全家外出旅行时，总是她拿着地图给家里人指路。他们此时距离利物浦已经不远了，在地图上找一条近路对她而言绝对是轻而易举。

然而，当盯着手里的地图时，她却完全不明白自己在看什么，或者说，她不知道自己看到了什么。地图上的道路、出口、转弯、指示牌等都使她困惑。她闭上眼睛再睁开，希望情形会有所好转，可结果还是一样：熟悉的事物变得完全无法理解。理查德不清楚帕姆出了什么问题。她只有 59 岁，还没有老到思维开始出问题。帕姆意识到自己现在的状况不可小视。她一定有了什么毛病，好像眨眼之间她失去了语言阅读能力。

一阵担心和困惑后，帕姆决定配一副新眼镜（理查德则是考虑在车里装上卫星定位系统）。最近她已不能在夜间开车了，迎面的车灯对她来说过于明亮刺眼，经常让她眼中产生令人头晕的蓝色图像。虽然如此，她的眼科医生却没有在她的眼内发现任何异常。既然没发现问题，帕姆在一阵紧张后逐渐把这件事放在了脑后，继续享受她提早的退休生活。

几个月后，问题又来了。这次是在玩拼图和看报的时候。帕姆最爱玩上千块的拼图，少于这个数目，她都觉得是哄小孩。但是，就在她熟练地摆弄一个有神秘西班牙花园图案的拼图时，她突然觉得自己怎么也不能把这些小图块连到一起了。她可以把图块按顺序放好，但是每个图块边缘不同形状的拼接却难倒了她，这在以前是再容易不过的事。同样，报纸上的新闻排版把她完全搞糊涂了，她读到文字末端，却不知道下一行会从哪里开始。2014 年 6 月的一天，帕姆躺在卫生间的地板上醒来，她经历了短暂的昏厥，完全记不起之前发生的事情。

一开始，神经科医生找不到问题所在。帕姆脑部 MRI 成像和其他各项认知功能检查指标都正常。医生只能诊断为癫痫，但又不能确定癫痫的成因。由于无法确诊，医生给她开了抗癫痫药，并将帕姆转到记忆疾病专科。

但是，在记忆专科进行的一系列记忆测试中，帕姆都表现得出人预料地好。最后，医生又拿出另一套测试。医生本人从业以来还从未给任何一位患者用过这套测试。这是一种有关视觉感知的神经心理测试，从各种不同的角度显示测试物体，还将物体进行旋转，直至受试者可以对物体进行正确的鉴别。用帕姆自己的话来说，她在这个测试中表现得"糟糕透顶"。2015 年 7 月 15 日，帕姆终于拿到了正式诊断结果。她患有阿尔茨海默病，但不是我们通常所说的那一种。

视觉阿尔茨海默病，也被称为大脑后部皮层萎缩症（Posterior Cortical

Atrophy，PCA），最初由美国神经病学家弗兰克·本森于 1988 年提出。与普通的阿尔茨海默病不同，患有视觉阿尔茨海默病的人在发病前期仍能具有正常记忆、思维和个人性格等，这些方面直到疾病发展的晚期才会受到影响。本森写道：患有后部皮层萎缩的患者能够"意识到自己的处境，并对自己的困境有清楚的认识。"与普通阿尔茨海默病不同，这些患者的视觉信号处理功能出现严重问题，感觉甚至有些离奇。除会产生幻觉以外，有的人还会突然丧失阅读能力，不能准确感知事物的运动、物体的大小，也不能识别人脸，有时会在熟悉的环境中迷路等。甚至有个别患者看到整个世界颠倒过来，所有物体都旋转了 180°。

英国幻想小说作家泰瑞·普莱契就患有此病。他戏谑式地称自己的思维有了某种"漏洞"。普莱契在 2007 年 12 月知道自己患病后，便投入了历时 7 年不知疲倦的社会宣传，努力使公众了解大脑后部皮层萎缩这种疾病。疾病似乎毫不费力就夺走了他的思想，确切地说是他思想来源的视觉信息通道。作为一位在近 50 年的写作生涯中出版了超过 70 本书的作家，普莱契为此深感愤怒。"我简直就是超能力的反面典型，"他带着自己标志性的幽默写道，"有时我不理解那里的物体是什么。我的眼睛能够看到茶杯，但是我的大脑却拒绝将这个信息发送给我。这种内心不为外物所动的状态简直就是禅宗修炼的最高境界。一开始我看不到那个茶杯，但是我的意识知道有茶杯在那里；所以当我再次看向那里的时候，茶杯就会出现了。"普莱契很乐意别人称他为"阿尔茨海默病先生"。他接受了数百次采访，还将自己患病后的生活困境拍成了纪录片，《患有阿尔茨海默病的生活》（*Living with Alzheimer's*）。这部纪录片还获了奖。

普莱契的宣传起到了作用。在写作这本书时，基本上每一位受访者都提及了他的名字。在生命的最后几年，普莱契周游世界，希望能发现疾病的治疗办法。他不惮于尝试各种试验性新疗法，其中甚至包括一种"抗失智症"头盔；发明者的想法是通过释放特定可以穿透头骨的光波来刺激神经细胞再生，这显然没有理论依据，也不会起作用。2014 年，也就是普莱契去世前的一年，他出版了一本短文集，名为《与死神握手》（*Shaking Hands with Death*），真实地记录了他在患上大脑后部皮层萎缩症后的感受：

> 设想你正处于慢动作播放的撞车过程中，速度缓慢得似乎感觉不到有什么事情在发生。偶尔传来小小的碰撞声，零件变形的嘎吱声，个别螺丝从速度计面板背后弹出，旋转着飞了出来，整个情境如同置身于阿波罗 –13 登月飞船中一般。但车里的收音机仍在正常播放，车里也还在正常加热，似乎没什么大事在发生。但你心中确知，自己的头很快便无可挽回地撞向挡风玻璃。

普莱契的描写只是一个例子。神经生物学家奥利佛·萨克斯在他的《思想的眼睛》（*The Mind's Eye*）一书中，描述了一位患有大脑后部皮层萎缩症的钢琴家丽莲·卡里尔。丽莲已经无法再阅读钢琴曲谱了，人的面孔在她眼中"不只是模糊，而是糊成了一团"。丽莲的症状极其特殊。在初次会面后的几个月里，萨克斯尝试用各种方式发现她的问题所在。他反复向丽莲展示不同图片和形状，丽莲也努力配合，然而二人却好像在玩猫捉老鼠的游戏，无法正确地沟通，各种尝试都以失败告终。在纽约曼哈顿丽莲的寓所内，萨克斯可以有机会在她最熟悉的日常环境中观察她的行为。她只能将自己的物品按大小和形状分类，而不是依据物品的用途。萨克斯记述说："这就好似不识字的人在图书馆陈列书籍，他们不会按书的内容分类一样。"他陪着丽莲去超级市场购物，发现她找到物品是因为她将货柜的颜色组合记在了心里。颜色是"她能够马上识别出来的视觉提示，物品的其他信息对她都没有意义了"。

由于大脑后部皮层萎缩的症状在患者中存在极大的差异，这种疾病被认为在过去的几十甚至几百年里都没有被人们意识到，更不用说正确诊断了。至今我们仍然不清楚到底有多少人患有此种疾病，据估计可能5%～10%的早发型阿尔茨海默病患者属于此类。需要说明的是，大脑后部皮层萎缩并非是普通阿尔茨海默病症状的一种表现，它是另外一种不同类型的阿尔茨海默病。许多患者，包括帕姆在内，因为被误诊而接受了不必要的眼睛治疗，例如白内障手术等。还有一些患病者根本就没有被确诊。他们的眼睛在器质上完全正常，没有任何问题。眼睛只是从外界感受光线信号的器官。光线在视网膜上成像，视网膜上的感受细胞接受光线信号刺激，将光信号转换为电信号通过视神经传递到大脑。视觉本身是大脑对电信号深度加工的结果。

无论置身何处，看看周围，你所看到的图像的各种性质——形状、大小、颜色、深浅、方向、运动状态——都是大脑神经元网络对信号加工处理的产物。我们所体验的像电影一样不间断的情境和运动可以说完全是我们自己的幻觉。这种连续完整的外部世界影像并不是一幅图像；信号被传递到大脑的不同模块区域进行分别处理，然后在脑后部皮层像马赛克一样拼接在一起组成图案，这里又被称为视觉皮层。以我自己为例：此时我正坐在伦敦希思罗机场等待航班起飞。如果视觉皮层的一部分突然失去功能，那我面前经过的旅客就会时隐时现，好像一幅幅不连贯的电脑屏幕截图；如果是视觉皮层的另外一部分出了问题，我便无办法知道我的手要张开多大才能拿起我的咖啡杯。

正因为如此，视觉皮层中出现淀粉样蛋白斑块和纤维缠结会给患者带来灾难性的后果，就不足为奇了。这也正是在大脑后部皮层萎缩症患者脑内出现的情况。疾病的病理表现从视觉皮层开始，随着时间的推移扩散开来，直到几年后才蔓延至大脑负责记忆的部位——海马体和大脑皮层。疾病从这一部位开始的原因还是未知，似乎比普通阿尔茨海默病还要神秘。目前还没有发现与此种疾病相关的基因突变。有人提出 *APOE4* 基因与这种疾病有关，但此种提法仍有争议。患者的大脑最终会像其他阿尔茨海默病患者一样萎缩。患者也服用同样的阿尔茨海默病药物——乙酰胆碱酯酶抑制物。除了这些药物，神经科医生也没有别的更好办法。

我很快意识到，人们正在揭开大脑后部皮层萎缩症的疾病谜团。对这种疾病的深入研究，也为研究典型阿尔茨海默病带来有意思的发现。

伦敦学院大学的塞巴斯蒂安·克拉奇是在大脑后部皮层萎缩疾病研究领域处于前沿的研究者。他深信这种疾病，也就是视觉阿尔茨海默病，不仅是作为疾病被公众了解，它还对理解大脑如何加工处理信息有帮助。克拉奇通过各种非常规的方法来研究这种特殊的疾病。我是在伦敦科学博物馆的咖啡馆里和这位科学家见了面。这个地方游客穿梭如流，背景嘈杂。他对我说："二者就是同一种疾病，只不过发生在脑中的部位不同而已。"

克拉奇不是因为痴心科学，才把见面的地点选择在科学博物馆。他正在这里为题为"像他们那样看世界"的活动做公众宣传。这是一项创造性的尝试。组织者建立了一种特殊的环境，患者的动作和行为可以通过动作感受器得到记录。同时他们还试图模拟显示这些患者所看到的世界，以理解他们的思想状态和他们是如何克服这些困难的。"我们的设想是，如果知道哪些措施对患者有益，哪些无益，我们就可以有的放矢地帮助他们。"克拉奇解释说，"比方说，我们布置空房间，使它们和普通房间一样，米黄色的墙，木地板，头顶上有吊灯等。我们让患者在这样的房间里按照门上闪亮移动方块的指示，走过三扇门中的一扇，并记录他们花费的时间。我们还用不同形状的信号指引患者通过走廊。阿尔茨海默病患者虽然失去了某些能力，但更重要的是他们还能做很多事。如果我们能够了解患者视觉中哪些功能仍然正常，我们就可以利用这些信息去帮助他们。"

根据克拉奇的说法，大脑后部皮层萎缩患者的记忆力还可以保持很长时间是有原因的。一方面，人们已经发现，视觉皮层会最先发生病变可能与某些遗传因素有关。从另一方面看，也可以说正是这样的基因突变使疾病在视觉皮层发生，无形中保护了大脑的记忆中心。这就是克拉奇的观点。"如果真的是在大脑后部皮层萎缩患者中有某种机制保护了海马体记忆区，使他们有别于普通阿尔茨海默病患者，那我希望知道这种保护机制是什么。"

克拉奇今年 38 岁，有着一头光滑乌黑的头发和一双淡绿色的眼睛。他来自工程师家庭，祖母患有阿尔茨海默病。但是他研究阿尔茨海默病的愿望远早于祖母患病。在我们的交谈中，他把每一个要点都讲得栩栩如生，不时配以快速的手势和专注的眼神，希望我可以理解他的观点。他是个热心肠的人。为了帮助我，他甚至把他们小组尚未发表的研究结果通过电子邮件发给了我。能够读到文章发表前的定稿是科研人员很少遇到的幸事。很多研究者可不是这样信任别人的。我觉得克拉奇是希望我能理解，这个研究领域太重要了，大家切不可相互计较过多。

克拉奇这项研究有来自 7 个不同国家的 44 位同行专家的参与。他们收集了约 300 名有大脑后部皮层萎缩的患者样本并对其进行基因分析，并从中发现了一组与这种疾病相关的基因。其中一个名为 SEMA3C 的基因就很符合克拉奇设想中阿尔茨海默病记忆保护基因的假说。SEMA3C 蛋白在视觉皮层中有助于形成视觉；而在海马体中，这个蛋白的功能是支持学习和记忆。这个蛋白之所以有这样的双重作用，可能是因为它可以控制大脑"功能网络间的连接"，也就是大脑如何通过不同的信号通路来实现不同的认知过程。因此，当阿尔茨海默病发生时，或许是多功能的 SEMA3C 蛋白发挥了某种作用，将疾病发生部位转移至视觉皮层，对记忆起到了保护效果。如果 SEMA3C 确实导致了这种转移，克拉奇便有可能搞清其背后的机理。理论上讲，他就可以设计一种药物，将阿尔茨海默病疾病发生部位从海马体，以及其他重要认知能力相关部位，转移至别处。理想的状况是将它转移至大脑内的胶淋巴通路系统。这个系统由神经胶质细胞和脑脊液组成。我们在第十三章提到过，它的功能是清理神经系统的废物，被认为是大脑在睡眠过程中清理代谢废物的主要工作者。在这种情形下，神经细胞间的斑块和细胞内的纤维缠结被视为废物，从而被胶淋巴系统清理干净，患者可以通过睡眠来改善认知能力。

因此，对大脑后部皮层萎缩症的研究使人们发现，阿尔茨海默病的疾病进程中可能存在薄弱环节。斑块和纤维缠结或许要与比想象的更具有运动性，而此种运动有可能被人为加以干预。

"我只能想，我们应该如何取得进步。"我把录音机放到帕姆家客厅的桌子上时，她对我说道。这是 2016 年 1 月的一个阴雨绵绵的下午，我在帕姆和理查德英格兰乡下的家中和他俩交谈。他们的房子在格洛斯特郡的一个小村庄中。她说："我不想因为疾病而哭泣，或是躲在角落里，像块果冻似的瑟瑟发抖。我只想保持勇气，向前走下去。"

帕姆在南约克郡长大，是位聪明的女性，对各种现代科技手段运用自如。作为家里的独女，父母对她宠爱有加，特别是她的父亲，一位爆破工程师。在 20 世纪 70 年代，当地人都认为女孩子最好的出路就是要找个合适的老公然后成为家庭主妇。帕姆却去了牛津大学学习物理，毕业后在计算机行业工作。当时的计算机行业才刚刚萌芽。帕姆在工作圈子里认识了理查德，两人都是电脑高手，志同道合。夫妇一直没有小孩，二人把时间用在了旅游、阅读和结交朋友上，两人还会一起细细欣赏英格兰的日落美景。

"目前我还能对付。"她向我解释说，话语中带着犹豫。"我在吃安理申（Aricept），这个药让我感觉不像从前那么糊涂。"尽管录音机在记录我们之间的对话，我还是在做笔记，试图记下那些录音机无法记录的细节。我看到理查德把帕姆的茶倒在一个白色的茶杯中递给她。现在，这种颜色对比对帕姆很有必要。理查德解释说，帕姆注意不到亮色或有光泽的物体。帕姆可能都看不见放在深色的厨房台面上的金属茶匙。

理查德还向我谈起他们在英国南部的康沃尔郡徒步旅行时的一个插曲。

那是个晴朗的日子，他们在穿越海边的一条小路，计划由此徒步走到山下的沙滩。突然帕姆变得止步不前。她无法看到眼前的路在哪里。阳光照耀下的海水波光粼粼，令她无法正常注视脚下。"就好像她的大脑无法命令眼睛将注意力集中在路上。"理查德说道，"帕姆拉住我的手，我们一起慢慢走到山下。现在我们对这种事已经习以为常了。"

疾病给帕姆带来的最大痛苦是她丧失了正常阅读的能力。她曾为自己拥有超过3000本书的小图书馆而自豪。现在她还没有在心理上接受只能听有声读物这样的现实。为了让我明白她的现状，她让理查德递给她一本杂志，邀请我坐在她旁边。她开始朗读杂志中的一栏，很快她就在第一行末尾停顿了下来。

"接下来我要读哪里？"她问我说。

我指向第二行的开头。

"好，"她答应着，"但是第二行的开始在哪里？"

"这里就是下一行。"我说道。

她烦恼地叹了口气。虽然我们看到的是同样的事物，但帕姆的大脑无法对所见图像进行正确理解。

"现在各种事情都是如此。"她承认说，"我不能往杯子里倒喝的，我不能切洋葱或系鞋带，因为我没法将物体对到一起。在花园里，如果我要切植物的根茎，很可能会把自己的手指头切了。"

"压力也成了问题。我连拉链都用不了，因为我不知道需要使用多大的力量去拉。在我用刀切东西时，我不知道要用多大的力量往下切。"帕姆说。

"那你可以喝汤吗？"我问道。

"不行，我没法喝汤。你想，我需要拿着勺，盛起汤，端平，然后把它送到嘴里，歪了就会洒到自己身上。可问题是我没法判断什么位置是平的。"帕姆回答道。

正常健康的大脑通过激活后顶叶皮层（posterior parietal cortex，PPC）来执行这些日常操作。这一部位对我们进行预想中的动作，以及理解物体的形状都至关重要。当受试者被要求在头脑中设想的熟悉环境中走动时，大脑的后顶叶皮层便会变得活跃。人们还认为后顶页皮层也能影响眼球的运动，并与理解物体在空间位置的能力相关。在帕姆的大脑中，因为斑块和纤维缠结阻断了神经细胞间的信号传递，这一区域的正常功能被扰乱了。随着这一区域功能的进一步丧失，帕姆身上可能会出现更多意想不到的奇怪症状。帕姆遇见的一个患者可以识别鞋的左右脚，却无法辨别两只鞋是否为一双或一种颜色。

与泰瑞·普莱契想法一样，理查德和帕姆决定将自己的各种奇特困境告诉周围的人。理查德制作了宣传单，标题为"帕姆得了什么病？"并挨家挨户地散发。宣传单上有一栏的小标题是"你可以为她做些什么？"理查德写道，"请像过去一样对待帕姆。在她试图应对周围环境时，请对她多一些耐心。请理解，她正在丧失记忆。"如同其他饱受折磨的阿尔茨海默病患者一样，帕姆希望唤醒大家对疾病的意识，而不只是对她的同情；她希望大家有具体行动，而不只是为她感到难过。帕姆和理查德定期参加大脑后部皮层萎缩患者的聚会，也一起参与帮助克拉奇组织的"像他们那样看世界"的活动。

这些患者在一定程度保留了认知能力，在一定程度上好于其他阿尔茨海默病患者。帕姆周围的世界终将会慢慢从她意识中消失。她知道自己现在所经历的就是未来的预演，只是程度轻微而已。接下来她的记忆会出问题，直到有一天她甚至会不知道自己家里的卫生间在哪里。

第十八章
进退维谷

开发新药的最有效办法是发现旧药的新疗效。

詹姆斯·布莱克爵士

这种药物在六个小时之后便产生了效果。药物作用机理独特。它精确地锁定位点，作用在脑组织深处的受体上，引发了特定的分子级联反应。就如同小弹球的运动遵循运动定律一样，药物作用会在神经元之间扩散开来，神经元内部好似弹撞钢球游戏中的"齿轮"和"弹簧"一般，在药物"钢珠"的碰撞下产生反应，将一系列基因激活。接受这种药物的实验小鼠虽然还是像以前一样表现出困惑和健忘，但它们的精神状况发生改变，变得更机灵了。当然，小鼠自己永远也不会知道，在它们满是斑块的脑中，因为试验药物的作用，有约四分之一的淀粉样蛋白得到清除。它也同样不会知道，三天后会有接近一半的淀粉样蛋白消失。它能够感受到的变化便是，自己终于想起了如何把卫生纸咬烂弄皱，用它们给自己弄个舒服的小窝。

正在观察实验的科学家简直不敢相信自己的运气会如此好。这种药物的临床应用早已经获得批准，但并非用于阿尔茨海默病。在它被批准后的13年里，它一直是一种用于治疗皮肤癌的药物。

2010 年时，有关阿尔茨海默病疫苗的实验为疾病带来了意外的发现，一些研究者就这些发现联系相关领域进行了横向思考，这其中就包括美国神经生物学家汤姆·柯伦（Tom Curran）和法国生物学家伊夫·克里森（Tom Christen）。那年的 4 月 26 日，二人在法国巴黎组织了一次学术会议，会议议题专门讨论疾病之间奇特的阴阳关系，具体地说就是阿尔茨海默病和癌症二者实际可能是同一回事，不过是同一种机制的两个不同方面的表现。对与会者来说，本来对失智症相关生物学知识的了解才刚开了个头，又不得不以全新的视角来看待这个问题。癌症是单个细胞无节制生长和分裂的结果，怎么可能和阿尔茨海默病中数不清的细胞凋亡联系在一起呢？

但是，毫无疑问的是，两种疾病之间确实存在某种联系。统计学研究显示，癌症发病率在阿尔茨海默病患者中明显降低。相反，癌症患者患阿尔茨海默病的概率也会减少。同样的情形也发生在癌症和帕金森症两种疾病之间。癌症和其他运动神经元疾病之间也存在类似的关系。对于疾病的遗传学分析显示，癌症相关基因，例如 *TP53*（有约一半的人类癌症与这个基因突变有关。译者注：人类基因组中只有两个拷贝 *TP53*，而大象却有 40 个拷贝 *TP53*，所以很多人认为这是大象生长快但癌症发病率却低的原因。）、*ATM*、*CDK5*、*MTOR* 和 *PTEN*（这些基因的名字对很多癌症患者来说已耳熟能详），在细胞内参与的信号途径也同样与阿尔茨海默病的发生相关。这就好像座钟下面的摆锤左右摆动一样。钟摆朝一侧摆动的速度减慢，那它摆回另一侧的速度也会相应放缓。

这次巴黎会议从早上 8 点半一直开到晚上，十几个报告者相继发言，就二者相关性进行各方面的阐述和说明。众所周知，癌症产生是因为控制细胞正常分裂和死亡的机制出了问题。突变的基因改变了正常的细胞分裂周期，细胞开始无休止地分裂。然而，神经元是不分裂的。神经元的损伤不会激活与细胞周期有关的信号途径，而是开启了细胞凋亡程序：一种由多种蛋白紧密协调的精细作用网络，从受损细胞内部将之解体。正是这个过程引起了研究者的兴趣，因为参与这个过程的多种蛋白都与癌症有关。或许对这些蛋白发生作用的癌症药物可以用来治疗阿尔茨海默病，这可是值得一试的新想法。正像在会议召开时，一位法国记者在报道中所写的那样，"两个领域的交叉说不定会结出丰硕成果"。

　　真正利用这个想法在交叉领域做出成果的人，既非癌症生物学家，也非训练有素的神经生物学家。她是美国俄亥俄州克利夫兰市凯斯西储大学的一位年仅 22 岁充满朝气的研究生，佩琦·克莱默（Paige Cramer）。在她的导师眼里，她完全是个新手。然而，2012 年 3 月 22 日，在向《科学》杂志——可以说是科学界顶级的学术杂志——递交的研究论文中，她提出，一种已上市 13 年的皮肤癌药物，贝沙罗汀（bexarotene），可以在数天内完全逆转阿尔茨海默病的疾病症状。当然这只是在小鼠身上的实验成果，并非在人体中。但是因为药物的效果如此明显，人们不禁为之惊叹，几乎顾不上追究其他细节了，哪怕是实验对象这样的重要信息。

　　克莱默来自美国佛罗里达州海滨城市彭萨科拉，那里海水翠绿清澈。她在那里长大，家里有着浓厚的学习气氛。父亲是名从事科研的医生，母亲则是位健康医疗法律方面的律师。她告诉我说，小时候家里人在一起吃完饭时，经常会讨论各种疾病和科学难题。我感觉，她的成长环境为她参与生物医学研究打下了非常好的基础。在大学第一年，她最要好的朋友因为脊柱创伤而下身瘫痪。这件事影响了她的研究志向，使她下定决心投身神经生物学研究。

　　贝沙罗汀的商品名为塔革雷汀（Targretin），被用于治疗 T–细胞淋巴瘤，一种罕见的由 T–淋巴细胞引起的皮肤癌。T–淋巴细胞是血液白细胞中的一种。在对付 T–细胞淋巴瘤方面，这个药物效用有限，只是在没有其他更好的办法时，癌症医生才会给患者开这种药。"说实话，我从来没有听说过这种药物，"克莱默的研究导师加里·兰德雷斯对我说道，"即便是在癌症治疗领域，这个药物还尚有争议，因为它在 T-细胞淋巴瘤中的具体作用机理尚不清楚。"这样一种癌症药物怎么会在阿尔茨海默病中起作用呢？我为此充满好奇。

我顺藤摸瓜，继续追查。这个药物吸引克莱默的地方在于，它可以改变神经元内的某些生化反应。在细胞中，基因的活化是通过一类被称为"转录因子"的蛋白来完成的。这些蛋白可以与 DNA 分子相结合，然后在 DNA 分子链上沿一个方向移动，好似琴弓沿着琴弦拉动一样，其结果是合成一条和这个基因序列一致的 RNA 分子。这段 RNA 会最终指导细胞合成由基因所编码的蛋白质。通过增强一种称为 RXR 的转录因子类视黄醇 X 受体（retinoid X receptor，RXR）的活性，贝沙罗汀可以增强细胞内某些基因的转录。它就好似交响乐的指挥，在音乐表演中指挥个别乐器的某些音符进行强化处理。

除了 RXR 的这种生化作用，克莱默注意到 RXR 还有其他功能。被激活的 RXR 可以引起载脂蛋白 E（APOE）的水平改变。正是对 APOE 的研究使科学家艾伦·罗泽斯在 20 世纪 90 年代一夜成名，也同样使罗泽斯不被同行所接受。RXR 和载脂蛋白 E 之间的关系在克莱默看来值得深究。罗泽斯提出 APOE4 基因是引发阿尔茨海默病的主要遗传风险已经 20 年了，人们至今仍没有完全接受他的观点，以此蛋白为目标的药物临床实验都搁浅了。

然而，如果真能改变 APOE4 蛋白，那近一半的阿尔茨海默病患者将有希望获得治疗。除此之外，载脂蛋白 E 还可以帮助清除大脑中的淀粉样蛋白，尽管这种清除作用的具体机理还不清楚。我们现在还不知道载脂蛋白 E 是否直接结合于淀粉样蛋白（这就好像捕蝇草的叶片捕捉飞虫），还是通过其他未知的方式清除淀粉样蛋白斑块。无论情形如何，现在看来一个靶向能同时作用于三种重要致病因素中的两个，那针对这个靶向的研究就非常值得一试。

为获得贝沙罗汀，卡莱默想出了个显而易见但又十分大胆的办法。她说服了系里的一位医生给她开了处方，然后自己去附近的药房取了药。谁又能知道不久之后这个药会不会成为阿尔茨海默病治疗的特效药呢？"我知道这么做并不合法。"克莱默在电话上对我说，"但是我那时只是个想法单纯的研究生，敢于去尝试任何事情。"

回到实验室后，克莱默把抗癌药片掰碎喂给小鼠。几小时后小鼠大脑中的 β–淀粉样蛋白水平就降低了 25%。72 小时过后，淀粉样蛋白的水平减少了一半，这样的结果是前所未有的。她实验用的所有小鼠都表现出了淀粉样蛋白水平的减少，其中有携带卡罗尔·詹宁斯基因突变的种系，和携带维多利亚·亨特利基因突变的种系，还有一类小鼠携带了其他人为改变的基因突变，这些小鼠疾病发展非常迅速，症状也尤其严重。

在接下来的几天里，克莱默认认真真地观察了小鼠在给药后的行为变化。她发现这些小鼠可以开始像生病之前那样筑窝。研究人员会给实验小鼠压缩过的棉花片，小鼠则将这些棉花片咬散，然后将棉絮铺垫在自己的窝里。因基因改变而患上阿尔茨海默病的小鼠失去了这项本领，这就好像阿尔茨海默病患者丧失了穿衣打扮的能力一样。被克莱默给药的小鼠却突然恢复了筑窝的本能。

在迷宫和其他记忆测试中，喂食贝沙罗汀的小鼠都远远强过那些未给药的患病小鼠。其中有项测试名为"相关性恐惧条件反射"，小鼠先是接收到一种强烈的刺激信号（例如很响的噪声），然后是另一种使其感到不适的刺激（通常是在小鼠爪上施以弱的电刺激），这样的处理会迫使小鼠表现出特定的行为，往往是变得一动不动，好像吓呆了一样。我不得不承认这种测试对小鼠有些残酷，但测试的结果却对了解小鼠大脑的状态非常有帮助。在所有情绪中，恐惧可能是与记忆联系最紧密的情绪。每个人都对曾经发生的可怕经历记忆犹新。这种联系有其进化上的必要性。个体需要迅速记住那些引起恐惧的事物，并要能够在一看见它时便快速做出反应。个体的这种迅速学习能力曾经于20世纪20年代在人体上测试过，受试者是名婴儿。现在人们已经不能想象会在孩童身上做这种恐怖的实验了。这个名为"小阿尔伯特实验"的测试是由美国心理学家约翰·沃森和罗萨莉·雷纳主持开展的。他们先让一个名叫阿尔伯特的9个月大的婴儿看见白色大鼠，接着给他听令人害怕的响亮的敲打声。反复刺激之后，婴儿将白色大鼠的视觉形象与可怕的噪音联系了起来。当阿尔伯特看见任何与白色大鼠类似的物品时，他都会变得不知所措，这包括白色的狗、白色外套、圣诞老人面具上的白色胡子等。有关白色大鼠的记忆在阿尔伯特的大脑中留下了无法磨灭的烙印。

大脑中产生恐惧条件反射的机制在进化上很早就出现了，这是由海马体和相邻的被称为"杏仁核（amygdala）"的部位之间的相互作用的结果。对克莱默来说，这个实验提供了一个极佳的机会，来了解贝沙罗汀到底对记忆的改善有多大帮助，因为通常只有健康的海马体才会产生正常的恐惧反应。"想象你听到火车行驶的声音。"她解释说，"通常来讲，如果你站在火车轨道旁时，你会朝轨道的两边张望，因为你的思想里已经有了牢固的想法，火车开来意味着有危险，千万小心。而那些记忆发展不完善或记忆力受损的人的头脑里缺少这样的联系，他们在铁道旁听到火车过来声音，会继续走路，不会想到需要查看一下。"克莱默处理的失智小鼠居然可以再次产生这种与恐惧相连的记忆反射，意味着在神经元之间的联系又得以恢复。

克莱默的实验结果还不止于此。她思考还有哪些方面可以对小鼠的记忆进行评估，后来她决定专注于嗅觉。很多阿尔茨海默病患者最开始表现的症状之一是丧失部分或几乎全部的嗅觉。其实这并不令人十分惊讶，因为嗅觉和记忆二者紧密相连。我自己就知道，一丝微弱的熟悉气味，能令我想起过去与之相关的记忆和当时的场景和感觉，即便与之相关的记忆我早已遗忘多年，气味也能在瞬间将记忆带回。这种紧密联系与嗅觉中枢在大脑中的位置有关，这个位置被称为嗅球（olfactory bulb）。与杏仁核类似，嗅球也一样紧挨着海马体。

有意思的是，阿尔茨海默病患者似乎尤其是对花生酱的气味不敏感。佛罗里达大学食品科学和营养系的詹妮弗·斯泰普斯在 2013 年进行了一项实验。她让一组患者闭上眼睛，只根据闻到的气味来分辨一个容器中的 14 克（约 1 汤匙）调味料。如果患者闻不出来，斯泰普斯便会将容器向测试者的鼻孔移进 1 厘米，让他们再尝试。她发现，与正常人或其他类型失智症患者相比，阿尔茨海默病患者要更接近 10 厘米才能够通过嗅觉辨别出花生酱。这种嗅觉缺失基本上只发生在左侧鼻孔，这也与人们的推测相符，因为阿尔茨海默病患者左侧大脑受损程度往往会超过右侧的对应部位。关于嗅觉和阿尔茨海默病之间的联系已经有很多记录和报道，甚至有的研究者试图将嗅觉改变作为阿尔茨海默病早期诊断的生物学标记之一。

通过测量嗅球内特定神经回路（也被称为梨状皮层，英文名来自拉丁文"梨形"）中生物电信号的强度，克莱默发现接受药物处理的基因突变小鼠的嗅觉也得到了改善。"这个发现太令人兴奋了！"她语气激动地说，"因为它说明药物对神经元网络的修复还有另外一种功效，能让大脑不同区域之间的联系加强。"

她的导师兰德雷斯跟她一样兴奋，兰德雷斯说道："这个实验在小鼠中的效果简直就是奇迹。药物能够在如此短的时间里发生病情逆转。想想吧，贝沙罗汀实际上改变了阿尔茨海默病脑内的病理表现，它是第一个有这种效果的药物，而且奇迹就会发生在 30 天之内。"

当时这项发现引起的轰动我仍记忆犹新。为此我还特别在伦敦学院大学的学生刊物"圆周率"（Pi）上撰文加以介绍，希望能引起更多人对这项研究的注意（写这样的文章或许会令我的导师懊恼，我本可以把这些时间用来做实验的）。现在，听着克莱默和兰德雷斯讲述他们的故事，很多研究细节仍令我感到兴奋。这一惊人发现竟始于某位医生给克莱默开了处方，她去附近的药房拿了药。人们一直苦苦寻觅的治疗阿尔茨海默病的良药实际上却在一直静静地躺在药房的货架上（译者注：应了中国人的古话，"踏破铁鞋无觅处，得来全不费功夫"）。

对克莱默的研究感到兴奋的显然不只是我。她的发现马上就引起了媒体的关注。兰德雷斯收到潮水般的信件，有的来自媒体记者，更重要的是很多来自阿尔茨海默病患者的家人。"我们的结果是在 2 月发表的。"他说，"直到 11 月我的电话还是总响个不停。我收到数百个电话和电子邮件，那些和我联系的人往往身处绝望境地。我的秘书经常听着他们的故事不自觉地落下泪来，真令人心碎。"

克莱默继续补充说，"人们想获得治疗疾病的药物，他们需要这样的药物。"虽然药物适应证以外的用法会有很大风险，有些人还是进行了尝试，他们希望知道这个药物在自己身上是否会产生疗效。曼迪·维尔的经历就是出现在媒体报道中的故事之一。她生活在英格兰的罗森代尔。她父亲的阿尔茨海默病发展到对家里人出现暴力行为，维尔恳求她的医生开一些贝沙罗汀给他的父亲，但遭到拒绝。因为贝沙罗汀具有明显的副作用，它可以升高血液中的甘油三酯，血液中的这种酯类的浓度高低与糖尿病和心脏病直接相关。

另一个故事涉及一位匿名的 68 岁比利时患者。他的医生同意给他开了贝沙罗汀。据报道，他坚持每天服药长达 23 个月，这期间布鲁塞尔鲁汶大学的医护人员始终对他进行监护。惊人的是他的记忆确实有所改善，在几项认知能力测试中都表现出色。然而，这样的报道总是存在无法被忽视的问题，即无法排除服药者心理产生的安慰剂效应。这则消息终究还是不正式的传闻，很快就被人忘记了。"你必须看到这个药物可能有的效果。"兰德雷斯向我解释道，"它支持了我们的想法，但是人们不会因为一个病例就将以前的治疗措施加以改变。"

但是与这个药物有关的临床测试进展又如何呢？我不禁要问。

我了解到，有 4 个研究团队已经开始着手对克莱默的发现进行重复实验。任何发现在最终得到证实之前，或是在人体上开始临床试验之前，都需要进行多次重复，在各个细节上接受挑战和质疑。这可不是闹着玩的，科学容不得含糊。结果必须绝对真实和可靠，不然就会被一箭击落。不幸的是，克莱默的发现就经历了此种遭遇。兰德雷斯和克莱默正试图推动临床试验时，另外 4 组研究人员却一致宣布他们重复不出克莱默的实验结果。难道是克莱默的实验出了差错？难道整个发现只是一种幻觉，或是她那批小鼠产生出的假象？她的结果被人为夸大了？

2013 年 5 月，《自然》杂志发表了一篇令读者沮丧的文章，总结了反对者的各种观点。他们的质疑主要集中于贝沙罗汀并不能实际改变阿尔茨海默病患者大脑中的斑块。这种药物只是降低了一种处于游离状态的 β- 淀粉样蛋白，即寡聚体淀粉样蛋白的水平。这也是一种对细胞相对有害的物质。它们会在阿尔茨海默病斑块出现很久之前便聚集在一起。有很多人认为，这种淀粉样蛋白对于阿尔茨海默病的发生起着更关键的作用。文献中的许多研究表明，寡聚体淀粉样蛋白可以破坏突触间的细胞通信，就好像一场冰雹打坏室外电视天线一样。虽然斑块看起来危险性更明显，但它们那些细小不可见的前体似乎与记忆力丧失的联系更为紧密。有的研究者甚至认为过去试图去除斑块的想法正是临床实验失败的原因，实际上真正应该去除的是寡聚体淀粉样蛋白。

对兰德雷斯来说，这些人的看法只不过是空谈而已。他说道："那篇文章让我感到郁闷。全部讨论都集中在斑块上，即便我们的实验已经明确显示，斑块本身并不是疾病的关键！出现斑块只是表明'大脑里的状况已经非常糟糕。'如果提高记忆力和认知能力是治疗阿尔茨海默病的最终目标，那为什么要只盯着淀粉样斑块不放呢？现在已经清楚寡聚体淀粉样蛋白会影响突触的功能。我认为通过清除这种蛋白，动物的认知行会得到改善。"

兰德雷斯还很快指出，其他研究小组的给药方式有别于他们的方法。他们是将药粉溶于液体，而克莱默的做法是直接给动物药片粉末。兰德雷斯坚持认为不同给药方式也会影响到药物效果。前一种给药方式使药物在血液中只停留几分钟，而后者却可以在血液中循环数小时。在分子遗传学研究领域里，这种差异会在实验结果上导致巨大的差别。

虽然兰德雷斯的反驳没有改变大制药公司对此种疗法的消极态度，但匿名的阿尔茨海默病患者筹建了一个私人募捐组织，筹集了 100 多万美元来开展小型临床实验，其带头人是美国内华达州拉斯维加斯市卢·鲁沃脑健康中心的杰夫瑞·卡明斯。这个临床试验已于 2014 年 8 月完成，20 位患者接受了为期四周的治疗，由于是对照实验，患者服用的是贝沙罗汀或安慰剂。值得注意的是，药物确实可以降低淀粉样蛋白水平，但效果只发生在非 *APOE4* 基因型患者中。卡明斯对手中的数据仔细分析后，得出两条结论："或者这个药物只作用于不携带 *APOE4* 基因的患者，"他在电话里讲道，"或者同样有可能的是，我们需要延长患者的服药时间，因为携带 *APOE4* 基因的患者脑中的淀粉样蛋白聚集得更为紧密。"

卡明斯目前正准备开展新的为期一年的临床试验。即使贝沙罗汀不能减缓失智症患者的症状，它或许可以为新药开发带来启发。他认为能干的化学家或许可以根据分子作用原理，去除产生副作用的分子基团，优化药物设计。这种充满信心、具有创新精神、又合乎情理的药物开发方法鼓舞了有同样理念的医生和患者。虽然临床实验尚未有定论，卡明斯却开始给自己的 3 位患者开了贝沙罗汀。当我问他效果如何时，电话另一端的他轻轻叹了口气，说道："是这样的，其中一位患者在开始服用这个药物不久，血液中的甘油三酯水平显著升高，只好停了药。另外两位患者已经服用数月。你也清楚，患者的家属一开始总会说，'我感觉她有些好转，'不久之后便又会说'她变得更差了。'事实上，我还没有看到明显的规律。真的很难看清药物的效果，因为阿尔茨海默病发展如此缓慢，而每位患者的病程又都略有不同。很难知道药物是否在他们身上发生了作用。"

卡明斯的很多患者都成了他的朋友。他们因疾病发展时间已所剩无几，科学还是遵循其自身一步一步逐渐发展的特点，慢慢地增进我们对阿尔茨海默病的认识，然而患者却实在希望无所畏惧的实干者能令他们摆脱困境。

当我开始研究贝沙罗汀时，我本想着会发现关于这个药物疗效的确切结论。但实际上，对这个药物的研究还远没有定论。从广义上讲，利用癌症药物来扭转阿尔茨海默病疾病发展这一观点本身，就已经给阿尔茨海默病的研究和治疗带来了新思路。它暗示阿尔茨海默病的起因绝不是几个简单的因素，更可能是众多构成网络的因素，而这个网络之宽大，远远超过了科学家之前的想象。事实上，以上三章有关年轻的血液、朊蛋白和视觉阿尔茨海默病的内容，充分生动地反映出了阿尔茨海默病的复杂性。一方面我们需要对阿尔茨海默病有详细清楚的定义，另一方面在患者治疗时又要做到因人而异。这里的介绍只是目前研究者获得的结论。这些研究带给我们启示，许多人已经开始测试各种看似与治疗阿尔茨海默病没有关系的药物，例如降低血液胆固醇的他汀类药物、抗癫痫药物，治疗二型糖尿病的仿降血糖素的药物等。或多或少，这些药物在细胞或实验动物中都显示出了减轻阿尔茨海默病症状的迹象，开展大规模临床试验的讨论正在进行中。

发现治疗阿尔茨海默病药物的大网已经张开。

第五篇

发现

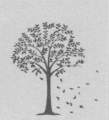

2012 年 9 月 9 日晚，爷爷阿巴斯睡着了，再也没有醒来。已是 82 岁高龄的他头脑迟钝，身体虚弱，需要搀扶才能走到厕所。在德黑兰他的家中装有一套特殊的病床方便他上下床。他的妻子和三个女儿一直全天候照顾他。当医生宣布他的死亡时，家人脸色煞白，静立在床边。经过 7 年的恐惧、困惑和一切都被无情夺走的失落，爷爷终于安息了。

　　我父亲第二天就飞往伊朗。他知道，阿巴斯早就不再属于这个世界了，心底甚至有一丝如释重负的感觉：那个已经不再认识家人的老父亲在夜里平静地走了。也许这就是他所能希望的最好的结局吧。

　　医生认为肺炎是致死病因。阿尔茨海默病造成了那么多的损害，但却不是最终致死的原因。患者通常死于阿尔茨海默病的并发症：褥疮感染、皮肤破损和肺炎可引起败血症和呼吸困难；迷失方向倒地摔死；吞咽困难导致被食物噎死；有人完全忘记了进食以至于极度营养不良。就算患者成功地躲过了以上所有这些困难，还会有进一步的并发症，包括中风、心脏疾病以及多器官衰竭。一个逐步遗忘的大脑，最终会忘记告诉身体如何活下去。

　　很长一段时间，父亲都没有开口谈及阿巴斯的死亡。我问他为什么，他说因为他觉得自己做得不够好。在松了一口气的同时，他感到内疚和有负罪感。这是很正常的反应：亲属的内疚和负罪感是悲伤的常见产物，特别是在阿尔茨海默病患者死亡之后。经过多年的折磨，眼睁睁看着所爱的人的头脑和思维慢慢被疾病吞噬，就算在患者死后，那些曾照顾他们的人还是会时不时地被愤怒的记忆和沮丧无力感侵袭。

　　但我父亲的内疚则更多是因为他觉得自己做得太少。在阿巴斯患病的大部分时间里，他一直在国外工作和生活，无法履行一家人对长子的期望，这一直让他非常难过。他曾看过一些电视纪录片，片中患者和家属竭尽全力四处奔走，使用各种方法治疗。现在回头看来，他希望他也曾如此全力以赴地帮助爷爷。因此，当我为此书写作做准备时，我决定收集全世界的研究，了解研究人员的工作，代表我的父亲做他曾想要做的事情。

现在我知道有几个方面值得探索和讨论。

第十九章
到地球的极点

人是一件多么伟大的作品啊！他的理性是多么高尚，能力是多么无限！他的身形和举动都表达充分和令人赞叹！他有天使一样的动作，神明一样的悟性！

《哈姆雷特》(威廉·莎士比亚)

"这里人人都认得斯蒂芬森博士。"出租车在雪地上缓慢行驶时，出租车司机对我说。寒风从北极吹来，窗户上都结满了冰霜。头顶昏沉的天空中，正午的太阳已经偏斜，几乎快坠到地平线下面去了。这里是冰岛的雷克雅未克：北大西洋上的一块狭小扁平的岩石岛。这里的居民并不多，但其中一些人似乎对阿尔茨海默病有天然免疫力。这令人难以置信，他们又能带给我们什么启示呢？

车到达目的地后停了下来。在我钻出车外时，司机对我说："我还没把我的 DNA 给他呢。我马上就给！"后来我才知道，很多冰岛人都会谈到这个话题，对他们而言，这已是司空见惯了。

1996 年 8 月的一天，卡里·斯蒂芬森，这个看起来沉着冷静的高个子冰岛人，脑子里出现了一个想法。他是一名神经生物学家也是一名病理学家，见过无数的阿尔茨海默病患者，无论去世的还是在世的。他渐渐地开始质疑阿尔茨海默病一点一滴的缓慢研究方式。他认为这样并不合理，也不是解决问题的办法。生物学家们可以不顾时间的推移，经过严密的思考反复修正来找出一个完美的理论。但是，理论的反复修正过程难以带来治疗上的实际进展，到什么时候才能找到一个可供制药公司进行测试的实验药物呢？他认为，有一个简单又不可改变的基本事实：大脑结构是由基因决定的，我们没有对这一事实给予足够的重视。DNA 中 A、T、C、G 四字母代表的碱基顺序排列的差异，基因序列的不同才是耶稣门徒马太之为马太，而在耶稣最后晚餐中用来做面包的小麦之为小麦的根本原因。斯蒂芬森坚持认为，了解基因排列中的具体信息，才是所谓的圣杯（Holy Grail，至关重要之物）。因此，在美国大学工作了 20 年之后，他决定回到冰岛。他只有一个目标，希望通过研究冰岛人的基因组来找到治疗这种疾病的方法。

听起来有些荒谬，但背后其实是有道理的。自从维京人 1100 年前在冰岛定居以来，这里的外来移民非常少，比例不断创历史新低。岛上人的基因同质性非常高，简直就是一个自然形成的独特的实验对象群。冰岛之于斯蒂芬森就如同戈拉帕戈斯群岛之于达尔文。然而，与达尔文不同的是，斯蒂芬森需要的不仅仅是大脑中的智慧和记录思考的笔记本。他想要做的是收集冰岛全部约 30 万人的基因组序列。这项研究的花费将是巨大的，远远超过他能够从公共渠道筹集到的研究经费。更糟糕的是，在冰岛以个人名义创建私人医疗数据库是非法的；很多人视其为令人不安的奥威尔式倾向（译者注：奥威尔是《1984》的作者，奥威尔式后来作为一个词语特指专制极权的政府控制）。斯蒂芬森还是成立了一家名为 DeCODE Genetics（意为解码基因）的私人公司，并试图游说冰岛政府改变现有的法律。

斯蒂芬森在筹集资金和改变法律两方面都取得了成功。DeCODE Genetics 公司随即着手在雷克雅未克及其周边社区开始广告宣传，请求每个人都提供自己的血液或唾液样本，以帮助解开人类疾病的奥秘。为鼓励人们参与和减轻参与者的负担，公司通过邮件将口腔取材刷寄至捐献者的家中，并告诉人们只要他们愿意提供样品，公司会派快递员上门取件。快递员其实是来自冰岛搜救慈善机构的志愿者。作为鼓励，同时也为了收集到首都以外偏远山区的样本，志愿者每收集一份样品，DeCODE Genetics 公司便会向慈善机构捐赠 20 美元。

也有人对斯蒂芬森的计划不以为然。有些人认为这是对最个人化的隐私信息的侵犯。正如一位冰岛记者所言："这让我心里感到紧张……在冰岛，大家彼此都认识，你提供的 DNA 样本中并不仅仅只是你自己的信息。"斯蒂芬森则非常不同意这种说法。在他眼中，医疗保健系统利用了前几代人积累的信息来帮助人们治疗疾病，保持健康；在使用这些福利的同时，人们不是也可以搜集信息来改善这个系统，为未来的人们服务吗？这是人们的权利，如果不加以运用的话，岂不是很不公平？

斯蒂芬森的确言之有理。批评者们没有意识到，人体样本中所含的信息正是医学进步的命脉，何况收集是匿名的，人们可以选择是否参与。幸运的是，许多冰岛人都对斯蒂芬森的看法表示赞同。截至 2004 年，已有 8 万冰岛人提供了样本；2007 年则达到了 12 万，这几乎是冰岛全部人口的一半。DNA 测序几乎跟不上样本收集的速度。为了应对这种情况，DeCODE Genetics 公司安装了巨大的冰柜，一个冰柜可以存放 50 万瓶血液样本。冰柜中有类似生产汽车所使用的巨型机器人，和可容纳 20 PB（petabytes，10^{15} bytes）数据的超级计算机。这是多少数据呢？它们相当于 100 亿个软盘，或 10 万亿页纸可记录的内容。但是，大数据本身的意义是无法和冰岛人最宝贵的家谱资源相比拟的。

冰岛全国上下都着迷于家谱记录。几乎所有的冰岛传奇故事都以家庭族谱的冗长记述开头。举例来说："有个名叫 Ulf 的人，他是 Bjalfi 和 Hallbera 的儿子，Hellbera 是无畏的 Ulf 的女儿。她的兄弟是来自 Hrafnista

的 Hallbjorn，诨名半兽人，Ketil Haeng 的父亲……"再比如，"有个人名叫 Onund。他是 Ofeig Hobbler 的儿子，Ofeig Hobbler 的父亲名叫 Ivar Horse-cock。Onund 的妹妹 Gudbjorg 是 Gudbrand Lump 的母亲，Gudbrand 的女儿 Asta 是圣者 Olaf 国王的母亲。在他母亲族系这一边……"简直没完没了。几个世纪以来，冰岛人都遵循这一传统。斯蒂芬森本人的家谱可以追溯到公元 900 年的维京诗人埃吉尔·斯卡德拉格里姆松。

后来的事实证明，这种详细记录保存的家谱在 DeCODE Genetics 公司的项目中起了至关重要的作用。DNA 序列往往是以一大段一大段的 DNA 序列为整体遗传的，而不是单个"碱基（字母）"独立遗传。许多冰岛人的基因组实际上并不需要测序。结合家族谱系，聪明的电脑程序就可以地推断出他们的基因序列。

斯蒂芬森将这一战略付诸行动后，研究发现接踵而至。心脏病自闭症精神分裂、不同类型的癌症等许多疾病相关的新基因被不断发现，有些基因甚至能涉及吸烟行为、皮肤色素、甚至人们的创造性等。这些新发现往往成为各地报章的头条新闻，斯蒂芬森被《时代》杂志选为 100 名改变世界的人物之一。我还记得第一次听到斯蒂芬森的研究时的情景。那时，我正坐在实验室里等待一个实验的完成，心中难免为众多学术研究低效和进展缓慢的状态感到沮丧。斯蒂芬森的成功令人着迷。他特立独行，卓尔不群，是个叛逆的实用主义者。他不受政治的约束和影响，充分意识到了大数据算法和大量金钱投入对攻克顽固疾病的重要性。2012 年，美国的制药巨头安进公司以超过 4 亿美元的价格收购了 DeCODE Genetics 公司，这样他的梦想可以继续下去。而对于阿尔茨海默病研究而言，谈及这些故事只为了引出一条重要线索。

斯蒂芬森在 2012 年 8 月 2 日公布的数据显示，在 1795 名冰岛人中，大约 1% 的个体携带有一个使他们免受阿尔茨海默病影响的基因变异。令人惊讶的是，这个变异存在于 *APP* 基因中，正是这个基因的有害突变导致卡罗尔·詹宁斯患上早发型失智症。卡罗尔的突变位点本应是一个"C"但却被"T"所取代；而在冰岛人中发现的这个变异则是"T"代替了"A"。这个微小的基因变动可以导致大脑中β–淀粉样蛋白水平的改变：当卡罗尔的大脑被淀粉样蛋白所占据时，冰岛人大脑中的淀粉样蛋白水平却下降了一半。这是对约翰·哈迪的淀粉样蛋白假说的极大支持，同时也为制药公司里那些焦头烂额的研发人员带来了希望，他们在依据哈迪的假说进行药物开发时，一直都劳而无功。

与此同时，这一突变也暗示了一些更深层次的基本事实，有关衰老和阿尔茨海默病二者为何会相伴出现的原因。

"我给你举个例子。你看记忆是件多么奇怪的事情啊。"斯蒂芬森介绍道。此时，他正坐在位于雷克雅未克郊区的 DeCODE Genetics 公司总部宽敞的办公室里，透过窗户可以看到雄伟的雷克雅未克大教堂和崎岖的埃夏山。"当我七岁的时候，这个地方，也就是 DeCODE Genetics 公司现在的所在地，还是个古老的电影院。我去那儿看过电影《红花侠》（*The Scarlet Pimpernel*）。大约 30 年后的一天，我在芝加哥带着女儿和她的朋友去看电影。回来的路上，一段文字毫无缘由地突然出现在我的脑海中：'他在这里还是在那里，法国人在四处寻找，他在天堂还是在地狱，那难以捉摸的红花侠。'7 岁以后我再没看过这个电影……为什么我会突然想起它呢？"

斯蒂芬森有近七英尺（约 2.13 米）高，体形魁梧，长着冰蓝色的眼睛和浓密的白发。他的父亲是一名作家兼电台记者，对儿子不爱写作、决意追求科学感到失望。斯蒂芬森至今仍记得，1968 年的一个夏夜，他和他的一个同学彻夜畅饮，谈论生活、理想以及当年摆在他们面前的各种人生选择。第二天，他就申请了医学院。如今，在这个由他童年时的电影院改建而成的遗传学超级实验室中，年已 66 岁的他每天醒来后便到公司工作，感觉就如同小孩儿每天都在'在沙地上玩耍'一样。

斯蒂芬森是一名杰出的神经生物学家和遗传学家，却也是少数几位强调人类仍对记忆知之甚少的人之一。"我们完全不了解大脑是如何产生记忆的。对于记忆，我们甚至没有一个清楚的定义。你打算写一本书，有关一种记忆功能丧失的疾病，然而你却不能对这种功能给出定义！那你到底又能做些什么呢？"又一次，斯蒂芬森言之有理。我付出所有精力，试图理解阿尔茨海默病，但却连记忆这个基本的前提都没有理清。

"长期强化作用和建立突触网络？"我试图反驳说。这听起来至少有一定的相关性吧？

"我能说什么呢？"他耸耸肩，"只是听着挺合理罢了。记忆实在是太神奇了。"

斯蒂芬森擅长以种群为整体，从物种进化的角度入手来研究疾病。在许多人看来，疾病是一种对人身体残酷且毫无意义的破坏。在斯蒂芬森眼中，这是由进化引起的悲剧但又不可避免的代价。

以精神分裂症为例，2015 年 3 月，通过分析 86000 名冰岛人的 DNA 序列，以及另外 35000 份来自荷兰和瑞典的样本，DeCODE Genetics 公司发现，精神分裂症和个人创造力之间有着共同的遗传根源。实际上，导致精神分裂症的相关基因变化，也出现在画家、舞蹈家、作家和音乐家中。斯蒂芬森解释说，并非患有精神分裂症的人思考方式不同，更可能是由于思考方式的不同而容易患上精神分裂症。精神分裂症患病率在世界范围内仅为 1%，而在带有这些相关基因变化的人约有 10% 会患上精神分裂症。斯蒂芬森声称，这是我们人类为拥有莫扎特、莎士比亚和梵高这样的伟大艺术家而付出的微小而惊人的代价。

冰岛人的另外一个基因变化特征，同样为阿尔茨海默病提供了一种可能的解释。这种变化能够在正常的衰老进程中起到防止记忆丧失和认知功能减退的作用。通过对冰岛养老院老人进行认知测试，DeCODE Genetics 公司发现，携带这种变化的人在 85 岁时仍保持敏锐清醒的头脑的比率是不带变化的人的 8 倍。对斯蒂芬森而言，这是一个无可辩驳的证据，说明阿尔茨海默病只是一种加速衰老的疾病。"人们常常没有意识到，大脑也只是一个器官。就像其他身体器官一样会退化。我的意思是，每天早上醒来，看着镜中的自己，人们会意识到这些年来自己的变化：皮肤开始松弛，头发变得稀少，肌肉发生退化。大脑也会有同样的变化，它会发生退化。"他说道。

斯蒂芬森接道说："我认为阿尔茨海默病在某种程度上是这种退化的表现。我是说，当我们年岁渐大，疾病夺去我们的生命，这是一种设计上的缺陷呢，还是应该视为进化设计上的杰作？这取决于你看待这个问题的角度。取决于你是从单个生命个体的角度来看，还是从整个物种的角度来看。"

"就算你是对的，那么阿尔茨海默病在进化上的意义是什么呢？"我问道，"或者这个问题本身就问错了？"

"你问得很对，这是个非常好的问题。"斯蒂芬森回答说。"我们为产生后代而生，然后会死亡。除此之外，我们存在的意义又是什么呢，我不知道。我不知道为什么我们在生育期结束之后，还会活得如此长久。但是有的资料表明，所谓的祖母效应（Grandmother Effect）是真实存在的。"

"祖母效应"是一个极为有趣的理论。人类学家在 20 世纪 90 年代末提出这个理论，认为女性更年期的存在是为了让祖母们在绝经后帮助儿女们抚养孙辈。坦桑尼亚的哈达扎（Hadza）捕猎 – 采集部落首先为这个理论提供了可信的证据。研究者们发现，当部落中的女人能够有祖母帮助照看小孩时，更多的后代会存活下来。相比之下祖父们则可以一直保持生育能力直至死亡。对他们的长寿有两种解释，一种是他们可以继续交配产生后代；另一种则是在遗传上为女性长寿的副产品。

毋庸置疑，养育后代要求祖母们精神健全，这样阿尔茨海默病是一定要避免的。进化生物学家正在寻找在这一方面起作用的基因。已经找到的一个相关基因名为 *CD33*，它也存在于和人类进化上关系最近的黑猩猩中。有趣的是，这个基因只在人类中具有保护头脑的功能。黑猩猩和其他灵长类动物通常在生育期结束后就会死去，像这样的基因可能只在人类中得到进化，形成"祖母效应"。正如著名的印度医生阿吉特·瓦尔基（Ajit Varki）在 2015 年接受记者采访时所说的："祖母对我们的物种是如此重要，我们甚至要专门进化出使她们头脑健全的基因。"

虽说如此，斯蒂芬森并非以宿命论的观点来看待衰老和阿尔茨海默病。即便阿尔茨海默病是衰老在进化上不可避免的产物，我们还是能演化出聪明的头脑，努力对抗试图根除这种疾病。在谈到棘手的疾病治疗之前，我想知道斯蒂芬森如何看待压力、饮食、教育和睡眠等因素对疾病的影响。在前几章中我们刚刚探讨了这些因素。

斯蒂芬森的看法并不乐观。他说："我认为这些说法都没有确凿的证据。阿尔茨海默病一定会受到环境因素的影响，它们可能起到加速或是减缓的作用。但到这些因素到底是什么，老实说我真不知道。"

这不是我想听到的答案。到此为止我看到的很多研究结果都不是我期望的答案；"事与愿违"在疾病研究领域似乎是常事吧。无论如何，生活方式的改变是容易实现的方法，不必轻易否定。冰岛人群基因组研究的真正价值则是为制药行业的药物开发提供了信息。

当大型制药公司在临床实验中主攻淀粉样蛋白免疫治疗方法时，一大批神经生物学家们还在探索新的治疗方法。他们设想，与其事后清除脑中的淀粉样蛋白，还不如一开始就防止它们在脑中的出现和聚集，就像冰岛人 *APP* 基因中的变化所起到的作用一样？

人们已经发现，淀粉样蛋白是淀粉样蛋白前体蛋白质 APP 的副产品。APP 是一种正常的蛋白质，在脑中的具体作用还在研究中。人们只知道它存在于神经元表面，一端伸入细胞中，一端突出于细胞表面，而其具体功能还是未知数。也许它只是一种普通的信号分子，是在细胞间的公路上奔驰传递信息的小轿车。无论它存在的目的如何，细胞对这种蛋白的后续加工程序如下：首先一种酶将其一大块切下，然后再切一小块下来。这个小块成分会脱离神经元，从细胞中释放出来。与其说是释放，不如说是挣脱束缚开始危害大脑，因为这一小块蛋白就是β–淀粉样蛋白，形成脑部斑块的物质。

5 个独立的科学研究小组在 1999 年确定了这种蛋白切割酶的成分，他们将之称为 BACE（Beta-Site-APP-Cleaving-Enzyme，β–APP–切割酶）。原来，卡罗尔·詹宁斯的基因突变实际上是导致了这个切割酶的活性增加，从而加快了 β–淀粉样蛋白的产生。这就好像路口出错的交通灯。它总是大开绿灯，车辆可以不受控制地通过。科学家现在开始研究如何阻断切割酶的活性，从而使产生 β–淀粉样蛋白的速度恢复正常，重建平衡。

然而这一方面的实验结果并不理想。从 2003 年到 2011 年，一系列动物实验都显示出严重的副作用。通过基因工程人为引起切割酶减少或失活时，小鼠会患上失明、癫痫、脊柱发育异常等缺陷，同时还出现记忆问题。完全阻断切割酶产生显然不是理想的方法。通过化学方法来抑制切割酶的活性可行吗？2011 年，包括美国礼来公司在内的一些制药公司在这个研究方向上进行了尝试。这个后来为人所熟知的"BACE 切割酶抑制分子"显然效果好些，问题是它仍会导致失明。

无论怎样，这仍可以视作一种进步。

因此礼来继续研发这项药物，不断调整实验直到最终动物实验的结果正常。代号为 LY2886712 的物质就是这令人觊觎的产物。它没有副作用，还能减少动物大脑中 β–淀粉样蛋白的形成。这是个重要的突破！礼来立即着手进行人体实验。在一期临床实验中，47 名健康志愿者接受了为期两周的日服剂量，结果显示都正常。礼来公司信心满满地开始了为期 6 个月的二期临床实验，应试者是 130 名轻度阿尔茨海默病患者。

作为读者的你估计此时也猜到了结果。实验出了问题，一些患者（具体数目未披露）出现肝脏受损的迹象。礼来公司不愿承担风险，马上停止了实验。另一家美国制药公司默克接过了接力棒。他们的药物代号为 MK-8931，在参与一期临床实验的 88 名健康志愿者中没有表现出副作用。他们接着小心翼翼地继续进行实验。尽管默克公司取得了一些进展，但是制药行业中的大部分公司都不看好这个药物。

这也难怪。2000 年到 2012 年的 12 年间，共计 413 项临床实验，测试了 244 种阿尔茨海默病潜在药物，仅有一种得到了美国食品和药物管理局批准，药名为奈曼达（Namenda™），与乙酰胆碱酯酶抑制剂类似，药效并不理想。总的来说，阿尔茨海默病候选药物的失败率高达 99.6%——比癌症药物 81% 的失败率还要高。我们对这种疾病本身的认识不足，再加上药物研发极其昂贵的费用，没有人愿意继续投入开发治疗阿尔茨海默病的药物，这在当时几乎已是既成的事实。每项临床试验花费高达 1 亿美元，开发费用合在一起甚至会超过 20 亿美元。用一位药物学家的话来说，制造阿尔茨海默病药物，是"昂贵且注定会失败的事"。

这时，神奇的事情发生了。DeCODE Genetics 公司进一步的研究工作发现，冰岛人的保护基因导致了他们的切割酶活性降低。换句话说，冰岛人的这个基因变化编码了是一种天然的切割酶抑制剂。这个发现充分说明这条道路仍值得探索。

新的发现重新激起了各大制药公司的兴趣，他们振作精神重新设计实验。为了分担风险，制药公司开始联手合作：礼来公司和英国-瑞典制药巨头阿斯利康合作，承诺投入高达 5 亿美元，共同开发新的 β 淀粉样蛋白切割酶抑制剂；日本制药公司卫材与美国百健公司达成协议；瑞士的诺华公司则与美国安进公司携起手来。各大重量级制药公司对一个又一个的药物开发进行投入，这件事本身就标志着阿尔茨海默病研究的阶段性重大胜利。

我也因此兴奋起来，给每家公司都打了电话，询问他们的进展和可能的新药发布日期。

"我们觉得大概要 5 ～ 10 年吧。"安进的研发副总管萨沙·坎布回答说，"DeCODE Genetics 公司的发现已经证明这个想法是可行的，所以我认为接下来的问题是，我们应该在何时对 β 淀粉样蛋白切割酶的活性进行干预，降低多少活性又是合适的？"

诺华全球神经科学总管李嘉图·多尔梅奇则更为乐观。"3 ～ 8 年吧，我认为卡里·斯蒂芬森的研究资料充分地证实了 β–淀粉样蛋白对阿尔茨海默病的重要性，如果我们能够对切割酶的活性进行抑制，效果肯定不错。"

在我的四处打听中，最为谨慎的估计来自卫材公司。"七到十二年吧。"她告诉我说，并没有将希望完全抹杀。

这些正在开发的药物是否会成功呢？我始终记得斯蒂芬森告诉我的话："效果一定非常理想。"

在去机场的路上，当车辆穿过雷克雅未克荒芜的熔岩地貌时，我还在仔细考虑斯蒂芬森的工作对阿尔茨海默病研究的特殊意义。毫无疑问，斯蒂芬森就是另外一个威廉姆·萨默尔斯，也是一个不为常规所限的人，但他掌握了遗传学研究的强大力量。到底什么时候他的研究发现能真正帮到像我爷爷、阿诺德、卡罗尔、玛丽、维多利亚、李先生和帕姆这样的患者，我不知道。大型制药公司看起来都雄心勃勃，我将努力对此保持乐观。

望向窗外，似乎可以吞噬一切的黑暗夜空广袤无边。一粒微弱的街灯闪烁浮现，它穿破了茫茫极夜的笼罩。就在这短暂的一瞬，我看到冰雪消融。

春天就要来了。

第二十章
来自印度的启发

在那里，思想无所畏惧，气宇轩昂，

在那里，知识自由无疆，

在那里，没有狭隘的国家边界，世界大同，

在那里，言语只来自真理的深处，

在那里，为达到至善至美，努力不知疲倦，

在那里，理性的清流不会在呆板和痼疾的荒漠中干涸，

在那里，心灵带给你不断日益宽广的思想和行动，

在到达自由之地后，我的神明，让我的国家觉醒吧。

《吉檀迦利》（罗宾德拉纳特·泰戈尔，1912 年）

对面身穿白袍的印度男子递给我一杯茶，正午阳光倾泻在他结满老茧的手指上。这位男子名叫哈里·昌德，是生活在印度北部巴拉噶合地区沙普尔·卡兰村的一位农民。昌德已 94 岁高龄，是村里的长者，但他并非村里仅有的高龄老者。附近还有好几位老人坐在木凳上，一边吸自制的水烟筒，一边低声聊天，还不时带着好奇和困惑看看我。

巴拉噶合地区有 28 个村庄，散落在新德里以南约 35 千米的地方。这里的老年人大多是贫穷的农民，不识字，很多人从未离开过自己的村庄。

为了追寻一项持续了 16 年的研究，我来到这里。这项研究始于 1988 年，由美国国家老年疾病研究院主持，旨在广泛寻找有助于阿尔茨海默病研究的线索：

"其他国家、文化、种族或人群，因不同的生活环境和习惯，或许能为在西方发达国家普遍发生但又原因不明的疾病提供研究线索。我们必须超越国界，积极广泛地寻找可以有效改变疾病风险的因素。"

环顾四周，我觉得这里非常适合进行上述研究。许多村民骨瘦如柴，明显营养不良。他们住在摇摇欲坠的小房子里，有的只是在奋着波纹金属板的木棚里容身。他们日常使用牛粪生火做饭，很少人负担得起用电。生活用水来自一个水泥池和一些生锈的水泵。神奇的是，他们似乎不受失智症的影响。来自新德里老年疾病研究中心的一些零星报告显示，阿尔茨海默病在印度这一地区"很少见"，脑中的斑块和纤维缠结在死后尸检中"极少发现"。

"我的记忆力很好。"昌德自豪地说，"在巴拉噶合，有些人可能刻意要忘记某些事情，但我从没听说过谁的记忆力有问题。"昌德从 10 岁开始就在这里种地。他清楚地记得十几岁时发生的事情，当时英国殖民者征收高额税款，他的父母不得不借钱交税，并为此争吵。昌德到了 85 岁才退休，如今，他在 10 个孩子，8 个孙辈和 7 个重孙辈的陪伴下度日。他甚至一一告诉我那些后辈们的名字，还说我不是第一个访问这个村庄的科学家。不久之前也有人来过，问了些类似的问题。

美国国家老年疾病研究院的这项研究由玛丽·甘古利领导。甘古利是一名出生于印度的心理学家，现在宾夕法尼亚州匹兹堡大学工作（这项研究的合作者还有印度老年疾病研究中心和印度医学科学研究院社会医学系的维杰·昌德拉及其同事们）。甘古利的任务十分艰巨。研究需要寻找的老年人往往生活在偏远地区，许多人根本就搞不清自己到底多少岁了；研究需要家庭历史，但当地的医疗记录几乎就不存在；研究需要进行认知测试，而当地人有的根本就从未用过纸笔，甚至都不知道公历或印度年历。这样的研究意味着远离电话和银行等现代生活，回到神秘主义盛行，大家围着篝火讲故事的年代。从根本上讲，这项研究是向原始的生活学习，返璞归真。

"他们的认知能力与受过教育的人并没有差别，"甘古利在电话里向我解释，"我们需要一种合理的方法来对他们的认知能力进行评估。研究这样的人群很重要，因为对富裕国家白人患病风险的研究，可以说我们可能已经知道了全部或是绝大多数我们所能获得的知识。"

为克服文化和教育的差异，甘古利的团队设计了所谓的"公平文化"认知测试。例如，由于村民们讲的是印度语中的一种方言，研究人员让他们重复某些特定的发音，而不要求他们阅读或写下来。如果问题涉及抽象的计算，例如在第四章中提到过的 100 减去 7 的问题等，研究人员都进行了相应的改变，增加具体情境，例如在问题中使用当地货币单位卢比或将问题改为乡村公共汽车票价计算等。"写个句子"是一种标准化的问题，但是研究人员将其改为要求参与者"讲述一些事情"。总之，测试的目的是衡量参与者是否具有完整的思维能力。

开始测试时，村民们经常会充满疑惑地反问研究人员"我该讲些什么呢？"甘古利写道，"面试者和研究人员之间总是翻来覆去地重复一些尴尬而毫无意义的问答。"最后，研究人员将问题具体化，改为"告诉我一些有关你家房子的事情"等。在很多村民看来，参加测试这件事本身就是件很奇怪的事情。当研究人员要求他们记住一些单词列表时，大多数村民只是付诸一笑，反问道"为什么要那样做？"研究人员讲了故事后要求面试者复述时，很多人都不理解缘由，反而会问"这算什么故事？让我给你讲个故事吧！"然后他们会天马行空般地东拉西扯，在故事中添油加醋。如果面试者坚持要求他们复述原来的故事，他们感觉难以理解，还会认真地问这么做到底是为什么。

有一次，研究人员试图进行所谓的"波士顿命名测试"，这是一项神经心理学测试，研究人员向面试者显示船、哨子、袋鼠等一些物体的线条图，然后要求他们说出图中的物体是什么。但是这些物体对村民来讲很陌生。有些人甚至不明白什么是线条图，还以为纸上有奇怪的东西要他们去看。因此甘古利决定不用线条图，使用三维模型代替。其中一个是小树模型，是团队中的一位研究员在匹兹堡的一个儿童博物馆里买的纪念品。为避免产生混淆，他们切掉了下面的木头底座。"好，看看这是什么？"甘古利将这棵小树拿给村民看。"西兰花吧。"村民回答说。看来这个方法还是行不通，因此她决定将研究专注于受试者处理日常生活的能力。这些村民都年事已高，生活很闲散，像做饭、耕地、看护火盆等事情都由年轻些的家庭成员去打理。照顾他们是家里女儿和媳妇的责任。"到一定年龄后，大多数主妇会把厨房大权交给家里最年长的女儿，"甘古利解释说，"然后她们就彻底放手不再操心，开始享受生活。如果经济状况允许，有足够多的女儿和媳妇来完成这些家务，她们的生活会十分闲适。"

但是，这些已经饱经世事的老人们还是要承担一些家庭责任，通常是看护孙子孙女，安排节日活动，操心晚辈们的婚姻等。基于这些情况，研究者们设计了一个新的评分系统，根据他们对重要家庭事务的看法，是否还能记住重要的节日，比如洒红节，排灯节，是否会在村子里迷路等问题的回答进行打分。初步研究结果证实了很多人的说法，村里的阿尔茨海默病患病率非常低，值得进一步研究。

我在 2010 年 2 月英国 BBC 广播中首次听说了这个故事。BBC 报道的题目是"印度偏僻村庄中可能存在对抗失智症的线索"，报道指出巴拉噶合地区居民原始淳朴的生活方式可能正是他们阿尔茨海默病发病率低的原因。"巴拉噶合地区的人们非常健康。"文中谈道，"这是一个农业社区，大多数人都从事体力劳动，饮食为低脂素食。肥胖在那里几乎闻所未闻。与印度其他一些城市地区相比，这个农业社区土地肥沃，人民生活压力较小，家庭凝聚力更强。"

但甘古利的研究却讲述了一个不同的故事。尽管研究团队的人员费尽心思设计新的评估手段和测试工具，甘古利始终觉得事情进展得不如人意。他们想要在巴拉噶合村民生活方式中找到的那个隐藏的又难以捉摸的"保护因素"，很有可能只是人们一厢情愿的想法。假设太多，实际上却没有什么是确定无疑的。就拿村民们的饮食来说，主要由全麦大饼、扁豆、蔬菜和酸奶组成。全村的人都吃同样的饮食，无法确定此种饮食是否真有保护作用。所谓的巴拉噶合的生活没有压力更像是臆想之辞。村民们的生活完全取决于当地变幻无常的气候。在印度以农业为主的地区，干旱和作物歉收的饥荒之年往往伴随着自杀率的上升。在我访问期间，昌德还向我讲述了印度政府如何通过便宜收购土地和城市化发展，吸引外国投资者，实际上进一步打压了当地农民的生活。他们只有提高农作物产量才能有希望整体生存下来。因此，昌德说，他们每天都小心翼翼地祈祷"上天赐雨"给他们。

甘古利也仔仔细细地考虑过还有什么其他因素可能起了作用。体力劳动是否能起到保护作用也还没有定论。虽然甘古利的正式研究评估中并未包括这一因素，私下里她却认为，与其他可能性相比，这个因素实际上可能更有说服力。甘古利说："这很有可能。他们都很活跃，积极从事体力劳动。他们没有车，到哪里都是靠走路。年轻的时候，很多人在田里劳作，这是很艰苦的体力劳动，可能具有保护作用。"昌德说他每天有 10 到 12 个小时在耕田劳作，有时他的家人甚至就睡在田地里。他说道："我们知道，任何对心脏有益的活动都会有益大脑。你可能也知道，问题在于阿尔茨海默病的脑部病理改变开始很早，在症状显现出来的几十年前可能就已经开始了。因此，如果要进行科学的对照试验，我们需要让其中一半的年轻村民一直保持同样程度的活动，另一半则不这样做，四五十年后两相比较才能看出这样做是否真能减低患阿尔茨海默病的风险。"

　　遗传因素也可能在其中起作用。甘古利的团队对超过 4000 名年龄在 55～99 岁的村民进行了取样和基因测序分析。他们发现，与世界上其他发达地区相比，这里人们的 *APOE4* 基因非常罕见。但这个遗传假说也存在缺陷：*APOE4* 基因也会增加患心脏病的风险，那么，*APOE4* 基因的稀少是否是因为携带者已死于心脏病，没有活到患上阿尔茨海默病的年纪？这又带来了另外一个问题。这种情形是否与印度人预期寿命较低有关呢？根据最新报道，平均印度人的平均寿命仅为 62 岁。

　　想要发现答案，我们必须了解疾病流行患病率和疾病发病率之间的区别。流行患病率是指在任意给定时间人群中患有此种疾病的人口比例，好比是人群中患患者口百分比在某一时刻的定格照。而发病率则是指在一段时间内出现的新患者，比如一年内新发病人口在人群中所占比例。发病率与流行患病率之间存在比例关系，而对于阿尔茨海默病来说，则是与人口寿命相关。两个不同的人群可能具有相同的阿尔茨海默病发病率，寿命长的人群则有较高的流行患病率。

　　在西方国家，社会医疗保健系统健全，年长者即使患有失智症，也可以维持长期的生活。而在印度和其他发展中国家，在养儿防老的传统影响下，社会很难建立这种可持续的医疗保障系统。孩子们往往与年迈的父母同住，承担家务，照顾他们的饮食起居。父母生病了也是由孩子们照看。就像昌德的长子向我解释的那样："我们的父母将我们带到人间，照顾抚养我们长大。我们有责任在他们年老时照顾他们。当他们老了，他们需要我们的照看，不管他们病得多么严重。这是我们的文化。"那么，也许阿尔茨海默病在巴拉噶合发病率低并不是人均预期寿命低的表现，而是由于其文化中重老尊老，年轻人对老人极为尊敬和关怀，导致他们对老年人实际期望值很低，对那些实际上患病的老人变得视而不见，他们因此在甘古利的研究中被无意中忽视了。

我很欣赏甘古利看待这个难题的角度。这让我想起来一些几乎已被我忘掉的事情。科学总是含糊不清，其研究工具又总是不够完善。在实验室中，我们往往已经意识不到自己已完全依赖于这些实验工具。实验试剂如同宜家家具，买来时一应俱全包装整齐，只需按部就班组装即可。如果出问题，一定是因为使用者没有照着说明进行操作。如果现有的试剂盒无法完某种挑战性任务时，我们可能只是等着生产商在某天做出新的试剂盒后，再来完成那项任务。我们小心翼翼，在划定的条条框框内中规中矩地向外探索。但甘古利的团队完全打破了传统。他们回归到最基本的研究方式，重拾科学开创者约瑟夫·普利斯特里（英国 18 世纪自然哲学家、化学家、牧师、教育家和自由政治理论家）和阿尔弗雷德·拉塞尔·华莱士（英国 19 世纪博物学家、探险家、地理学家、人类学家和生物学家，与达尔文共同提出了进化论思想）的研究风格。他们是黑暗中的无畏探险家。只有如此，才能做出真正令人惊奇的发现。

甘古利向我提到 1995 年进行的一项类似的研究。研究者选取了生活在（美国）印第安纳波利斯的非裔美国人，和生活在尼日利亚伊巴丹的非洲人，对二者在阿尔茨海默病流行患病率的差异进行了比较。两个人群的基因遗传差异应该可以忽略不计，非裔美国人在大约 200 年前的奴隶贸易期间移民到美国，人们大多认为在这么短的时间内，族间通婚对遗传基因的影响远不如种群生活环境的改变来得大。阿尔茨海默病流行发病率在尼日利亚人中居然会比印第安纳波利斯的非裔美国人低，对比十分明显。虽然没有人知道原因，但显然是环境中的某种因素在起作用。

这个研究团队在几年前还发布了另一份报告，支持环境因素可能起作用这一观点。他们考察了生活在加拿大马尼托巴省温尼伯地区的一群克里族印第安人。虽说是在加拿大，土著克里部落仍居住在自己拥有主权的保留地内，保持着他们自己的文化传统。大多数男人打猎捕鱼一直到老，女人则精于手工，比如制作精美的雕塑和用羽毛或野猪刺制作装饰物等。在其他方面，克里人已积极融入现代生活（水牛皮尖帐篷只是为了吸引人们的注意力罢了）。在克里人中，阿尔茨海默病的患病率一直保持在极低的水平。这份报告指出，他们的生活给研究者留下最深刻印象的是"老年土著居民活动的持续性"。换句话说就是，他们始终保持积极，保持忙碌。如果真有某种未知的原因在起作用，那就是这种积极和忙碌的生活方式。

日常生活和文化因素与阿尔茨海默病也一定有关联。美国国家老年疾病研究院在 1996 年发布了一项题为《夏威夷日裔男性阿尔茨海默病患病率》的研究报告。其中提到生活在夏威夷的日裔老人患阿尔茨海默病的概率比生活在日本的同龄人高。大约 4000 名年龄在 71～93 岁的老人参与了这项研究。研究规模之大就算按现在的标准来看也会令人印象深刻。虽然产生差异的原因仍未确定，研究者倾向认为与西方饮食有关。在日本，当饮食被逐步西化后，阿尔茨海默病的发病率也出现急剧上升。"遗传学是上膛的子弹，生活方式则是扳机"是句流行的生物学格言，它道出了先天决定和后天培养之间的关系，以上这些研究也为这句格言提供了鲜明的佐证。

在离开巴拉噶合之前，我看到另一群老年人在木制的棚子下面围坐着。他们高兴地笑着，正在玩纸牌游戏，子女们在不远处的稻田里劳作。虽然我们还没有找出明确的答案，但他们的这种生活方式确实在某种程度上保护了他们免受阿尔茨海默病的伤害。

在继续探索寻找这种保护因素的过程中，对古代印度香料姜黄的研究蓬勃兴起。姜黄常用于咖喱粉，它来自姜黄植物的根部（一种长于东南亚季风森林中的开黄花植物），具有相当惊人的疗效。姜黄或许有助于解释阿尔茨海默病在印度的低发病率。

21 世纪初，营养学家注意到，姜黄中的有效成分，一种被称为姜黄素的化合物，可以在培养皿中化解 β-淀粉样蛋白斑块。几年以后，加州大学洛杉矶分校的神经学家杨福圣（音译）将姜黄素喂给阿尔茨海默病小鼠，发现这一化合物确实能够进入大脑摧毁斑块。进一步的测试表明，姜黄素还可能阻止纤维缠结的形成。基于这项研究，在 2013 年，土耳其塞尔丘克大学的穆阿兹·贝维尔安利发现，姜黄素能改善老年小鼠的空间记忆能力，减缓与衰老相关的细胞损伤。迄今为止，已有 1000 多项类似的研究结果得到发表，在过去 10 年里，研究人员一直希望能在人体实验中获得同样的效果。

不幸的是，目前姜黄素在人类身上的效果还仍然只是猜测。2006 年，新加坡国立大学的研究人员测试了 1010 位来自中国、马来西亚和印度，年龄在 60～93 岁之间的亚洲老年人。他们发现那些经常或总吃咖喱的人，在认知测试中的得分高于那些很少吃或从不吃咖喱的人。但是这项研究涉及的年龄跨度很大，种族混杂多样，很难排除其他因素的影响。针对阿尔茨海默病患者的研究数据也同样不明确。仅有少数几项研究表明其具有积极作用。然而，由于现阶段的大多数人体试验研究都只在短期（几个月内）测试了姜黄素的影响，而非长期（几年内）的效果，我们不要急于放弃，或是忽略细胞实验和动物模型中获得的实验证据。许多科学家仍然相信，人体实验难以获得明确证据的主要障碍在于：这种香料只短暂存在于人体内。姜黄素不能被很好地吸收到血液中，有超过 60% 的姜黄素很快通过粪便被排出体外。如果有办法提高和维持其在血液中的含量，其作用可能会变得更加明确。

英国兰卡斯特大学的化学家马克·泰勒，现正致力于将姜黄素附着于纳米微粒表面。这些微粒来自脂肪、蛋白质、铁、金等材料，通过纳米技术制成，吸附了姜黄素的微粒被称为"纳米姜黄素"。研究人员希望这种形式能提高姜黄素在人体中的吸收，使更多的姜黄素能够到达大脑，在那里发挥神奇的功效。如果在未来的某一天，人们能够确认，正是姜黄素的保护作用使巴拉噶合的村民免受阿尔茨海默病的伤害，我们将带着无限满足的目光回顾此刻，感叹解决问题的关键原来是如此的简单。

　　凑巧的是，昌德和村里的其他高龄老人都经常吃姜黄。在印度，姜黄素的平均摄入量为每天 80～200 毫克（这个水平与西方人相比可以说高很多了，我自己都不记得何时曾吃过含姜黄素的食物）。在临床实验中，受试者在 6～12 个月内每天接受高达 4 克的姜黄素。不过，和终生的饮食习惯相比，就算这种高剂量可能也还是太少，而且也为时已晚，因此我们还是无法对姜黄素的治疗价值做出任何确切的结论，我们需要更大规模、更长时间、设计更为精巧的实验。即便如此，甘古利还是告诉我，目前获得的实验证据是令人振奋的，她会对任何结论都小心谨慎地查证。

　　本章的故事再次验证了一个客观真理。科学的过程并非寻求对假设理论的证实，而在于证伪。每个新发现背后都有一系列相关的并已被证伪的旧的发现，不断证伪的过程会逐步修正科学理论。在全新领域里的发现也必然存在某些可以被证伪的瑕疵，假以时日，必然被一个更新的理论所替代修正。真理是科学所围绕的中心，但科学本身并不等于真理。20 世纪的哲学家卡尔·波普对此做了最好阐述。他有一句著名表述：科学发现"必须是可以被证伪的。如果一个理论不能被证伪，它就不是对现实的客观描述。"我个人更欣赏他所说的另外一句话："科学必须始于虚构，和对虚构的批判。"昌德和其他的高龄村民的生活方式保护了他们不受阿尔茨海默病的伤害，这种看法是否真的就只是一种感觉，一种猜测，一种虚构的幻想呢？

　　这是很有可能的，但是，只有在甘古利和其他的研究者经过足够深入和全面的调查，将这种认识彻底证伪之后，我们才能有定论。世界各地的科学家们还在孜孜不倦地寻找答案，这令我充满信心。我们勇于探索，志在求真。

第二十一章
来自哥伦比亚的线索

大自然从不会划出清晰的界限。

《当代伟人》（温斯顿·丘吉尔爵士，1937）

飞机在何塞·玛丽亚·科尔多瓦机场轻轻落地，缓慢滑行至航站楼。拿好行李，我踏上公交车，前往位于哥伦比亚西北的麦德林，哥伦比亚第二大城市。哥伦比亚是一个嗜好咖啡，对足球狂热，又充满爱国情怀的国家。在哥伦比亚，有一个全世界最大的阿尔茨海默病患者群落。

300 年以来，25 个哥伦比亚家族中一共出现了 5000 多名阿尔茨海默病患者。当地人称其为 La Bobera，即愚蠢病。事实上，这些患者拥有一种早发性阿尔茨海默病最常见的遗传突变，派萨（Paisa）突变，派萨就是对当地人的称呼。美国的一个研究者小组在 1996 年发现了这个突变，如今这个 DNA 序列导致疾病发生的事实已被全世界所公认，也使过去对这种疾病的荒谬看法荡然无存。这个故事的开始还要从一名年轻的哥伦比亚神经生物学家弗朗西斯科·洛佩拉说起，是他发现了这些家族，并冒着很大的风险勇敢地帮助他们。

洛佩拉当时还是位于麦德林的安蒂奥基亚大学里的一名神经学学者，还不是很确定自己将来的研究兴趣。1984 年的一天，一位 47 岁的男子走进洛佩拉的办公室讲述了一个奇怪的故事。他来自邻近山区里的一个寂静小镇贝尔米拉。他告诉洛佩拉，他的记忆力莫名其妙地减退了。我们姑且叫这位男子罗德里格兹先生吧，他相信他的症状来自一种邪恶的诅咒。这一诅咒同时还控制了他家族内的其他九个人。他向本地的巫医求助，服用了多种药水和补品，都无济于事。洛佩拉是他的最后一根救命稻草。镇上的其他人还都很迷信，相信这是一种超自然的因果报应。他们认定是这些家族做了不好的事情。可能他们触摸了所谓的"坏树"或是从教堂偷了东西。洛佩拉要罗德里格兹打消这样的想法，并和他一起返回贝尔米拉，亲自观察他家族中的其他患病者。

回到大学，洛佩拉还是不清楚到底该如何做出诊断。很快又有来自另一个山区小镇安哥斯图娜的一位类似年纪的妇女找到他。安哥斯图娜也有70人患有类似的症状。不久，不到20千米外的另外一个叫亚鲁马尔的小镇也报告了14名患者。

洛佩拉那时还不知道这是阿尔茨海默病。直到1995年，安哥斯图娜的一名患者死后将他的大脑捐献给了大学，洛佩拉和艾莉森·高艾特（在第五章中出现的女英雄遗传学家）一起，发现捐献者的大脑富集了斑块和缠结，他们才确认这就是阿尔茨海默病。同时他们还发现了又一个遗传突变。阿尔茨海默病相关的遗传突变的名单里也因此增添了新条目。

洛佩拉将他们的发现告诉了每个受影响的家族。阿尔茨海默病和基因突变就是所谓邪恶诅咒的真面目。洛佩拉告诉他们，美国和世界各地的多名科学家们将陆续来到这个与世隔绝的地方。如果受疾病影响的人能够提供血液样本，参与一些记忆测试，将对科学家们有很大帮助，会增进对这种疾病的理解。小镇居民们根本就没有想到，这病竟是一种正广泛出现在全世界的常见疾病。

然而，这里的环境与卡罗尔·詹宁斯所处的英格兰截然不同。在哥伦比亚的这个地区，游击战争和武装冲突已是司空见惯。过去50年来，左翼恐怖主义组织肆虐，毒品走私和谋杀泛滥成灾。他们所谓"革命性"的手段包括绑架、袭击平民、训练儿童战士、暗杀原始居民等，这些无一不是哥伦比亚走向自由繁荣的阻碍。在某些地区，暴力猖獗到许多人不得不逃到麦德林市郊区。洛佩拉尽量小心，采取了一切可能的预防措施，有时甚至需要派先遣队将受试人员秘密聚集起来。

可想而知，难免会出现意外。一次出行时，一名护士被游击队绑架后被扣留了 8 天。几乎令人难以置信的是，当游击队队长意识到他自己的母亲也患有阿尔茨海默病时，他释放了护士，并让她继续前行。但这毕竟是战乱中难得的短暂安宁，很快洛佩拉的团队就不得不停止了对安哥斯图娜这些小镇的拜访，多年一直未能继续。直到 2005 年左右，保守派总统阿尔瓦罗·乌里韦使用军队逼退了游击队，科学家们才得以再次前往。乌里韦总统的父亲就是被恐怖组织所杀害的（如今，乌里韦总统实施的政策是保护在哥伦比亚的外国投资者，极大地改善了国内的经济状况）。最后，洛佩拉终于获得了足够的数据，使当地"愚蠢病"患者成为世界上最具研究价值的阿尔茨海默病患者群体。

卡洛斯·迪亚兹正是这个群体中的一员。他在镇上的车行里修理汽车，闲暇时热衷于护理他心爱的卡车，有时他和两个儿子和四个女儿一起看足球赛。在妻子玛丽亚眼中，他是个虔诚而热心工作的人。可是在卡洛斯 47 岁那年，一切都变了。当我去拜访他们位于麦德林边缘山区的家时，玛丽亚告诉我说："他看着我，就好像迷路了似的。"我和心理学家卢西亚·马德里加尔，还有随行翻译加布里埃尔·阿里斯提扎巴尔一来到这里。马德里加尔和洛佩拉二人从有了这个研究项目后就开始一起合作了。玛丽亚说："有一天，他去外面清理他的卡车，结果却走到了 25 个街区以外的地方。如果不是我们把他找回来，他可能已经走到山里去了。老实说，我真以为有什么超自然的力量发生。奇怪的事情不断发生，什么灯忽然灭了，东西也好像长了腿，自己挪了位置。当然现在我可以照顾卡洛斯，他并不是个难伺候的患者。"

玛丽亚身上有种独特的冷静，或者说是一种坚韧，一种保护。我很快就发现了是什么练就了她。在旁边的房子里，我们看到了玛丽亚 45 岁的女儿，亚力杭德拉。她也患有阿尔茨海默病。患有此病的还有另一个女儿卡米拉。卡米拉一个月前刚去世。上帝还没有向他们显示，接下来家庭里还有谁会患上阿尔茨海默病。卡洛斯有 12 个兄弟姐妹，其中 6 个患上了阿尔茨海默病，都是在 40 多岁时发病。现在，玛丽亚已经接受这是一种疾病，但她的儿子们却还不相信。卡米拉死时，他们劝说家里的姐妹改变信仰，从信仰天主教改为新教，以此希望那个折磨家庭的邪恶诅咒得以消失，卡米拉将是家里最后一位死于这一诅咒的人。

玛丽亚跟我们说话时，亚力杭德拉从门口进来，慢慢走到我对面。她刚才在外面和马德里加尔说话。马德里加尔后来告诉我，亚力杭德拉近期变得有些反复无常，甚至具有攻击性。几天以前，她曾试图勒死她母亲。因此最好先评估一下她的情绪，再将她介绍给我。亚力杭德拉看起来并不特别危险，长着一张孩子脸，眼睛大大的。她好奇地看着我，并未有明显的怀疑。

"我在这里会尽我所能。"她断断续续地小声说，然后又问道："我的脑子怎么啦？医生说因为我变了……昨天我正在想这些事情时，突然我的脑子变得空白……那病是这样的吗？这正常吗？"当我安慰说科学家们正尽全力帮助她时。她回敬了我一眼，那眼神令我迷惑不解，那是一种冰冷的眼光，既不显示出她理解了我的安慰，也没有表示出任何疑惑。加布里埃尔重复了一次我说的话，换了几个词。但是他的言语似乎并没有进入亚力杭德拉的大脑，还需要另外一个翻译来填平理解的鸿沟。亚力杭德拉的记忆在减退，但很明显语言能力的衰退是她眼前最严重的问题。

在沉默了很长时间之后，她说："好吧……我很抱歉。我要说些什么来着……但我又不知道要说啥……就好像我嘴里有块口香糖把词语都黏糊在一起了……我想好好再说一遍，我想让我的表达像呕吐一样出来。呕吐容易，言词却蹦不出来。"然后她直接看着我，"我感觉自己就像个婴儿，像她们一样重新学习语言。这就是我的感觉。"

E280A，所谓的派萨突变，被认为是通过西班牙移民带入哥伦比亚的 [译者注：*PSEN1* 基因 DNA 序列中的一个碱基变化，导致其编码的氨基酸序列上的第 280 个氨基酸——谷氨酸（E）变为甘氨酸（A）]。在患病的 25 个家族中，有 13 个可以溯源至 17 世纪的同一个西班牙入侵者。突变携带者在好几个方面表现独特。一些患者会有癫痫和一种被称为脑共济失调（cerebral ataxia）的运动障碍。他们无法记住人的面部特征。患者脑中布满"绵羊毛式"的斑块。这种大的球状结构可以完全破坏其附近区域的功能。脑部影像学研究显示，在记忆开始减退之前的很多年，突变携带者的海马体会进入一种超级活跃状态。这种状态在扫描中非常明显，就好像海马体已经预先知道灾难即将来临，试图以过度工作来进行补救。而这种反应是否由派萨突变造成，其具体机制如何都还是未知。就这个突变而言，教育似乎并不能推迟症状的出现，受教育的携带者患病的年龄反而会早一些。突变携带者的病情常常会迅速恶化，4 年内就会丧命，这也与普通阿尔茨海默病 8～10 年的病程有所区别。

卡洛斯去世时才刚 50 岁。死前几个月他基本上都躺在床上，有时人们也会发现他坐在角落里，嘴里嚼着生甘蔗。我问马德里加尔政府是否会发放额外补助来救助这样的家庭，她笑了笑说，"不会的。"她说道，"这是拉丁美洲。"

"你看看这个。"洛佩拉转动他的椅子，同时把电脑屏幕挪向我。"我们发现，派萨突变携带者年仅九岁时脑部就会发生变化，血液中就可以检测出阿尔茨海默病的相关标记。当他们还是孩子的时候。"他语速缓慢，西班牙口音抑扬顿挫，话语中流露出一种哥伦比亚人特有的热心肠（在我最初跟他联系希望能进行访问时，他发给我一星期的拜访患者和参观实验室的日程）。当他谈到哥伦比亚的这些家庭时，他流露出一种亲密感。也许是因为他年少时的经历让他对这些家庭心有戚戚。洛佩拉是个农夫家的孩子，有 16 个兄弟姐妹，家里真是一穷二白，前途只能靠自己。他接着说，"这些家庭的患者，在他们被大脑疾病完全摧毁之前，能帮助我们研究疾病的自然演化过程。"

洛佩拉知道他现在的角色十分特殊。就测试新药而言，哥伦比亚的这个患病群体已经成为全世界科学家们所羡慕的研究对象。没有任何地方能像这里，有这么多的阿尔茨海默病患者，又密集于同一地区，具有明白清楚的阿尔茨海默病疾病症状。这里不仅是一个自然形成的实验室，也是一个新药开发的自然实验基地。最先认识到这一点的是加州的基因泰克生物制药公司和亚利桑那州的班纳阿尔茨海默病研究所。他们在 2013 年对克雷内助单克隆抗体开始了为期 5 年的预防性研究。这种新型抗体的设计旨在清除体内多种形式的淀粉样蛋白。如果药效得到证明，首先受益的将是哥伦比亚的患者。"我们将向受阿尔茨海默病威胁最高的人群首先提供这种药物，尤其是在他们没有其他医疗手段的情况下。"班纳阿尔茨海默病研究所执行主任埃里克·雷曼曾这样告诉《纽约时报》。

许多实验参与者年龄在 30 ~ 40 岁，这正是洛佩拉认为进行预防实验的最佳年龄段。和亨里克·基特伯格以及其他许多科学家一样，洛佩拉坚信，以前进行的大多数临床实验徒劳无功，是因为受试者的年龄太大，脑部伤害已形成，就好比马已归厩拴好，马厩门的关闭与否实际并不起什么作用。"阿尔茨海默病研究最大的问题在于，当制药公司在测试新药效时，患者脑中的损害早已形成。我们需要损害发生之前就开始治疗。"他指向一幅年纪在 30 岁的患者大脑扫描影像照片，淀粉样蛋白的沉积刚零星形成，这时"大脑还算健康"。

和许多研究者类似，洛佩拉采用的策略是，使用阿尔茨海默病早期诊

追寻记忆——与阿尔茨海默病抗争

断标记进行筛查，然后结合高强度的淀粉样蛋白治疗措施。他采用的生物标记也是在第八章中提到的，由亨里克·基特伯格开发的疾病不同阶段的生物标记。洛佩拉的实验设计优势在于，就算是阴性的结果，也会像阳性结果那样有意义。因为他明确知道，如果克雷内助单克隆抗体没有效果，那一定是抗体本身的问题，而不是实验受试者。这样的设计给了他很大的实验空间。他可以充分发挥创造性。他的下一个目标是检测年龄在 8 ～ 16 岁携带有派萨突变的儿童，以建立阿尔茨海默病发展时间表，这是前所未有的（译者注：作者在前文反复提到，是否进行早期检测对潜在的携带者是非常艰难的抉择，因为检验结果可能会对他们的生活带来深刻的影响。除非儿童一出生就知道他们注定会携带派萨突变，否则对这样的群体进行检测会是不适合的）。

告别洛佩拉时，我提醒自己过几年一定要再来看看他的研究进展。我的追求总是带着一种无休止的不确定性，以至于常常让我觉得自己在追逐一个影子，而他探求的是一个具体而实在的结果。

第二天，我离开了麦德林市向山区进发。这是一条陡峭崎岖的小路。加布里埃尔一边开车一边和马德里加尔谈论哥伦比亚的政治局势。我们的目的地是贝尔米拉，第一个被确认携带派萨突变的家族就住在这里。这里的农业主要是奶牛养殖。成群的奶牛和白色的西班牙式平房散布在牧场之间。山丘和周围的一切都在阳光直射下显得格外明亮，明亮到几乎发出绿色荧光的感觉。路上不时看到摇摇晃晃拖拽着行李的摩托车队，和在城镇之间穿梭往来涂有明亮颜色客运汽车。这种客车没有车窗，乘客可以从开放的一排排座位的一端上下，十分方便，当地人称之为"芝华士"。到处都可以看到木制的十字架和圣母玛利亚的雕像，开到海拔 2600 米的高处时，山下的城市便一览无遗。

不到两个小时，我们就到了贝尔米拉，这座隐藏在安第斯山脉遍布植被的陡峭山坡下的小城。城市里，粗糙的房子围绕着一座高高的教堂。我们走进一个小小的木门后，马上有 6 只狗，8 只猫和夹在中间的一个矮小脖粗的男子向我们迎来。47 岁的米格尔·罗德里格兹和他的妻子以及两个孩子住在这里。他们的平房宽敞开放，庭院将房屋分隔开来，每间屋里都有祈祷念珠和天主教的各种装饰品。庭院里放满了盆栽花卉，中间长条形的土地里种植着土豆、玉米、胡萝卜和香菜。

　　三年前，米格尔身上开始出现一些严重的症状。他和他的 12 个兄弟姐妹都是罗德里格兹先生，也就是洛佩拉的第一个患者的孩子。到目前为止，兄弟姐妹中已有一人死于阿尔茨海默病，还有两个人表现出了疾病症状。我和米格尔握了手之后，便抱歉地向他表示我的西班牙语水平非常有限。他欢快地笑出了声。他的妻子劳拉出来将我们领进屋子。米格尔走路跟跟跄跄，丝毫意识不到周围的环境，他需要劳拉领到椅子旁边。劳拉 19 岁时就与米格尔结婚，现在 45 岁了。她说，米格尔从前赶着牲畜劳作，从未抱怨过自己的健康状况。直到米格尔开始对着镜子和自己说话，而且在谈话中不断重复刚刚说过的话，劳拉意识到米格尔生病了。她回忆说，有一天米格尔感冒流鼻涕用纸巾擦鼻子，竟然把刚擦完鼻子的纸巾放回口袋，然后又马上把那纸巾拿出来继续擦鼻子。他不停地擦呀擦呀，以至于劳拉不得不将纸巾拿走，免得他擦破鼻子。

　　"他早上醒来会忘记卫生间在哪里，"她说，这时家里的其他人也进了门，有米格尔的两个兄弟，他的儿子、女儿和女婿。米格尔似乎可以模模糊糊意识到我们在谈论他的情况，劳拉向我表示不会有什么问题。米格尔带着古怪又好奇的表情看着我，突然指向挂在墙上的一幅耶稣像说道：

　　"他是头儿。"

　　"是啊。"我微笑着回应。

　　劳拉继续说道："他现在变得有些咄咄逼人。"

　　"哪有。"米格尔马上反驳说。

　　"有时候我不明白他在说些什么。"劳拉说。

"没有，没有，没有。"他声明道。

"你现在喜欢做些什么呢？"我试图保持轻松的氛围。

"工作……我去干活……就这样。"他回答说，脸上仍然带着微笑。

劳拉摇了摇头。"他5年前就不工作了。他现在就只是闲坐着，困了就睡觉。倒是容易照顾。出去有时会迷路。"

"我是受够了。"米格尔的女儿伊莎贝拉插话道。"父亲以前特别开心，和每个人都笑呵呵的，喜欢踢足球。现在他什么也做不了。"

米格尔的弟弟丹尼尔补充说："这事真是残酷和令人难过。家人得不到任何帮助，他们是最受苦的人。米格尔自己却什么也不知道了。他就像个有着成人身材的小孩子。"

米格尔的两个姐妹参加了洛佩拉的克雷内助单克隆抗体临床实验。她们已经服用药物9个月了，但结果要到2020年才会出来。根据洛佩拉的说法，她们的症状没有发生明显改善。丹尼尔却急于了解更多，他直接问我，就现有的研究而言，到底将来有多大可能性会出现治愈疾病的办法？

我先是想了想该怎么回答他。然后抬起头，向他解释说现在比过去任何时候都有更大的希望。我说，正是由于有像他们那样的家庭，研究者们在过去10年间获得的疾病知识，比之前的100年获得的知识总和还多。我告诉他现在新的发现飞速出现，哥伦比亚的患者群体可能正是找到最佳治疗药物的关键所在。我还说下一代的药物可能帮不了他的兄弟米格尔，但却可以帮助米格尔的孩子们。至于究竟在何时，我告诉他我认为的最雄心勃勃又不完全脱离实际的估计：10年。

他慢慢点点头。"谢谢你。谢谢你来到这里。老实说，我没钱付给你。在你走之前，你可要记得骑骑我的马。"

哥伦比亚作家加西亚·马尔克斯在他1967年出版的小说《百年孤独》（*One Hundred Years of Solitude*）中描述了布恩迪亚家族好几代人的故事——

他描述了马孔多的诅咒，这是一个虚构的小镇，居民们记不得"事情的名称和经过"，他们备受困扰。这种情况和阿尔茨海默病的症状如此的相似，人们不禁会猜测，作者是不是在贝尔米拉、亚鲁马尔和安哥斯图娜接触过阿尔茨海默病患病群体，他又是如何赶在全世界发现之前，对这种疾病发展有如此清楚地了解呢？以下便是书中的一个段落：

> 当父亲不安地告诉他自己童年最深刻的记忆都已消失时，奥雷里亚诺向他传授了这一方法。何塞·阿尔卡蒂奥·杜恩迪亚先在家中实行，而后推广到全镇。他用小刷子蘸上墨水给每样东西注明名称：桌子，椅子，钟，门，墙，床，平锅。他又到畜栏为动物和植物标上名称：奶牛，山羊，猪，母鸡，木薯，海芋，香蕉。随着对失忆各种可能症状的研究不断深入，他意识到终会有那么一天，人们即使能通过标签认出每样食物，仍会记不起它的功能。于是他又逐一详加解释。奶牛颈后所挂的名牌便是一个极好的例子，体现出马孔多居民与失忆作斗争的决心：这是奶牛，每天早晨都应挤奶，可得牛奶。牛奶应煮沸后和咖啡混合，可得牛奶咖啡。就这样，人们继续在捉摸不定的现实中生活，只是一旦标签文字的意义也被遗忘，这般靠词语暂时维系的现实终将一去不返。（以上译文源自《百年孤独》，范晔译，南海出版公司，第41页）

我看到贝尔米拉居民也做好了和失忆进行斗争的准备。当我离开哥伦比亚时，我猛然意识到，冰岛的民众、印度的乡民和哥伦比亚的普通之家都已加入斗争，胜利的希望似乎就在眼前。全世界都团结起来，共同抗击阿尔茨海默病。它必将无所遁形。

第二十二章
阿尔茨海默的遗产

> 我们不会停止探索，
>
> 当所有的探索结束，
>
> 我们将回到初始之地，
>
> 第一次了解这个地方。

《小吉丁》（T. S. 艾略特，1942）

"我们是 1947 年结的婚，现在已经 51 年了。"老人的声音从扬声器中传出来，在光线昏暗的工作室里回响。"最初的症状是记忆减退。她似乎忘记了很多事情……"他低下头，有些困惑。"慢慢地，事情变得越来越糟……我真是走投无路。我不得不每天早上给她洗澡，挑选她要穿的衣服，然后给她穿上。当然我还要准备一日三餐。然而最不幸的事情是，"他的声音开始颤抖，因为悲伤的情绪，话音停顿了下来，"是她甚至无法跟我说话，这是生活中最糟糕的事。"

尼克·福克斯教授暂停了视频。"这是一种可怕的疾病。"他转向观众严肃地说。此时是 2016 年 4 月 24 日晚上 8 点。我站在伦敦科学馆里，和约 100 名伦敦人一起观看福克斯教授采访患者的片段，现场异常安静。这是博物馆举办的名为"在思想中迷失"的晚间活动，向那些还没有认识到阿尔茨海默病严重性的人发出号召。在福克斯背后的屏幕上，爱罗斯·阿尔茨海默医生和奥古斯塔·迪特尔的巨幅照片像柱子一般耸立台上，他们的故事已被载入神经科学发展的丰碑，将为世人所铭记。

福克斯是我的故事中不可或缺的人物。正是他和他的得意门生娜塔莉·莱恩，这两位伦敦国立神经和神经外科医院的杰出神经学家，把我介绍给了本书中提到的一些阿尔茨海默病患者家庭。除了给患者看病，福克斯花费大量时间，致力于提高公众对疾病的认识。他刚在尼古拉·威尔逊的戏剧《斑块与缠结》（*Plaques and Tangles*）演出之前做了演讲，讲述一个受早发性失智症影响的家庭。他还在去年制作了一些简单的在线课程，公众可以通过访问这些课程来获取更多有关这种疾病的信息。

"现在在座的人里，有三分之一将来会患上阿尔茨海默病。"福克斯继续说道，"一半的人会照顾阿尔茨海默病患者。"他停下来转过身说，"就整个社会对疾病的认知而言，我们好似梦游一般，在懵懂不知地走向这可怕的未来。"

现在是该清醒的时候了。我们需要重新评估对科研资助的优先程度。阿尔茨海默病的表现和危害可以说在公众的集体意识中已根深蒂固，然而政府对阿尔茨海默病的研究资助却仍然十分匮乏。仅英国在阿尔茨海默病上的花销就高达每年 230 亿英镑，这比癌症、心脏病和中风等疾患开销的总和还多。令人难以置信的是，真正用于研究的费用却仅占其中的 0.2%。美国宾夕法尼亚大学的研究者约翰·特罗扬诺夫斯基指出，在美国用于阿尔茨海默病的研究经费还赶不上用在爆米花、伟哥和抗衰老面霜上的开销。考虑到每年有至少 770 万新病例（不包括未确诊患者），这种对比令人震惊。这似乎是世界上的另一种更加可怕的遗忘现象。我们忘了那些患者。

长此以往，流行病学家估计，阿尔茨海默病患者的总人数每 20 年会增加一倍。失智症将是下一个全球流行疾患。目前的 4600 万患者仅仅是一个足以使社会瘫痪的巨大冰山的一角。

阿尔茨海默病研究已经历了一个世纪，这是一段跨越国界的千变万化的征程，回顾过往就如同看万花筒，既有黑暗中的摸索，也有高涨的期望和惨烈的悲剧。我们最终需要回答的问题其实从一开始就伴随着我们：到底这一"特殊"疾病的未来会如何？

对这个问题的回答可能会让你觉得悲观。现在只能希望对它的研究和治疗能够达到现在人类对付糖尿病的水平。一个世纪以前，糖尿病往往等同于死刑判决。随着分子生物学的出现和利用基因工程由细菌合成人胰岛素的创举成为常规，人类已经可以有效地消除以前的死亡威胁，糖尿病现在只是一种影响人们生活的疾病而已。考虑到阿尔茨海默病通常发病在晚年，如果其严重性也能像糖尿病那样得到减轻的话，它将不再是对人类生活造成如此巨大影响的疾病。设想我们若能将阿尔茨海默病的发病时间推迟一年，那么到 2050 年患病总人数就会减少 900 万。一些科学家预测，如发病时间能延缓 5 年，全球 4600 万患者就将减少一半，这将节约 6000 亿美元的医疗保健开销。

那么，未来的有效治疗方法到底是什么呢？基于本书所探讨过的内容，医生在未来可能不需要进行大脑记忆测试或进行复杂精细的脑部影像扫描。一滴血或一根头发就能推断出我们的头脑和思想将在何时退化，然后，从一系列通过基因工程定制的药丸中，医生可以挑选出那颗最适合患者情况，能够使大脑终生健康的药丸给患者。我们的命运不再受与生俱来的 DNA 序列改变所摆布，不会因为疾病而毫无生活质量可言，失去活着的意义。我们将不断面临新的挑战，对疾病的认识将确保我们宝贵的记忆不会丧失。

回到眼前，下面是我们对阿尔茨海默病现有认识的一个小结。我们知道，阿尔茨海默病基本上是一种与年纪相关的疾病，但衰老本身并非致病原因。相反，阿尔茨海默病是正常衰老中的一种常见现象。例如，我们已知有的老年人脑中会出现淀粉样蛋白斑块和纤维缠结，但是它们并不导致疾病发生；只有当这些物质在脑组织中的积累到某个阈值后，失智症才会被全面触发。我们知道斑块和纤维缠结两种形态对于杀死神经元来说都是必需的，但又不是充分条件。在疾病发展中，斑块总是出现在缠结之前，所以斑块成为药物开发者所青睐的目标。

我们意识到遗传学认识对了解这种疾病至关重要。虽然只有一小部分人通过遗传获得了早发性阿尔茨海默病的基因（例如 *APP* 和 *PSEN1*）突变，但是很多人都具有由遗传导致的风险因素。这些因素可能在某一时刻或在某种条件下引发失智症，其中 *APOE4* 基因是最明显的风险因素。毫无疑问，21 世纪的遗传学研究将为人类攻克失智症这个故事增添更多内容。

我们还看到，过去研究阿尔茨海默病的某些基本原则正在经历彻底改变。过去 10 年间，随着新技术手段实现对大脑功能具体概念化，我们对疾病的了解越来越全面。在 2016 年，由巴特·德斯图普尔和埃里克·卡伦发表的"阿尔茨海默病的细胞学认识"可以说是这方面最具洞察力的论文。他们认为，利用复杂的数据统计和智能计算来研究生物学问题的"系统生物学"，将很快能够为疾病提供"一种综合细胞理论"。通过综合细胞生物学、生物化学、分子遗传学和神经影像学等方面的发现，最终我们将可以对疾病进行整体全面的描绘。他们写道，就好像人类大脑神经连接组计划（Human Connectome Project）试图绘制出大脑中所有神经元连接关系一样，系统生物学将能够描绘出一幅"阿尔茨海默病演化图谱"。

阿尔茨海默病的疾病检测方面也取得了革命性的发展。检测不再专注于疾病后期已完全损毁的大脑。我们将视角掉转 180°，指向大脑衰退的早期，寻找明确的疾病早期信号和迹象。就在我写这本书的时候，刚刚看到一项研究揭示出，人类泪液中的某些蛋白质可用于检测阿尔茨海默病。这类早期生物标记物的研究，将继续推动在中年期或更早的疾病治疗手段的发展。虽说通过改变生活方式来是对抗疾病的有效性尚未获得一致认可，但确实有越来越多的专家推荐将健康的生活方式应用到日常生活的预防中。现在神经化学过程中的许多方面都需要重新组织和重新构想，光是这些内容就够写一部教科书的。阿尔茨海默病的研究，曾被认为是愚蠢没有意义的事情，现在已经升华成科学界最伟大的追求。

对于社会人口日益老龄化，整个社会对阿尔茨海默病的态度还需要改变，我们越是忽视这一现实问题，就越会为面临的困境感到绝望。癌症和阿尔茨海默病之间的比较可能会令人感到不适，每年死于这两种疾病的人数接近，但投入癌症的研究经费平均是阿尔茨海默病的 10 倍。攻克癌症是极为重要的，但我们不应将全部精力只投入到一种流行疾病中，然后再去对付另一种疾病，好比非要实现一个希望渺茫的目标才去考虑别的目标一样。比较阿尔茨海默病和艾滋病的研究投入，二者更加不成比例。20 世纪 90 年代初，公众说服美国国会将全部研究预算的 10% 用于艾滋病研究。艾滋病现在已经是一种可以控制的疾病，死亡人数从 1995 年的每年 45000 人下降到 2013 年的每年 7000 人。然而，美国政府却没有重新调整预算。虽然阿尔茨海默病现在已经是一个更为严峻的社会问题，但其研究资金投入相比较少。这绝对是不合理的。研究经费的分配应该能够反映出疾病对社会造成负担的严重程度。

简单地说，我们需要更多关于大脑健康的生物学研究。人类有无数的成就可以引以为傲，我们建造了城市和摩天大楼，我们欣赏艺术和音乐，我们能够理解行星运动和生物进化的规律，我们探索无垠的海洋，将飞船送入广袤的太空。这些成就正是来自我们的大脑。然而我们到如今仍然不明白大脑的运行规律。或者说究竟为什么，随着时间的推移，大脑会逐渐退化崩溃。随着阿尔茨海默病和正常衰老之间的界限逐渐分明，我们只有理解大脑正常的内部运作，才能阻止因其衰老而引发阿尔茨海默病。

值得欣慰的是，人们正在意识到这一点。在英国，前首相戴维·卡梅伦于 2012 年发起了"挑战失智症"的活动，这项政府性倡议将使阿尔茨海默病的研究支出增加一倍以上，从 2010 年的 2660 万英镑增至 2014 年的

6630 万英镑。在美国，国会也同意将阿尔茨海默病的研究经费提高 50%，批准其 2016 年年度预算增加 3.5 亿美元。在欧洲，私营产业开始建立合作计划，包括欧洲预防阿尔茨海默病计划，旨在创建一个包含 24000 人的阿尔茨海默病登记数据库，用于长期研究和临床实验。据《福布斯》杂志报道，在全球范围内，大型制药公司如强生、罗氏和诺华等也纷纷加入药物开发的行列。这些公司在 2014 年投资额就有 33 亿美元，比过去 10 年里任何一年的私有研究资金投入的都要多。这些金钱的投入定会带来改变。

公众的观念也在发生变化。听福克斯讲话时，我不禁观察了一下在座听众的年龄。我原以为主要的参加者会是中年人，也许大部分都是拖家带口的年龄，需要照顾他们年迈的父母。但实际上这些听众看起来是 18～30 岁的青年人。我问一些听众为什么要来参加这次活动。他们居然和我当初打算写这本书的目的相同：了解他们的祖父母辈的疾病与生活。显然福克斯的努力起到了作用。这些听众或许会是新一代的神经科学探索者，他们充满好奇，渴望发现真相。

正是这种好奇心为生物学领域带来了一个重要的发现，不仅是针对阿尔茨海默病，也涉及生命科学的其他领域，这便是 CRISPR（Clustered Regularly Interspaced Short Palindromic Repeats）基因编辑技术。CRISPR 全称为规律成簇的间隔短回文重复，由日本科学家于 20 世纪 80 年代最先发现。当时认为只有细菌 DNA 才具有这些重复序列。直到 2007 年，人们才发现 CRISPR 实际上是细菌用来保护自己免受病毒侵害的一个巧妙的分子防御系统：当病毒首次攻击时，细菌将一段病毒 DNA 序列储存在自己基因组的 CRISPR 之中，将遭受的入侵记录下来，并进而利用此信息将下次入侵时病毒的相同 DNA 序列删除。

科学家在过去几年中发现，CRISPR 能被用来改变人类基因序列，实现对 DNA 序列的编辑。CRISPR 的基因编辑功能由两部分组成：一部分为 Cas9，一种 DNA 剪切酶，可以删除目标 DNA；另一部分为"引导"分子，将 Cas9 运送至基因组中的正确位置。通过人工改变引导分子，理论上可以随意添加或删除任何 DNA 序列。该技术虽才被开发出不久，但人们已意识到它将对医学领域起到革命性的影响。设想一下：你去看医生，你的医生将你转给遗传学家，遗传学家告诉你你的儿子患有囊性纤维化（cystic fibrosis。译者注：一种常染色体隐性遗传疾病。囊性纤维化会影响身体多处，其中以肺部和消化系统所受的影响最为严重。该疾病多见于欧美白种人和阿什肯纳兹犹太人），但是治疗方法非常简单，只需将导致疾病的基因突变以正常基因序列替换掉，孩子将会像正常小孩一样健康。或者，患者可能不幸患上一种不能手术也无法治疗的癌症，在走进医院后，遗传学家可以使用 CRISPR 技术来改变免疫系统 DNA，利用自身的免疫防御机制，来发现和摧毁这些恶性癌细胞。当然，遗传学家也可能会发现患者携带有 *APOE4* 基因，一个导致阿尔茨海默病的高风险因子。同样，患者可以选择改变 DNA 序列使其成同一基因的另一种形式，*APOE2*。当患者和医生讨论具体细节时候，他们还建议你筛查一下其他的与阿尔茨海默病有关的遗传风险因子，顺便也将这些风险去除掉。

讲到这里，电影爱好者们可能已经开始联想到 1997 年的科幻电影《千钧一发》（*Gattaca*。译者注：电影名是一段 DNA 序列）。这部科幻电影描述了一个基因编辑技术已成熟到顶峰的世界。在那里，每个孩子在出生时，其基因组都经过测序和编辑以确保其能健康长久地生活。在我看来，CRISPR 技术正在引导我们走向这样一个未来。这绝对不是耸人听闻。

我确信这一天一定会到来。当这一天真的到来时，有关婴儿基因设计的道德问题也一定会出现：父母可能想要修改与智力、体力、行为，甚至性取向有关的基因。这又让我们想起电影《千钧一发》中的一个情节：基因编辑技术的发展无意中导致了一种新形式的遗传偏见和职业歧视，哲学家菲利普·基彻称其为"自由放任的优生学"。要确定道德与非道德的界线并不容易。我们必须保持谨慎和诚实才不会有电影里描述的那种未来局面。

福克斯的演讲结束后，我继续参观科学馆中的展览。有许多开朗乐观、精力充沛的研究者向公众展示与阿尔茨海默病相关的活动和游戏。其中一项是个巨大的"记忆墙"，人们可以在墙上写下他们思想中最深刻的记忆。我随意在上面看了看。一个人写道："在撒哈拉沙漠中订婚"；另一个人则写道："在希腊的沙滩上晒我的脚"；还有一个人写道："妈妈在梳理我的头发时，我看见一辆蓝色的汽车。"

在隔壁的房间里，人们正在玩一种与阿尔茨海默病主题有关的老款街机游戏，通过射击去除淀粉样蛋白和 tau 蛋白来拯救脑细胞。还有个游戏叫作"阿尔茨海默病行动"。这是个巨大的 DNA 塑料模型，人们需要通过打开和关闭基因来模拟修复 DNA。干细胞科学家在盘子里展示大脑的图片，理疗师则探讨运动和头部伤害对大脑的影响，神经心理学家们热烈谈论泰瑞·普莱契爵士和他所患的视觉阿尔茨海默病（大脑后部皮层萎缩）。科学馆内的活动琳琅满目，若是爱罗斯·阿尔茨海默大夫本人看到这个场面，一定会为之惊叹。

目前为止最令人鼓舞的研究当属针对淀粉样蛋白的治疗。2016 年 8 月，美国百健生物技术公司发布了一项新型抗体的早期临床实验结果。这种药物通过利用大脑内的免疫细胞来清除 β 淀粉样蛋白。165 名轻度阿尔茨海默病患者在每个月注射药物一年之后，脑中的 β 淀粉样蛋白水平降低，认知功能衰退也得到减缓。其他大型制药公司的新型 β 淀粉样蛋白切割酶抑制剂药物也有了好消息。这些药物的目标是阻止淀粉样蛋白在一开始的积累。现在的挑战在于，更大规模的实验是否能够重复这种看起来有效的结果。其他的研究领域也在迅速发展，例如有关纤维缠结的研究，神经遗传学、干细胞技术、年轻血液、朊病毒生物学、癌症药物在阿尔茨海默病中的应用，视觉阿尔茨海默病，生活方式的影响等，总体上，我们看到了一个美好的前景。这些研究一方面可以加深对疾病的理解和认识，促进开发最负众望的针对淀粉样蛋白的疗法；或者为那些对淀粉样蛋白疗法不起作用的患者开发出有针对性的治疗方法。

　　一开始我并没有打算写一本如此纷繁复杂的书，涉及这么多不同的思想观点和研究领域，结局又是如此开放不定，没有确定的结论。我内心的实用主义思想曾认为，治愈疾病的方法是唯一的，实现的道路也只有一条，只要找对了方向，我们终将获得渴望已久的答案。但是现在，当我漫步在精彩纷呈的展览之间，我突然明白了，这样才是对的。没有唯一的道路，没有唯一的方法，无止境地追求唯一正确的方向是不对的。每个想法的发展进程为下一个发现提供了立足点。只有当足够多的想法互相印证时，我们才能达到顶峰。正如埃德蒙·希拉里爵士曾经说过的那样，我们征服的不是山峰，而是"我们自己"（译者注：埃德蒙·希拉里是征服珠穆朗玛峰的第一人）。

尾 声

在我们所有的智力活动中，记忆可能是最不可思议的，它可以坚不可摧，又可以来去了无痕，强弱无法琢磨。

《曼斯菲尔德庄园》（简·奥斯汀）

2016 年 3 月，我和卡罗尔·詹宁斯夫妇见了最后一面。他们再次从考文垂来伦敦接受新的临床实验，特地留出时间与我会面。上次见卡罗尔已经是一年多以前，我一点也不确定她现在的情况。

"稍有点恶化。"我们三个人坐在罗素广场旁的一家餐馆里，斯图尔特说，"其他情况都还可以是吧，卡罗尔？"

"嗯，是的……是的。"她带着特有的欢快语气回答说。

卡罗尔的病情看起来明显恶化了。她安静了许多，也不怎么参与周围的活动，只是退缩在自己的角落里。她更加依赖斯图尔特来确定自己的想法。点菜则完全是斯图尔特的决定，卡罗尔只是轻声重复他的个别话语，她的思绪也似乎在斯图尔特身后躲藏了起来。

我总会想起过去我去她家拜访她时，斯图尔特对我说的一些话。他提起他俩年轻的时候，作为一对刚刚在一起的年轻人，总骑着一辆破旧的摩托车。我想象着，一个年轻的卡罗尔，坐在斯图尔特后面，手臂环着他的腰，准备好二人的新生活。我看到现在还是一样，她依赖着他，只是她不再知道目的地和方向，只知道这是一趟重要的旅程。一个人的大部分记忆被无情夺走，而他们的爱人能不离不弃，坚守所剩无几的记忆联系，继续关爱对方。这也告诉了我们什么是真爱。

"她的语言和对话能力减退最快。"斯图尔特将自己的声音降低了好几个八度，他还不习惯在另一个人面前谈论卡罗尔的病情。"她有一些头脑清醒的时刻，让人突然感到她又恢复正常，只是这情形丝毫不能预测。现实生活中，当你和一个人生活了如此之久，甚至不再需要言语交流。我们已经认识40年了，非常了解彼此。有些事情可以不言自明。"他说道。

"不言自明"——这是阿尔茨海默病患者在生活中所依赖的交流方式。

"卡罗尔越来越活在当下，"斯图尔特继续说道，"我自己也尽量活在当下。作为一个照顾者，这样最好。如果总是担心明天，担忧会把你拖垮。"

自从上次与这对夫妇见面以来，他们一直积极与疾病斗争，参加研究会议，与伦敦的研究团队（他们称为"家人"）保持联系。正如斯图尔特所说，坚决拒绝"屈从于黑暗长夜"（译者注：见第五章，英国诗人迪伦·托马斯的诗句）。由于斯图尔特仍然在做大学老师，他现在确保每天都能有人去家里看看卡罗尔和她年已九旬的母亲乔伊斯。他对我说他现在越来越意识到要尽力保护卡罗尔，她的时间已所剩无几。现在他的生活就是尽可能地"抓住她剩下的一点一滴"。

卡罗尔现在参与的临床实验是一种免疫疗法，与第六章探讨过的抗体药物类似。这个疗法可能并不会起作用。在她的年纪，药物起作用的可能性已不大了，也有可能她被分到了安慰剂组（为了科学的确定性，这些具体信息连参与实验的科学家也不知道。译者注：即为双盲对照试验）。卡罗尔的试验结果对詹宁斯夫妇已不重要了。"我们不再是为自己做这件事情"，斯图尔特说。"当卡罗尔的疾病诊断出来时，她就给了我非常明确的指示。她说，'我希望尽可能长时间参与临床研究。'因此，我们现在的努力是为了有一天可以打败这种疾病。"我们离开餐馆，散步走过公园。卡罗尔还要再做一次脑部扫描，我陪同他们走到医院。那天天空晴朗，气候宜人，路上可见年老者斜倚在长木椅上，年轻夫妇和恋人们在草地上野餐。卡罗尔步伐轻快，带着某种信心。她双手合在背后抬起头，带着不同寻常的平静走在最后一段路上。也许治疗真的起了作用，我若有所思。就在这时她看看我，露出满脸的笑容。

也许确实起作用了。

2016 年的一个夏日，阿诺德·列维正独坐屋中，我和丹尼在门口的动静使他意识到有人到访。屋外我们耐心地等待他来开门的脚步声。我和阿诺德会面并不是为了了解他的衰退情况。在此之前我已经知道他的状况不佳。我希望能了解他最后的记忆和意识，感受他最后的内在精神和自我。

我在他身边坐下，问他过得怎么样，他只是呆滞地看着我。他平淡地告诉我，他一直在电影工作室里忙来忙去。工作室有个新的制作需要帮忙，他们首先就找了他。而丹尼却看着我轻轻地摇了摇头。阿诺德的思想又正在重温他年轻时的岁月，从残余的记忆中创造出自己相信的现实，选择和放大那些给他的生命带来平静的片段。他的举止正式到一种令人感到不自然的地步，好似动画片中的定格态，或是一尊活动的雕像。

一旁的丹尼开始做些日常琐事，一封封打开阿诺德的信件，我陪着阿诺德来到厨房，帮他泡茶。我伸手拿茶杯和茶匙，他平静而空洞地看着我。

"是的，是的，"他轻轻地向我确认道，"这些就是我们需要的，是吧？"

"有封信说医生要再见见你。"我们回到起居室后，丹尼告诉阿诺德。

"噢，"阿诺德回答说，"我不知道他们为什么要见我。"

"我知道你一直在服药。"丹尼说。

"我有吗？谢天谢地你告诉我，要不然我还不知道应该做些什么。你知道，我已经很久没看见你了。"阿诺德说。

丹尼看着他说，"阿诺德，两天前我们刚见了面。"

"噢。好吧。那我知道吗？"阿诺德说。

当阿诺德说这话时，我意识到他的内心有些惶恐。他好似卷入一场无望的内心斗争，他的大脑还在搜寻那已不复存在的联系。

"但是为什么我会忘了呢？"他恳求道。"你们知道为什么吗？"

丹尼插话说："要不你给约瑟夫看看你的相册吧？他肯定很想看的。"这是个好主意，阿诺德和我一起挽着手走上阁楼。

"你可以把茶杯放在那张桌子上，"阿诺德对我说道。然后他在小窗边角落里的椅子上坐下。阳光透过窗户洒满地面。我从手边的架子上拿下一本又大又厚的皮面相册，把它放在阿诺德的膝盖上打开，书脊嘎嘎作响。阿诺德看见此情此景顿时感到不安。相册的前几页里，一张相片上有位棕发美女抱着两个孩子。"那是我母亲，我妹妹和我，"他略带自信地轻声对我说。我又翻过一页，看到一张照片上30多岁时英俊的阿诺德。他皮肤黝黑，穿着短裤站在沙滩上。他那时站在丹尼父母身旁，丹尼还是个小男孩，挤在他们中间，对着镜头咧着嘴笑。我试图以此照片激起他衰退记忆中的闪光，我问阿诺德他是否能叫出相片中人的姓名。他盯着相片看了好几秒后，转向我，"我不能回答你这个问题，"然后他瞅着我肩膀后面，问道："谁把茶留在那里的？"

此时，我感觉好像正看着一个人在时间中无休无止地跌落。

我的父亲也曾经这样尝试和爷爷阿巴斯交流。在他最后一次去伊朗看望生病的爷爷时，带去了几张老照片，这是他一直珍藏的童年记忆。与阿诺德一样，这些照片似乎没能在爷爷脑中泛起任何波澜。生活中的经历使我不得不认为，我们书本上对记忆的理解是不完整的。从某个角度来说，我父亲的那些照片就像是一幅幅时间快照，记录了当时的经历和心情，可以向爷爷展示他真实的过去，这也是生活的意义。而从另一个角度来说，每幅照片都抽象地凝聚着爷爷在经历那一时刻的想法和感情，如同一幅幅画像，曾在他的记忆画廊中自豪地高高悬挂。没有哪种脑部成像或细胞培养再或基因测序技术能够将这些画面重现。我想到父亲的举动和其他人相同的做法时，似乎看到人们在试图找回那遥远瞬间形成的持久联系。这不是无用的努力。我们这样做是因为我们坚信，在内心深处那种联系依然存在。

当我还是个孩子的时候，我把爷爷的疾病看作是一种令人恐惧但又需要接受的事情。阿尔茨海默病就像背负在人们身后的无形十字架，令人心生恐惧。我们这一代人还将无止境地承受它给我们造成的巨大损失。现在，我感到这是一种多么单纯的想法。在写这本书的过程中，我深入了解了阿尔茨海默病，看到了它令人惊叹的复杂性和持续不断的变化性。我目睹了非凡的思想正将神经科学推向难以想象的未来；也见证了令人赞叹的勇气和纯粹的牺牲精神。我们比以往任何时候都更加接近战胜阿尔茨海默病这个终极目标。

现在真的是要结束了。

后 记

除了当下的一瞬间，生活中的一切都存在记忆中。

迈克尔·加扎尼加（美国科学院院士、认知神经科学之父）

埃米莉·汤普森的家是一处安静所在。门前的路因山包起伏而高高低低，蜿蜒曲折地穿过城市。虽然道路如同迷宫一般，埃米莉每天早上 8 点出门，轻轻松松地走过这条熟悉的道路，这从来都不是问题。她通常在出门后先穿过农贸市场，并途经葬有她丈夫的天主教墓地——她总会在那里停下脚步稍做祈祷——然后继续步行到她工作的花店。平时这样的路程只需要大约 10 分钟，但近来情况却发生了改变。埃米莉自己说，去花店的路令她感到"迷惑、吃力和不安"。她的思想不再像从前那样清晰。每天早上，她都觉得自己小心翼翼地在"糊涂和遗忘的边缘"徘徊。

画家埃米莉今年 78 岁，有着淡褐色的双眼和一头飘逸的白发。她出生于木匠之家，在伦敦长大后考上了剑桥大学英语专业。从那时起她就喜欢上了约翰·邓恩（17 世纪英国诗人）和埃兹拉·庞德（美国诗人和文学评论家）的作品。埃米莉是一位还尚未被确诊的阿尔茨海默病患者，她这样的人占了英国阿尔茨海默病患者总人数的 52%。现在她要走不同的路线去工作。为尽量保持自己独立地生活，她依然每天独自出门，缓慢地走过记忆中最熟悉的道路。她选择绕过那片墓地，因为那里总激起她困惑的情绪，使她越来越焦虑不安。新的路线会经过房屋和花园，还有安静的维多利亚式酒馆。走过这些道路后，她就来到一个可以俯瞰整个公园的亮红色邮筒旁。

　　另外一位女人在这里等她。这位中年女子个儿高挑，向埃米莉挥手并露出熟悉的笑容。埃米莉知道自己肯定认得这位挥手的人，但与她是什么关系却已模糊不清。然后，她们俩一起走完剩余的路。在路上，埃米莉的记忆似乎回来了一点点，只是让她意识到身旁的这位女人是关心她的人。女人的名字是奥利维娅·汤普森，她说是埃米莉的女儿。埃米莉被告知还有另外两个女儿，但她只是模糊记得可能是有此事。

　　《追寻记忆——与阿尔茨海默病抗争》一书出版后，我听说了很多有关阿尔茨海默病的故事，埃米莉的只是其中之一。我在英格兰切尔滕纳姆参加了一个阿尔茨海默病小组讨论会，会后认识了奥利维娅。她读过这本书，问我是否愿意见见她母亲埃米莉。埃米莉的表现和我祖父惊人相似，出于好奇，我同意了。在我全力宣传阿尔茨海默病的科学研究，追寻那难以捉摸的治疗方法的同时，我也成了阿尔茨海默病人经历的宣传者。很多时候，我的初衷本是要说明一些科学观点，谁知却发现自己越来越关注与这些观点相关的人。例如，在被问及失智症的遗传学时，我总会想起卡罗尔·詹宁斯和她写给伦敦圣玛丽医院的那封信。正是凭着那封信，人们才找到了阿尔茨海默病研究的第一条真正的线索。当被问及有关记忆的神经科学时，我却会提起阿诺德·列维和他是如何突然迷失在伦敦地铁中的故事。在我阅读、采访或公开演讲时，病人们不断地启迪着我，正是他们的故事照亮了科学研究的道路。

　　当然，对阿尔茨海默病的恐惧依然存在。自从我写了这本书，我惊讶地发现，如此众多的病人只在他们被确诊后才公开谈论自己的病情。"我知道自己有些不对劲儿。有时我都不记得今天是星期几，或我自己到底该做什么？"一位新近确诊的病人对我说。"我看着日历上的安排，心里却想为什么会有这些安排？我先生领着我去看了医生。我太害怕了。我想我可能是患了这种病，但是我不想听到诊断结果。"面对失智症这残酷的现实，病人往往将自己封闭起来，有的会选择沉默不语。

但与此同时，同样让我震惊的是，越来越多的病人和他们的家属开始公开地谈论这种疾病。从话语间可以体会出他们的坚韧和信心，这是我在几年前所不曾感受到的。他们经常问我，如何能够参与阿尔茨海默病的研究中来。有一次，我在伊尔克利读书节做完报告后，一位患者家属走近我，并大声说："睡眠！睡眠！我老公患了阿尔茨海默病。睡眠在他身上的效果太惊人了。你们应该仔细研究研究他，把我们的经历告诉你的同事们吧。我们希望能对疾病研究有所帮助。"我给她写下了几个可能对他们的情形感兴趣的研究所和研究人员的名字，她当场就兴奋地掏出手机开始写电子邮件。虽然到目前为止，阿尔茨海默病的治愈方法仍遥遥无期令人痛心，但这不会阻挡热情无畏的人们对攻克疾病的孜孜追求。

奥利维娅说："最令母亲埃米莉沮丧的是困惑的感觉。"这是 2017 年 10 月 5 日的下午，她正把一杯热饮放在客厅的桌子上。我们在一间宽敞的公寓中，窗户下是伦敦城北部繁忙的街道。在座的还有奥利维娅的妹妹索菲和娜塔莉。我们一起谈论她们母亲的病情。姊妹三人都已是中年，也都忙于自己的事业和家庭，平时没有多少时间来照看母亲。

"过了好长时间，她才承认自己的困惑。"索菲感叹道，"她很倔。我们希望能帮她，但她会为此心烦。我们总想让她多休息、多睡觉，可她就是不听。"

索菲还谈起说服母亲去看医生是多么困难，以及试图让母亲接受他人照顾而引发的争吵。姊妹三人感觉目前最为紧迫的还是母亲自我记忆的丧失。虽然埃米莉还能记得她对三个女儿的感情，但是对女儿面孔的记忆已经模糊了，特别是对索菲和娜塔莉。当姐妹们去看望母亲时，埃米莉总是坐在奥利维娅旁边，带着怀疑的目光看着另两个女儿。娜塔莉说："我想是因为奥利维娅是长女，目前母亲还记得自己小时候的事，有关姐姐的记忆可能还留在她脑海中某处。但对我和索菲可能已经变成陌生人了。"

我和奥利维娅、索菲和娜塔莉一起，去埃米莉位于哈姆斯特德的家中看望她。护工坦尼娅开了门，带我们走进客厅。埃米莉坐在一把旧扶椅上，身上裹着毯子，弓着腰看报纸。她看起来消瘦苍白，黑眼圈很重。奥利维娅亲吻了她，向她介绍道："今天我们是和朋友约瑟夫一起来的。我和你提起过他，你还记得他吗？"

埃米莉没有回答。她仍旧坐在那里盯着报纸，好像什么也没发生。她现在已经处于疾病晚期，基本上各种事情都需要有人帮助打理。她已经不去花店上班了，因为她已不能胜任那里的工作了。

"我们先暂时不看报纸好吗，妈妈？"奥利维娅说。

"什么？嗯，……好吧。"她回答说。

我们坐下开始交谈，主要是有关埃米莉的童年记忆和其他一些她仍记得的事情。她的回答模糊混乱，经常需要奥利维娅帮忙解释。埃米莉基本上只和奥利维娅有互动。我还注意到，当索菲或娜塔莉讲话时，埃米莉的回答会变得拘谨，声调也变得正式，就如同初次与陌生人谈话一样。娜塔莉见我看出来了，对我笑笑，起身去检查冰箱中的存货是否充足。后来她对我说，她终于接受了母亲患病的事实。她曾经为此痛苦挣扎了数年，并被这种难以忍受的漫长的情感离别所摧毁。现在她已是筋疲力尽，只是希望母亲能过得舒服些，在自己的世界里感觉好就可以了。

后来，埃米莉又变得对我们无动于衷，只是盯着地板，脸上带着一抹空洞的微笑。索菲上前整了整她背后的靠垫。

"妈妈，我们知道您正在尽力而为。"奥利维娅说道。

听到这话，埃米莉抬起了头，说道："我一直在努力……努力……靠这些东西……"——她指向一些用来记事的便条——"来做得好些……可是太难了……对我太难了。"

"我们都知道，妈妈。"奥利维娅说道，"我们都知道这很难。"

阿尔茨海默病给患者带来的巨大创伤，是因为其表现是阶段渐进的，常常令患者家属和患者都感到非常困惑。然而，阿尔茨海默病的致命弱点在于，它能唤起人和人之间的一种强烈而伟大的感情，那就是爱，那种在古希腊被称为 agapē 的存粹的爱，一种无私的对所有人的爱。在我和失智症患者以及他们的家人和其他看护者的接触中，总可以感受到这种爱，这是一种超越一切的爱。正是看到这种爱，我们坚信阿尔茨海默病一定会被攻克，这只是个时间问题。

我最乐观的估计是还有 10 到 20 年，近来一系列的科学进展或许会改变这个预期。在 2017 年 5 月，英国爱丁堡大学的研究人员发现，迷路可能是阿尔茨海默病人最早表现的迹象之一。他们将被测试者分为两组，第一组年龄在 41 ～ 59 岁，并有亲属患阿尔茨海默病；另一组人则与疾病无明显联系。测试结果令人很感兴趣。第一组人辨别方向的能力比第二组弱，对自己所处位置的空间定位能力也弱一些。此外，研究人员还发现，与记忆和方向辨别有关的大脑区域——海马体——在第一组人中体积也偏小。我自己觉得这数据并不令人惊讶。迷路正是家里人意识到爷爷患病的第一个症状。如果在那时我们能意识到爷爷患病，我想我们一定会更早地带他去看医生。作为这项研究的关键要点，方向辨别能力将可能成为科学家预测阿尔茨海默病易感性的标志之一。

2017 年 7 月发表的另一项研究报告显示，听力损失也可能是阿尔茨海默病人的早期症状之一。美国威斯康星大学的神经科学家泰勒·菲尔茨对实验参与者进行了为期 4 年的记忆和认知测试。该研究发现，与听力正常的人相比，在实验开始时患有听力损失的人更容易出现轻微的认知障碍（这种轻度认知障碍会令患阿尔茨海默病的风险增加）。菲尔茨在接受《卫报》采访时说："这是我们应该进一步研究的方向。"现在我们还只是猜测听力损失和失智症之间的关联。有可能因为听觉皮层，即脑中负责处理听觉信息的区域，特别容易受到阿尔茨海默病的侵袭；或者听力损失本身在某种程度上引发了阿尔茨海默病。我个人更倾向于前者，但后者也不失为一种可能，值得进一步研究。

　　预防阿尔茨海默病方面的研究最近也取得了进展。一项发表在《柳叶刀》杂志上的报告显示，多达35%的病例其实是可以预防的。美国、英国、以色列以及澳大利亚的科学家们携手合作，确定了与阿尔茨海默病相关联的9种风险因素，分别是：缺乏运动、糖尿病、抑郁、社交孤立、吸烟、肥胖、听力损失、高血压以及较低的受教育程度。该项报告中的重要信息还包括："要对成功预防阿尔茨海默病充满信心。"研究者指出，克服这些不利因素还会对提高失智症患者的认知能力有帮助，并可以减缓他们的焦虑和沮丧情绪。"失智症绝不是到了退休年纪就一定会出现的疾病，甚至也不能说活到90岁就一定会患病。"文章作者写道："现在就行动起来，积极预防、治疗和关心失智症，将极大改善患者和其家人的生活质量，减少死亡，进而改变我们社会的未来。"如果能够通过预防将阿尔茨海默病发病人数减少三分之一，这将是一项多么巨大的成就，可以说是我迄今看到的最令人欢欣鼓舞的发现。我对疾病预防保健一直以来持有谨慎乐观态度，现在可以更乐观一些了。

　　考虑到目前令人失望的阿尔茨海默病药物研发，上面谈到的疾病预防和早期诊断就更显得弥足珍贵。不少大型制药公司近来研发的药物，包括礼来的 solanezumab，默克的 verubecestat，以及爱科索文特（Axovant Sciences）的英哌丁（intepirdine）等，都在临床试验中搁浅。但一切都在好转，礼来、默克和一些其他制药公司正在测试针对疾病前临床期——疾病出现明显症状之前——的新药。这些测试要到2025年才有结果。令制药界兴奋关注的 Aducanumab（译者注：来自美国百健制药公司）如今还在三期临床测试中。因为制药业再次显示出研发治疗失智症药物的兴趣，科学研究进展在不断加快，以及每天都有新发现的大量的潜在药物靶标，我坚信未来几年定会出现疗效非凡的药物。

重要的转折点可能已经到来。2017 年 11 月，比尔·盖茨宣布捐款 1 亿美元用于研发全新阿尔茨海默病治疗方法。这位微软电脑公司创始人和慈善家表示，他"加入到与阿尔茨海默病抗争的队伍中"，是因为该疾病给医疗系统和患者家庭带来巨大的精神和经济上的损失。他在自己的博客中写道："这是一种可怕的疾病，它给患者本人和爱他们的家人带来毁灭性的打击。"他还提到了自己的经历："我对这种打击深有体会，因为我家就有阿尔茨海默病患者。我了解这种眼看着亲人意识被疾病慢慢侵蚀，而自己又爱莫能助的巨大痛苦。这就如同看着你认识的人在眼前慢慢死去。"盖茨还对失智症发现基金会进行了投资。这个基金会由政府和私人联合创立，旨在探索新的药物靶标，供新药研发之用。如果能够开发出有效药物，盖茨还打算通过他的基金会来增加药物在发展中国家的供应，确保不同地方的人们都能看到希望。

科学一直在改变着这个世界，缓解人类的痛苦，并不断达到一个前所未知的高度。然而，科学的成就也取决于我们给予爱的能力和我们能否意识到我们是紧密相连的共同体。我写这本书的初衷就是希望向读者展示阿尔茨海默病是可以战胜的。我们需要做的就是与那些准备同疾病抗争的人们携手并肩，同仇敌忾。

约瑟夫·杰贝利

2017 年 10 月

伦敦

参考资源

人应该怀着年轻的心老去。

阿什利·蒙塔古

对于阿尔茨海默病，我们到底能做些什么？这很难回答，但还没有难到无法回答。有临床经验的医生和护士给出的建议值得我们参考。首先，疾病早期诊断很关键。如果你的记忆出现问题，令你感到困扰而且感觉不是正常的衰老，那你一定要去看医生。对于阿尔茨海默病，绝对是越早发现越好，临床检测方法越来越先进了。我理解很难说服一个精神出问题的人自己去寻求医疗干预。这里我们有必要再次提醒大家阿尔茨海默病是一种非常严重的疾病。

其次，与第一点同样重要的就是尽可能长地保持积极活动和社会交往。有家人和朋友在身边会对患者的情绪产生巨大的积极作用，令他们产生幸福感。失智症护士琼·安德鲁斯在她的指导性书籍《失智症：一站式指南》（*Dementia: The One-Stop Guide*）中建议，家人们应该"开设一个私人博客，每个成员都有责任登录了解事情的发展情况"。她还指出，"朋友并非奢侈品，他们是使你保持健康和理智的必需品。"写日记、使用日历和做笔记也能帮助控制症状。健康饮食、少喝酒、多运动、保持精神愉快等可能都会起到作用。健康的生活方式也许并不能预防阿尔茨海默病，但有可能可以延缓它的发展。简单地说，一定要保持积极的态度。对发生在他们身上的事情，患者希望能以一种幽默的态度对待，我遇到的很多患者都是这样希望的。

我完全相信我们这一代人就能击败阿尔茨海默病。与此同时，也许我能给出的最好建议就是，像本书中提到的那些人一样，在展望未来时始终精神抖擞，保持勇往直前的决心和无坚不摧的乐观态度。

以下是一些预防阿尔茨海默病的相关组织（译者注：提供了主要设在英国的相关组织），供读者参考：

Age UK
Tel：0800 678 1174
Email：contact@ageuk.org.uk
Website：www.ageuk.org.uk

Alzheimer's Association
Tel：+1 800 272 3900
Email：info@alz.org
Website：www.alz.org

Alzheimer's Disease Education and Referral Center
Tel：+1 800 438 4380
Email：adear@nia.nih.gov
Website：www.nia.nih.gov/alzheimers

Alzheimer's Disease International
Tel：+44 20 7981 0880
Email：info@alz.co.uk
Website：www.alz.co.uk

Alzheimer's Europe
Tel：+352 29 79 70
Email：info@alzheimer−europe.org
Website：www.alzheimer−europe.org

The Alzheimer's Foundation of America
Tel：+1 866 232 8484
Email：info@alzfdn.org
Website：www.alzfdn.org

Alzheimer's Research Forum
Email：contact@alzforum.org
Website：www.alzforum.org

Alzheimer's Research UK
Tel：0300 111 5555
Email：enquiries@alzheimersresearchuk.org
Website：www.alzheimersresearchuk.org

Alzheimer's Society
Tel：0300 222 1122
Email：enquiries@alzheimers.org.uk
Website：www.alzheimer's.org.uk

Action Network
Tel：+1 202 454 3970
Email：info@caregiveraction.org
Website：www.caregiveraction.org

Caregiver.com
Tel：+1 800 829 2734
Email：info@caregiver.com
Website：www.caregiver.com

Carers UK
Tel：020 7378 4999
Email：info@carersuk.org
Website：www.carersuk.org

Dementia UK
Tel：0800 888 6678
Email：info@dementiauk.org
Website：www.dementiauk.org

Family Caregiver Alliance
Tel：+1 415 434 3388
Email：info@caregiver.org
Website：www.caregiver.org

The National Council for Palliative Care（NCPC）
Tel：020 7697 1520
Website：www.ncpc.org.uk

NHS Choices
Website：www.nhs.uk

The Office of the Public Guardian
Tel：0870 739 5780
Email：customerservices@publicguardian.gsi.gov.uk
Website：www.gov.uk/government/organisations/office-of-the-public-guardian

The Society for Neuroscience
Tel：+1 202 962 4000
Website：www.sfn.org

致 谢

　　这本书能够面世，我首先要感谢同意接受我采访的患者和他们的家属。我对他们的坦诚、开放和惊人的勇气心存感激。为尊重被访者的匿名要求，我只在这里列出愿意公开身份的人的姓名；对于书中以假名代表的所有人，我在此向他们表示衷心的感谢。其次，我还非常感谢所有与我慷慨分享他们的知识和洞察力的科学家和医生们。他们通过卓越的能力，将纷繁复杂的主题一点点深入剖析，启发我的写作，为我的文字赋予生命。我希望我已尽我所能，在书中准确地传达和再现了他们的优秀工作。

　　我衷心感谢下列人员：GabrielAristizábal，Kaj Blennow，Hari Chand，John Collinge，Paige Cramer，Sebastian Crutch，Jeffrey Cummings，Ricardo Dolmetsch，Matteo Farinella，Jens Foell，Nick Fox，Mary Ganguli，Alison Goate，Lawrence Goldstein，John Hardy，Martin Huntley，Victoria Huntley，Sarah Jarvis，Carol Jennings，John Jennings，Stuart Jennings，Mathias Jucker，Sasha Kamb，Ryuta Kawashima，William Klunk，Vijay Kumar，Michael Landon，Gary Landreth，Patrick Lewis，Francisco Lopera，Simon Lovestone，Lucía Madrigal，Karen Magorrian，George Martin，Chester Mathis，Marika Mattsson，Jeremy Mills，Pradeep Narayan，Karoly Nikolich，Thomas Piers，Jeremy Reed，Cressida Robson，Allen Roses，Maria Alejandra Ruiz，Natalie Ryan，Ian Sample，Dale Schenk，KariStefánsson，William Summers，Naji

Tabet，Rudolph Tanzi，Selina Wray 和 Henrik Zetterberg。

我还要特别感谢极具才华的 Carrie Plitt，她是我在康维尔和威尔士出版代理（Conville 和 Walsh）的经纪人。她的评论和修改使本书的文字大为增色和改观。另外，正是因为有了 John Murray 和 Little Brown 出版团队的鼎力支持，本书才得以出版。编辑 Kate Craigie 和 Georgina Laycock 也十分优秀，他们在成书过程中提供了无数的高见和帮助。

我还要感谢我最忠实的读者，Hajra Siraj。她的智慧、建议和饱满的热情，为本书写作提供了全方位的帮助。最后，我永远感激我的父母。他们不仅为我的教育做出牺牲，还在我年轻时就教会了我，生命的目的就在于帮助他人。

术语索引表

（按汉语拼音排序）

作者简介

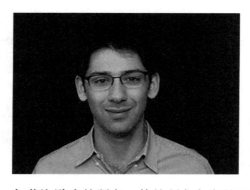

约瑟夫·杰贝利（Joseph Jebelli），英国神经科学家兼作家。杰贝利先生一直从事阿尔茨海默病的研究，他的研究方向是阿尔茨海默病的细胞生物学，利用人体的免疫系统来阻止疾病的进展；他获得了伦敦大学学院神经生物学博士学位。他曾为英国《卫报》（*Guardian*）和惠康信托基金（Wellcome Trust）撰稿。《追寻记忆——与阿尔茨海默病抗争》（*In Pursuit of Memory: The Fight Against Alzheimer's*）是他写的第一本书。该书荣获 2017 年度英国皇家学会科学图书金奖。

译后记

生活中与其对事情感到害怕，不如去真正理解它。

居里夫人

车在旧金山日落道上开着，我坐在后排和远在国内的父亲通电话，旁边不满一岁的儿子已经睡着。"你姥姥去世了。"父亲平静地对我说。

一晃这已是十几年以前的事情了。

我跟随姥姥长大。她虽从没念过书，却一直是我眼中最能干的女人。在去世的前几年，她被某种疾病无情地摧毁，没有正式的诊断。几次从医院回来，她的检查结果都是脑萎缩。在她去世的前三四年，记忆慢慢变得不牢靠，从忘记关火，到忘记自己住在哪里。她变得容易情绪激动，有时在日常交谈中便会泪流满面。后来姥姥渐渐地不能记住最近发生的事情，过往的记忆也慢慢地开始消失了，就好像风雨中飘零的红旗，先是褪了颜色，接着又被撕扯得破碎不堪。再后来我离开了天津，她在电话里会说出我的小名，却不知道是在和我交谈。我为最后她还能记得我的名字而感动。在这大不幸中的幸运便是两位姨妈可以不分日夜地照料她。她们后来告诉我，姥姥在最后卧床不起的日子里，后背长满褥疮。

姥姥的经历和书中作者爷爷阿巴斯的经历简直如出一辙。在周围人看来，他们只是因为上了年纪而变糊涂。他们往往没有获得正确的诊断，更没有合适的治疗。老年痴呆症的正式名称是阿尔茨海默病，以最早报道这种疾病的德国精神病医生爱罗斯·阿尔茨海默命名。

劳拉是我们在旧金山认识的美国朋友，我们相识是因为两家的小孩同在一个幼儿园。从第一次见面就能感受到她是一个美丽、温暖、开朗、充满智慧的人。她是唯一一位我见过可以像小孩子一样和小孩做游戏的家长。后来知道她是医生，曾在藏龙卧虎的加州大学旧金山分校里领导自己的实验室，还担任过大型临床实验室的主任。这样一个完美的人后来被诊断出患有早发型阿尔茨海默病。疾病把她变成了不一样的人。她变得安静内向，我们的交流方式只有拥抱和相互微笑。在她的追思会上，我仍不能相信疾病如此快地带走了她。

人世间不知还有多少像姥姥和劳拉那样的人在遭受阿尔茨海默病的折磨，患者背后更有数不清的亲人和朋友，以及他们的心碎、无奈和绝望。马克思说人的本质就是各种社会关系的叠加，记忆可能就是个体间形成联系的基点。阿尔茨海默病最残酷的地方是让亲人和朋友一点一点地目睹患者失去记忆，慢慢关闭与外界的联系，使他们不再具有这种人的本质。我们不禁会问阿尔茨海默病具体是什么样的疾病，我们可以对患者及其家庭提供哪些帮助？为了寻找问题的答案，作者写了这本有关阿尔茨海默病的科学读物。

本书对阿尔茨海默病进行了全面的介绍，从疾病被发现，疾病产生的原因，现有的疾病检测和治疗方法，到疾病的研究前沿；同时还试图通过对患者的采访和详细描述来增强公众对疾病的感受和关注，引发社会和政府如何对患者给予人道关怀的思考。随着中国人口日益老龄化，阿尔茨海默病患者势必会日益增加。当今中国社会以独生子女家庭为主，对晚期患者的悉心照料将越来越难以通过家庭来完成。谈及阿尔茨海默病绝对不是个轻松的话题，作者在书中始终保持积极乐观的态度。在阅读此书后，阿尔茨海默病将变得真实具体，不再是神秘的精神疾病。作为科研人员，我更是对作者有关科研的描述产生共鸣。科学研究似乎总是可以用沮丧、喜悦、怀疑、肯定、悲伤、兴奋等词语来形容。

在日常生活中我们不时会听到有关阿尔茨海默病的研究新进展，例如最近发现牙周炎会引发阿尔茨海默病，或是新的与阿尔茨海默病相关的基因被发现等。如果我们不携带那些引起早发型阿尔茨海默病的基因突变（通常是不会的），各种令人眼花缭乱的因素会与这种疾病有关，好像防不胜防。虽然我们中有人或许会不得不面对这样的终点，但绝不能让这样的终点影响我们在路上精彩地生活和欢笑，体会生活中每一份感动。

我们希望能借翻译此书将过往有关经历以最简短的语言落于纸上，算作是对亲人和朋友的一种纪念。此外，我们翻译仓促，疏漏之处还望读者指正。

祁仲夏、曾辉

2019 年 10 月于旧金山